Susannah Marriott

Mamis Superfood

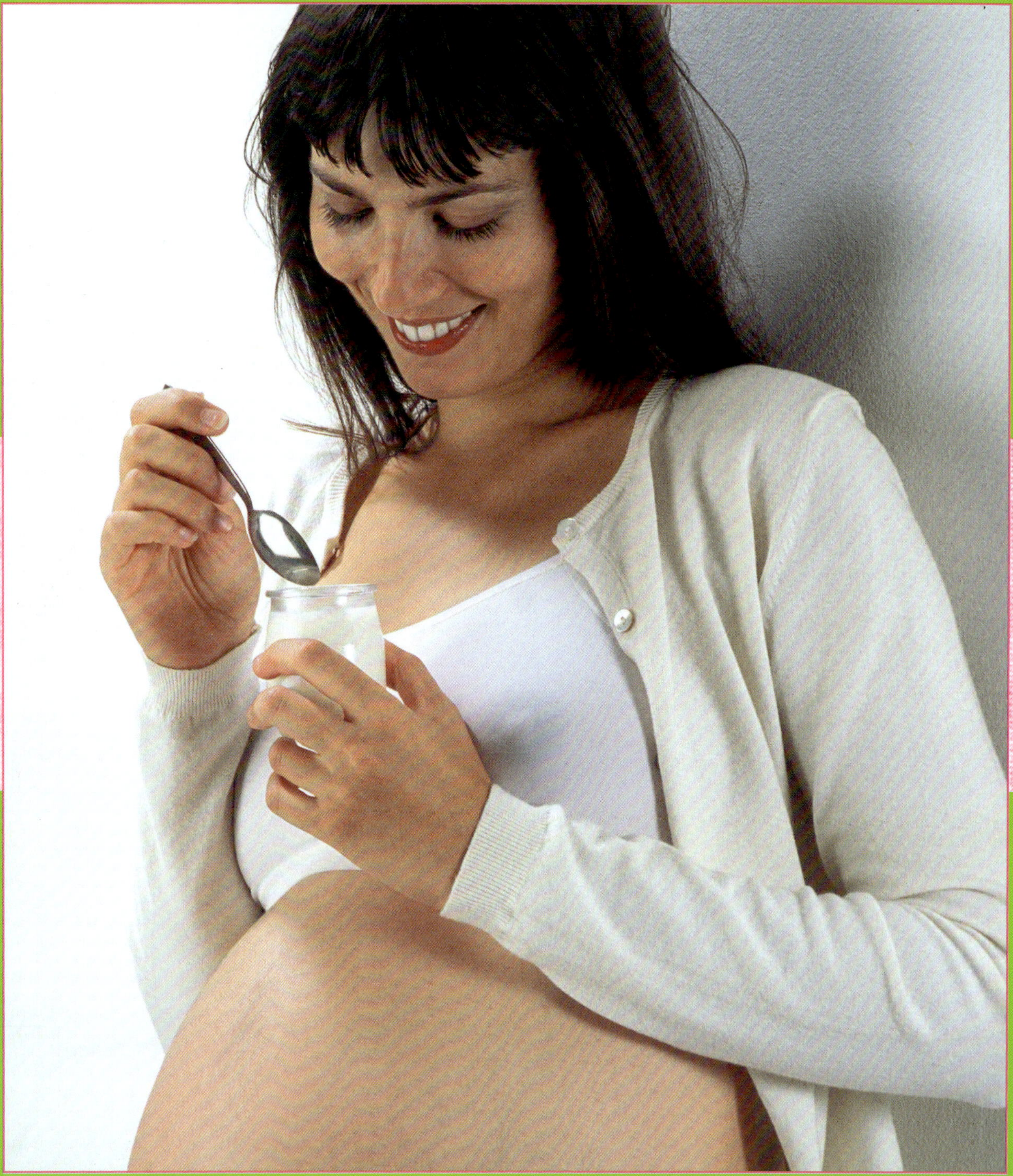

Susannah Marriott

Mamis Superfood

Die beste Ernährung in der Schwangerschaft

Mit 40 Saisonrezepten

Aus dem Englischen von Hanna van Laak

Kösel

Wichtiger Hinweis

Alle Angaben in diesem Buch erfolgen nach bestem Wissen und Gewissen der Autorin. Die Umsetzung der enthaltenen Anregungen geschieht jedoch in eigener Verantwortung der Leserinnen und Leser. Im Zweifelsfall und/oder bei bestehender Erkrankung sind die Ernährungsempfehlungen mit Ihrem Arzt oder einer anderen qualifizierten Fachperson abzustimmen. Eine Haftung irgendwelcher Art vonseiten der Autorin oder des Verlages wird hiermit ausgeschlossen.

MIX
Papier aus verantwortungsvollen Quellen
FSC® C004592

Verlagsgruppe Random House FSC-DEU-0100
Das für dieses Buch verwendete FSC®-zertifizierte Papier *Galaxi Keramik* liefert Sappi, Ehingen.

Translated from the book originally produced by Carroll & Brown Limited, 20 Lonsdale Road, Queen's Park, London Nw6 6RD
Übersetzung: Hanna van Laak
Basierend auf dem wunderbaren Originallayout von Carroll and Brown: Art Director: Chrissie Lloyd; Managing Art Director: Emily Cook; Bildredaktion: Jules Selmes, David Murray
Umschlag: fuchs_design, München
Umschlagmotive: getty images/Tim Hale (Bauch), getty images/Bartlett Pear (Birne), iStockphoto/ Viktor Neimanis (Tischdecke); U4: iStockphoto/ loooby (l.) und shalamov (r.)
Herstellung und Layout: Karin Fercher, Biburg
Druck und Bindung: Firmengruppe APPL, aprinta druck, Wemding
Printed in Germany
ISBN: 978-3-466-34572-4

Weitere Informationen zu diesem Buch und unserem gesamten lieferbaren Programm finden Sie unter www.koesel.de

Inhalt

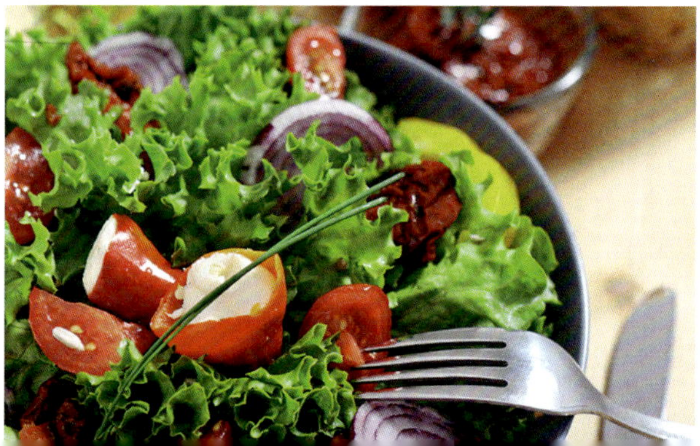

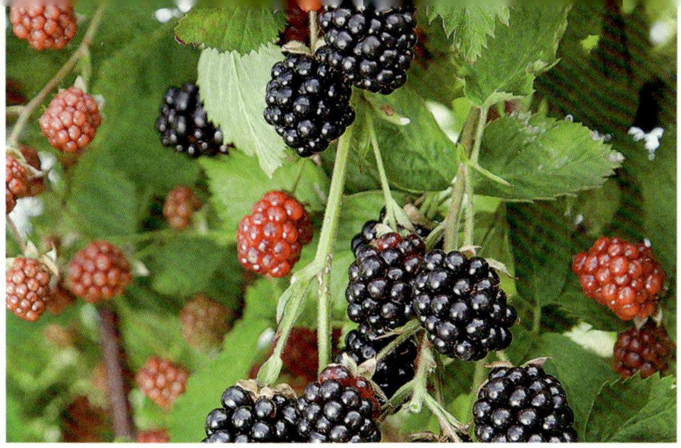

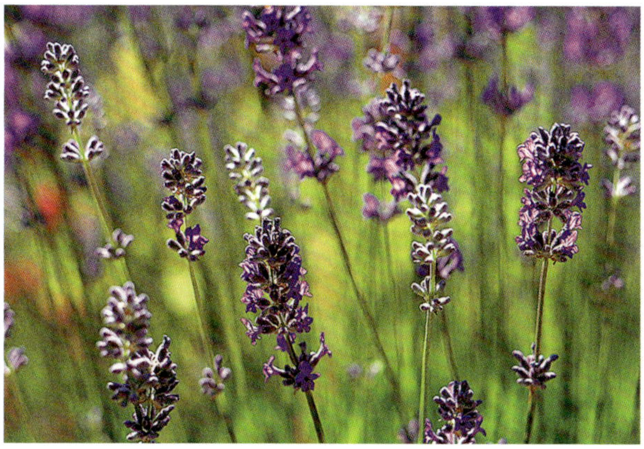

Einleitung

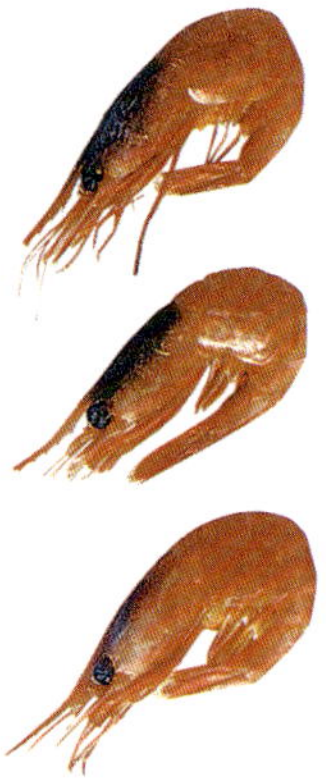

Es gibt keinen besseren Zeitpunkt im Leben, um sich intensiv mit Lebensmitteln und ihrem Anbau zu befassen, als während der Schwangerschaft. Gute, im Lauf der Jahreszeiten geerntete Nahrungsmittel versorgen Sie mit fast allem, was Sie brauchen, um Ihren sich verändernden Körper zu ernähren und das heranwachsende Baby gedeihen zu lassen. Der Schwerpunkt dieses Buchs liegt auf der Auswahl und dem Anbau der besten Obst- und Gemüsesorten und Kräuter sowie der Versorgung mit gesunden Fleisch-, Fisch- und Milchprodukten und Vollkornerzeugnissen. Eine optimale Ernährungsweise während der Schwangerschaft beruht darauf, dass Sie die meiste Zeit über eine große Vielfalt von Nahrungsmitteln aus diesen Bereichen zu sich nehmen.

Sie kommen dem instinktiven Bedürfnis nach, Ihr Baby so gut wie nur möglich zu ernähren, wenn Sie Ihre eigenen Nahrungsmittel anpflanzen (mit einem Pflanzensymbol markierte Einträge) – und sei es nur ein Kräutertopf auf der Fensterbank. Ein Fleckchen zum Gärtnern bietet außerdem genau das, was in der Schwangerschaft nötig ist: schonende, regelmäßige Bewegung, viel Vitamin D aus Sonnenlicht, um Ihre Kalziumspeicher aufzufüllen, das frischeste Obst und Gemüse und die Möglichkeit, im Freien »ein Nest zu bauen«. Obst und Gemüse anzubauen ist außerdem eine Form der Kreativität und Selbstverwirklichung, die Ihnen hilft, zu Hause heimisch zu werden, besonders wenn Sie zuvor viel Zeit in der Arbeit verbracht haben. Wie jede handwerkliche Tätigkeit verschafft es die Befriedigung, dass man etwas Schönes erschafft. Sie brauchen keinen Garten im strikten Sinn – Sie können essbare Nutzpflanzen in Töpfen und Fensterkästen, auf Balkons und Fensterbänken und auch in der Senkrechten anbauen: an Wänden hochgezogen und von Pflanzenampeln herabfallend. Indem Sie Lebensmittel selbst pflanzen, schlagen Sie mehr als durch alles andere Wurzeln im Boden und an dem Ort, an dem Sie leben, und das verbindet Sie mit seinem spezifischen Wetter, seiner kulinarischen Tradition, seinen alten Pflanzensorten und den dazugehörigen Überlieferungen. Später einmal können Sie dieses Wissen an Ihre Kinder weitergeben.

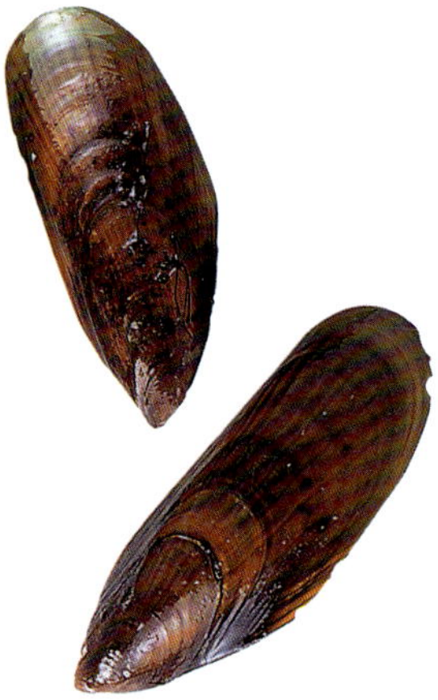

Daneben erleben Sie durch den Verzehr regionaler Erzeugnisse unmittelbar die verschwenderische Fülle der Jahreszeiten – die süßen frühen Erbsen, die man direkt in den Mund springen lassen kann, und den lange erwarteten Herbstkürbis, dessen Bauch man den ganzen Sommer über verheißungsvoll anschwellen sah. Selbst angebaute Pflanzen garantieren super reifes Obst und Gemüse sowie eine größere Auswahl empfindlicher Sorten, die keine langen Anfahrtswege vertragen. Wenn Sie immer in Supermärkten eingekauft haben, dann kann das eine echte Offenbarung für Sie sein. Sie lehrt uns Geduld und Vertrauen in die Wachstums- und Regenerationsprozesse der Natur, wie sie sich auch in Ihnen vollziehen. Durch den Kauf regionaler Produkte tragen Sie zum Schutz der Nahrungsmittelkette und der Umwelt für unsere Kinder bei und unterstützen die einheimische Wirtschaft: Wenn wir essen, was auf dem Land in unserer Umgebung wächst, dann bewahren wir eine jahrhundertealte Tradition, Arbeitsplätze und wertvolle Einsichten für zukünftige Generationen. Sowohl das Gärtnern als auch die Schwangerschaft regen uns an, uns Gedanken über die Zukunft und über die Vergangenheit zu machen. In diesem Buch möchte ich Sie auch dazu ermuntern, andere in diese Überlegungen mit einzuschließen, indem Sie Ihre Familie,

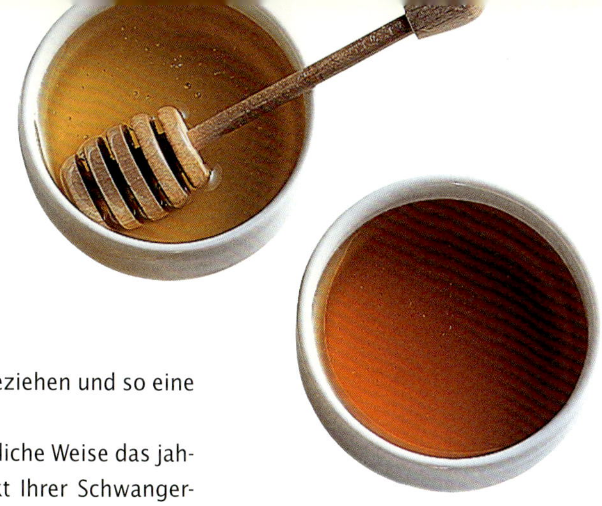

Nachbarn und Freunde in Ihr Bemühen um eine bessere Ernährung einbeziehen und so eine »erweiterte Familie« von Gärtnern fördern.

Die verschiedenen Stadien der Schwangerschaft spiegeln auf erstaunliche Weise das jahreszeitliche Wachstum in der Natur wider, und egal an welchem Punkt Ihrer Schwangerschaft und des Jahreslaufs Sie sich befinden, der bloße Gedanke an Säen, Reifen und Ernten wird Ihnen helfen, sich auf die Veränderungen in Ihrem Körper einzustellen. Mit der Natur in Verbindung zu bleiben ist nicht nur ein Schlüssel zu körperlichem Wohlbefinden, sondern auch zu innerer Ausgeglichenheit. Es schenkt uns sozusagen ein »Vitamin G« oder grünen Raum. Der niederländische Gesundheitsexperte Peter Groenewegen sieht darin den Schlüssel zu körperlicher Gesundheit, emotionalem Wohlbefinden und einem Gefühl der Sicherheit an dem Ort, den wir unsere Zuhause nennen. Es ist bekannt, dass der Aufenthalt im Grünen in Zeiten von Angst und Veränderungen besonders beruhigend wirkt und den Menschen dabei hilft, Stimmungsschwankungen auszugleichen und ein gewisses Maß an Kontrolle zurückzugewinnen.

Überall, wo Sie dieses Symbol sehen, erhalten Sie nützliche Pflanztipps.

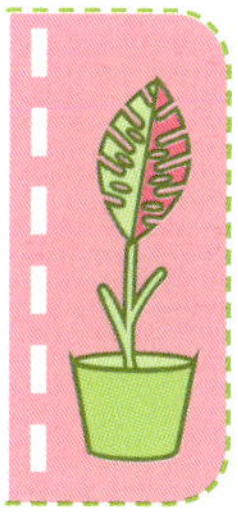

Natürlich passt das Gärtnern nicht zu jeder Frau. Mein eigener Appetit nahm mit meinen Schwangerschaften zu, aber die Liebe zum Gärtnern nahm ab; bei meiner ersten Schwangerschaft löste der bloße Gang in den Garten ein überwältigendes Gefühl von Übelkeit aus. Wenn Ihnen also nicht nach Selbstanbauen zumute ist, dann lassen Sie es; Sie können all diese Produkte auch auf Bauernmärkten oder direkt vom Erzeuger beziehen bzw. sich Fisch, Fleisch oder Saisongemüse direkt ins Haus liefern lassen. Wir haben jedes Recht, »faul« zu sein, wenn unsere Körper so viel Arbeit hinter den Kulissen leisten.

Aber auch wenn Sie sich super träge fühlen, sollten Sie es sich nicht entgehen lassen, aus einem Teil des verfügbaren köstlichen frischen Obsts und Gemüses einige der Gerichte zu zaubern, die Sie am Ende dieses Buchs finden. Die Rezepte wurden speziell auf die Ernährungsbedürfnisse während der Schwangerschaft – und darüber hinaus – zugeschnitten, ebenso wie die Vorschläge für »schnelle und einfache Gerichte«. Sie passen ebenso in die Zeit des Abstillens, und ich hoffe, sie regen Sie dazu an, als Familie am Tisch zusammenzusitzen und sich am Wunder des Wachstums in all seinen Formen zu erfreuen.

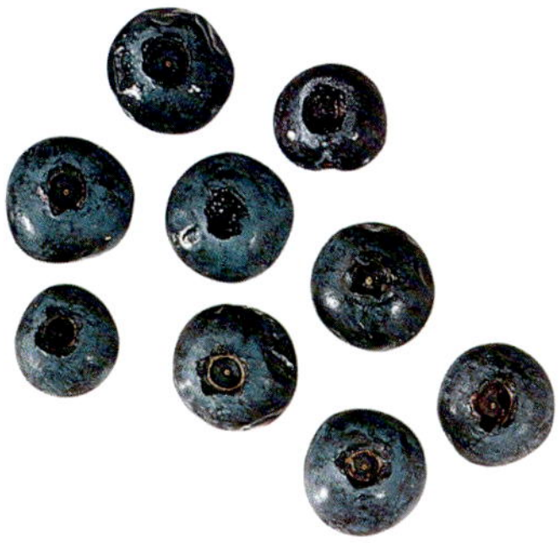

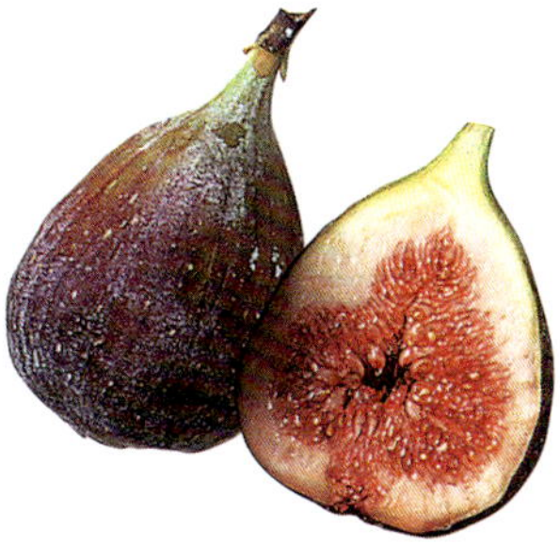

Supernährstoffe

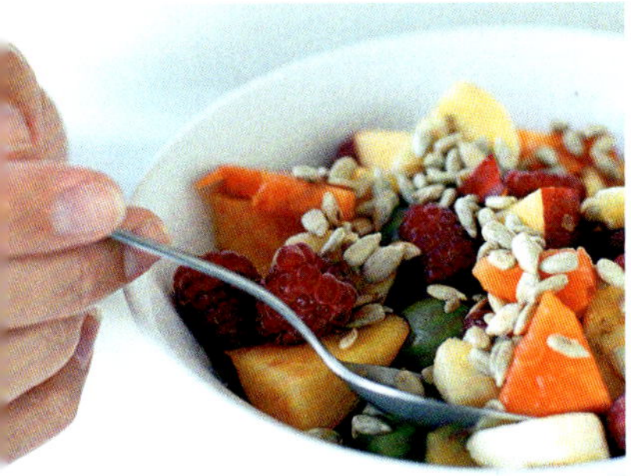

Durch gutes Essen fühlen wir uns fit und energiegeladen. In einer Untersuchung verringerte sich das Risiko einer Frühgeburt bei Frauen, die sich mit Fisch, fettarmem Fleisch, gesunden Fetten, Vollkornprodukten und reichlich Obst, Gemüse und Hülsenfrüchten ernährten, um 90 Prozent. Die Nährstoffe, die wir brauchen, werden am effektivsten aufgenommen, wenn wir täglich eine abwechslungsreiche Kost zu uns nehmen, und nicht durch die alleinige Einnahme von Nahrungsergänzungsmitteln. Dieses Buch will Sie über die wesentlichen Nährstoffe informieren, die Sie brauchen, damit es Ihrem Körper gut geht, Ihre Energiereserven gefüllt sind und Ihr Gefühlsleben ausgeglichen ist – und damit Sie Ihrem Baby den bestmöglichen Start ins Leben gewährleisten.

Unverzichtbare Vitamine

Vitamin A

Vitamin A ist in Form von Retinol in tierischer Nahrung enthalten und als Beta-Carotin in pflanzlichen Produkten. Es ist entscheidend in Phasen intensiven Zellwachstums, besonders im ersten und letzten Schwangerschaftsdrittel, dann schützt es vor Zellmutationen und fördert die Entwicklung von Augen und Lunge. Ein niedriger Spiegel schwächt Ihre Immunabwehr und erhöht die Anfälligkeit für Infektionen. Eine reichliche Zufuhr soll gegen Schwangerschaftsstreifen helfen, aber zu viel Retinol kann den Fötus in seiner Entwicklung schädigen (siehe S. 151).

NAHRUNGSQUELLEN: *Milch, Butter, Käse, Eier, Huhn, fetter Fisch, Rote Bete, Erbsen, Bohnen, Spargel, Brokkoli, Spinat, Kürbis, Karotten, Blattsalat, Löwenzahnblätter, Aprikosen.*

B-Vitamine

Manche davon sind lebensnotwendig für die Energieproduktion (B_1 Thiamin, B_2 Riboflavin und B_3 Niacin) und für die Entwicklung des Nervensystems, des Gehirns, der roten Blutkörperchen und der Muskulatur des Babys. Andere fördern die Ausdauer und regulieren Ihre Stresshormone (B_6 Pyridoxin und B_{12} Cobalamin). Während der Schwangerschaft benötigen Sie mehr B_1 und B_2, um Ihre Energiespeicher aufzufüllen und ein konstantes Funktionieren von Nerven und Muskeln zu gewährleisten, sowie B_2, um die Eisenresorption zu fördern. Frauen, die einen höheren B_3-Spiegel haben, gebären anscheinend größere Babys mit höherem Geburtsgewicht und größerem Kopfumfang – Zeichen für einen guten Gesundheitszustand. Eine ideale B_6-Versorgung wiederum ist mit weniger Übelkeit während der Schwangerschaft verbunden. Fragen Sie Ihren Arzt, ob Sie während der Schwangerschaft und Stillzeit ein B_{12}-Präparat einnehmen sollen, falls Sie Vegetarierin oder Veganerin sind, denn ein Mangel daran führt bei Säuglingen zu neurologischen Schäden.

NAHRUNGSQUELLEN: *rotes Fleisch, Venusmuscheln, fetter Fisch, Seetang, Eier, Milch, Joghurt, Hartkäse, Huhn, Sonnenblumenkerne, Vollkornprodukte, Mandeln, Bananen, Avocados.*

Folsäure

Das ist das zentrale Vitamin B in der Schwangerschaft. Sie müssen jetzt doppelt so viel aufnehmen wie normal. Deshalb sollten Sie von dem Tag an, da Sie über eine

TÄGLICHES ERNÄHRUNGSZIEL

Das sollten Sie jeden Tag zu sich nehmen:

2 bis 3 Portionen: Fleisch, Fisch, Nüsse und Hülsenfrüchte

2 bis 3 Portionen: grünes Blattgemüse

3 Portionen: Obst oder Gemüse

3 Portionen: Vollkornerzeugnisse

3 bis 4 Portionen: Milchprodukte

Schwangerschaft nachdenken, bis zum Ende des ersten Trimesters, wenn sich das Rückenmark des Kindes bildet, täglich 400 Mikrogramm (µg) als Nahrungsergänzungsmittel zur normalen Ernährung einnehmen. Die Einnahme von Folsäure verringert signifikant das Risiko einer Schädigung des Neuralrohrs (wie etwa einer Spina bifida). Bis Sie feststellen, dass Sie schwanger sind, kann es für eine Einflussnahme schon zu spät sein. Folsäure fördert die Bildung roter Blutkörperchen und der DNA. In manchen Untersuchungen leiden Frauen, die Folsäurepräparate einnehmen, seltener an Infektionen während der Schwangerschaft und bekommen Babys mit größerem Geburtsgewicht und besseren Apgar-Werten (damit wird die Gesundheit eines Neugeborenen beurteilt). Folsäuremangel ist das häufigste Vitamindefizit auf der Welt. Sie brauchen möglicherweise eine noch höhere Dosis an Folsäure (5 mg täglich), falls Sie an Diabetes leiden oder in einer früheren Schwangerschaft Probleme bei der Neuralrohrbildung aufgetreten sind – sprechen Sie mit Ihrem Arzt.

NAHRUNGSQUELLEN: *Spinat, Brokkoli, Erbsen, Spargel, Linsen, Kohl, Rote Bete, Bohnen, Kürbis, Pastinaken, Salat, Brombeeren, Granatäpfel, Avocados, Kichererbsen, Vollkornprodukte, Eier, Papayas, Bananen.*

Vitamin C

Vitamin C dient der Bildung von neuem Gewebe, der Stärkung des Immunsystems und der Aufnahme von Eisen. Eine gute Versorgung mit diesem Vitamin verhindert Zahnfleischbluten, verringert Schwangerschaftsübelkeit und senkt das Risiko für eine Präeklampsie. In einer Studie der *University of North Carolina* erhöhte sich durch Vitamin-C-Mangel das Risiko eines vorzeitigen Fruchtblasensprungs, ein Hauptauslöser für Frühgeburten. Kochen Sie es mit etwas Olivenöl, um eine maximale Aufnahme zu erreichen.

NAHRUNGSQUELLEN: *Schwarze Johannisbeeren, Kiwi, Guave, Grapefruit, Cantaloup-Melonen, Orangen, Papaya, Paprikaschoten, Erdbeeren, Brombeeren, Himbeeren, Rosenkohl, Tomaten, Brokkoli, Spinat, Kürbis, Grünkohl, Spargel, Süßkartoffeln, Erbsen, Sauerkraut.*

Vitamin D

Vitamin D ist unverzichtbar für die Zahn- und Knochenbildung des Babys und für einen ausreichenden Kalzium- und Phosphatgehalt Ihrer eigenen Knochen und Zähne. Wir beziehen das meiste Vitamin D aus dem Sonnenlicht (gehen Sie deshalb täglich 15 bis 20 Minuten in die Sonne, wenn Sie können). Nehmen Sie täglich 10 µg als Ergänzungsmittel ein, wenn Sie dunklere Haut haben, nicht viel ins Freie gehen oder sich lieber bedecken, solange Sie draußen sind.

NAHRUNGSQUELLEN: *fetter Fisch, rotes Fleisch, Eidotter, Milch, Butter.*

Vitamin K

Ist lebenswichtig für starke Knochen, weil es Kalzium in den Knochen hält, und kann auch Schwangerschaftsübelkeit lindern. Vitamin K fördert die Blutgerinnung und verhindert exzessives Bluten; eine ausreichende Aufnahme in der Nahrung kann folglich im Vorfeld der Geburt nützlich sein. Neugeborene erhalten routinemäßig Vitamin-K-Tropfen, um gegen Blutungsprobleme vorzubeugen.

NAHRUNGSQUELLEN: *Grünkohl, Spinat, Rosenkohl, Brokkoli, Löwenzahnblätter, Kopfsalat, Spargel.*

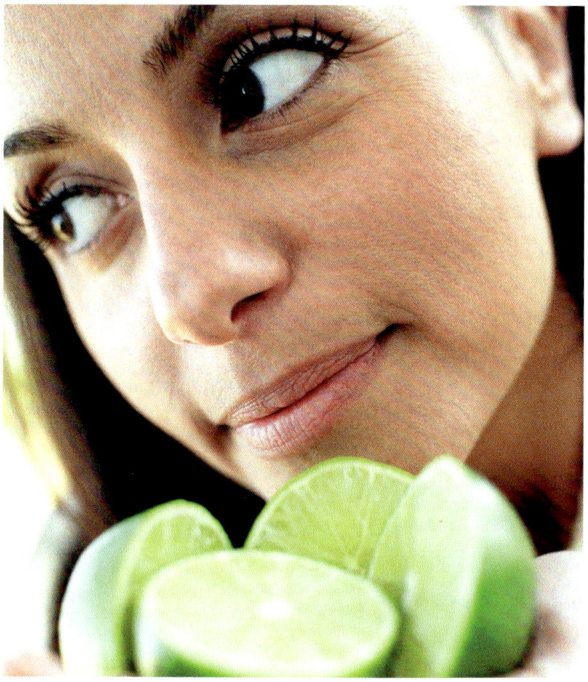

Unverzichtbare Mineralien

Kalzium

Ab dem zweiten Schwangerschaftsdrittel und während der Stillzeit kann unser Körper dieses wichtige Knochenbildungsmineral effizienter verwerten.

Kalzium fördert die Zahn- und Knochenbildung Ihres Babys ebenso wie die Entwicklung von Nerven und Mus-

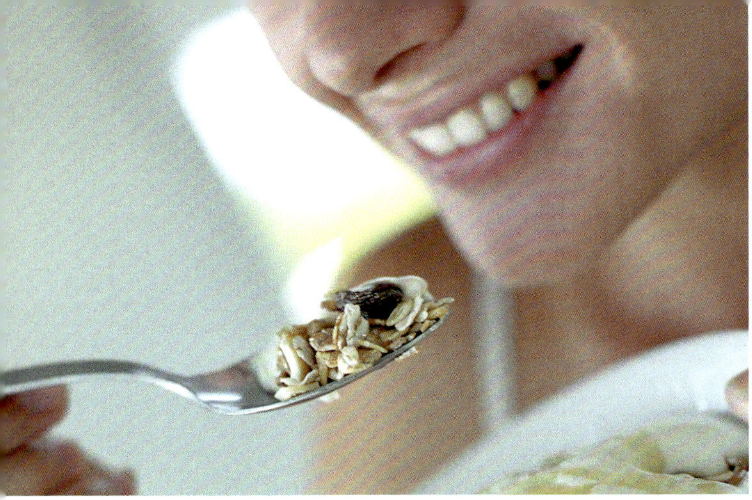

keln. Viele von uns leiden unter einem Kalziummangel (Frauen nehmen im Durchschnitt nur drei Viertel der benötigten Menge auf). Wenn Ihr Kind nicht genügend Kalzium aus Ihrer Nahrung erhält, dann »holt« es sich das aus Ihren Knochen, was ein größeres Osteoporoserisiko im späteren Leben bedeuten kann. Eine niedrige Kalziumaufnahme ist mit einem erhöhten Risiko für Präeklampsie und Muskelkrämpfe verbunden; sie soll außerdem die Geburtswehen verstärken. Eine ausreichende Kalziumversorgung kann dagegen das Risiko einer Frühgeburt und eines schwangerschaftsinduzierten Bluthochdrucks senken.

Kalzium wirkt besonders knochenschützend, wenn es mit Vitamin C und K sowie Magnesium (eine Kombination, die man in Spinat findet) und mit Vitamin D (durch täglich 15 bis 20 Minuten Sonnenlicht) kombiniert wird. Sprechen Sie mit Ihrem Arzt über Nahrungsergänzungsmittel, wenn Sie keine Milchprodukte zu sich nehmen oder noch unter 20 sind.

NAHRUNGSQUELLEN: *Joghurt, Käse, Milch, kleine Fische mit essbaren Gräten, Mandeln, Sesamsamen, Brokkoli, Erbsen, Bohnen, Grünkohl, Löwenzahnblätter, Kohl, Spinat, Rote-Bete-Blätter.*

Eisen

Es kommt recht häufig vor, dass bei beginnender Schwangerschaft ein Defizit an diesem wichtigen Mineral besteht, auch wenn der Körper mit fortschreitender Schwangerschaft Eisen besser verwerten kann. Eisen fördert die Muskelentwicklung, ist lebenswichtig für die Bildung roter Blutkörperchen und schützt vor einer Anämie (einen Mangel an roten Blutkörperchen, die Sauerstoff und Nährstoffe durch den Körper und zu Ihrem Baby transportieren). Eine gute Eisenversorgung schützt vor Frühgeburten und niedrigem Geburtsgewicht. Sprechen Sie mit Ihrem Arzt über ein Nahrungsergänzungsmittel, wenn Sie unter 20 sind, in kurzen Abständen schwanger waren oder eine Hausgeburt planen.

Vitamin C erleichtert die Eisenaufnahme, während Kaffee und Tee dessen Resorption stören. Essen Sie also zu den Mahlzeiten Obst oder trinken Sie Obstsäfte.

NAHRUNGSQUELLEN: *rotes Fleisch, Geflügel (das dunklere Fleisch), kleine Fische mit essbaren Gräten, Meeresfrüchte, Kohl, Brennnesseln, Brokkoli, Spinat, Rote Bete, Erbsen, Bohnen, Spargel, Vollkornprodukte, Hülsenfrüchte.*

Kupfer

Dieses Spurenelement fördert die Bildung des kindlichen Herzens und Kreislaufsystems und ist zugleich heilsam für Ihr eigenes Gewebe. Es ist besonders wichtig im letzten Trimester, denn Ihr Kind wird mit der vierfachen Menge an Kupfer eines Erwachsenen geboren; es braucht dieses zusätzliche Quantum für eine Vielzahl von Stoffwechselfunktionen, unter anderem des Herzens und des Immunsystems. Wenn Kupfer natürlich zusammen mit Eisen vorkommt, wie etwa in Spinat, dann fördert es die Eisenaufnahme.

NAHRUNGSQUELLEN: *Haselnüsse, Erbsen, Bohnen, Vollkornprodukte, Austern, Kakao, Spinat, Rote Bete, Spargel.*

Magnesium

Dieses Mineral ist für die Entwicklung gesunder Knochen und Zellen, für Nervenfunktionen und Blutgerinnung erforderlich; es schützt das Herz-Kreislauf-System und trägt zur Senkung von Bluthochdruck bei. Es fördert die Muskelentspannung, lindert Wadenkrämpfe, Migräne und Schlaflosigkeit. Es verringert die Schwangerschaftsübelkeit, und Frauen mit einer guten Versorgung haben ein geringeres Risiko für eine Frühgeburt und ein niedriges Geburtsgewicht. Außerdem verbessert es die Kalziumaufnahme.

NAHRUNGSQUELLEN: *Kürbis- und Sonnenblumenkerne, Milch, Mandeln, brauner Reis, Brokkoli, Spinat, Rote Bete, Erbsen, Bohnen, Vollkornprodukte.*

Zink

Dieses Mineral ist unerlässlich für die Entwicklung des Nervensystems und der Knochen Ihres Babys und unterstützt das Immunsystem. Während der Schwangerschaft sinkt der Zinkspiegel. Ein niedriger Zinkspiegel ist jedoch mit einem geringen Geburtsgewicht und einem erhöhten Risiko für Neuralrohrschäden verbunden. Nehmen Sie mehr zinkhaltige Nahrung zu sich, falls Ihnen ein Eisenpräparat verschrieben wurde.

NAHRUNGSQUELLEN: *rotes Fleisch, Kürbiskerne, Geflügel, Meeresfrüchte, Vollkornprodukte.*

Selen

Während der Schwangerschaft benötigen Sie etwas mehr von diesem hochwirksamen Antioxidans, das die Zellentwicklung schützt. Ein niedriger Spiegel kann mit Fehlgeburten und einem erhöhten Risiko für Präeklampsie verbunden sein.

NAHRUNGSQUELLEN: *Paranüsse, Walnüsse, Mandeln, Vollkornprodukte, Fisch, Meeresfrüchte, Geflügel, rotes Fleisch, Eier, Knoblauch.*

Kalium

Dieses Mineral ist unerlässlich für einen ausgeglichenen Elektrolythaushalt, für die Zunahme des Blutvolumens, für die Energieversorgung und für Nerven- und Muskelimpulse. Nehmen Sie mehr davon zu sich, wenn Sie an Wadenkrämpfen leiden. Nehmen Sie auch mehr davon auf, wenn Sie stillen.

NAHRUNGSQUELLEN: *Kartoffeln, Rote Bete, Bohnen, Linsen, Venusmuscheln, Fisch, Kürbis, Karotten, Feigen, Pflaumen, Aprikosen, Avocados, Topinambur, Joghurt, Bananen.*

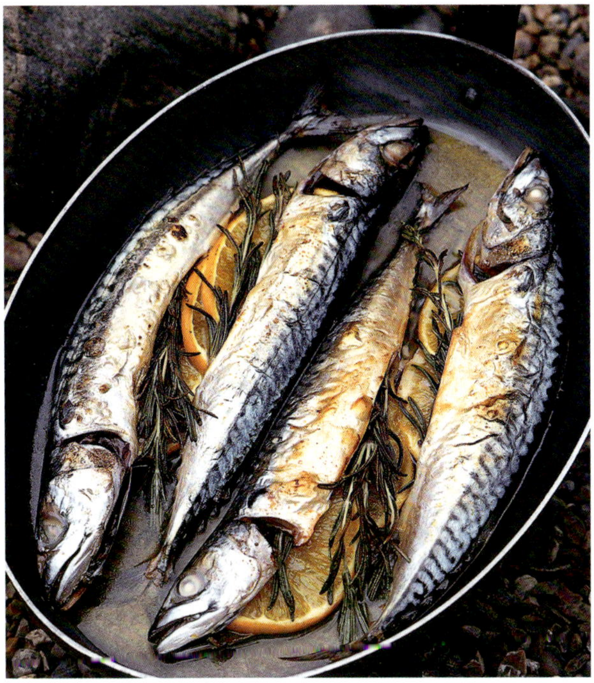

Mangan

Dieses wichtige Mineral trägt zur Bildung starker Knochen bei, schützt vor Zellschädigungen und kurbelt die Energieproduktion an, besonders in der Kombination mit Kupfer.

NAHRUNGSQUELLEN: *Vollkornprodukte, Kichererbsen, Linsen, Haselnüsse, Walnüsse, Mandeln, Grünkohl, Spinat, Bohnen, Himbeeren, Erdbeeren, Knoblauch.*

Chrom

Dieses Spurenelement fördert die Bildung von Proteinen im sich entwickelnden Gewebe des Babys. Es ist besonders wichtig, falls Sie an Diabetes leiden oder einen Schwangerschaftsdiabetes entwickelt haben, denn es ist an der Regulierung des Blutzuckerspiegels beteiligt. Es kann durch einen hohen Gehalt an raffiniertem Zucker in der Nahrung und durch industrielle Fertigprodukte dezimiert werden.

NAHRUNGSQUELLEN: *Rindfleisch, Geflügel, Eier, Austern, Spinat, Blattsalat, Äpfel, Zwiebeln, Bananen.*

Phosphor

Dieses Mineral wirkt zusammen mit Kalzium an der Bildung gesunder Knochen und Zähne sowohl bei Ihnen wie bei Ihrem Kind mit. Phosphor ist auch für das Wachstum und die Reparatur von Gewebe und Zellen erforderlich und wichtig für das reibungslose Funktionieren von Muskeln, Nerven, Nieren und Herz. Es reguliert den Energieverbrauch und kann Schmerzen nach körperlichen Anstrengungen lindern.

NAHRUNGSQUELLEN: *Joghurt, Milch, Käse, fetter Fisch, Geflügel, Linsen, Eier, Erbsen, Bohnen, Mandeln, Vollkornweizen, Knoblauch.*

Weitere unverzichtbare Nährstoffe

Proteine

Die Aminosäuren, aus denen Proteine bestehen, sind die Bausteine jeder Zelle und jedes Gewebes im Körper Ihres Babys und liefern Ihnen die Mittel, um Ihre eigenen Zellen, Organe und Gewebe zu erhalten und zu reparieren. Proteinreiche Nahrungsmittel sind außerdem gute Vitamin- und Mineralstofflieferanten. Mit einer normalen Ernährung nehmen wir in der Regel alle notwendigen Proteine auf.

Die »vollständigste« Form von Proteinen findet man in tierischen Lebensmitteln, sie enthalten alle essenziellen

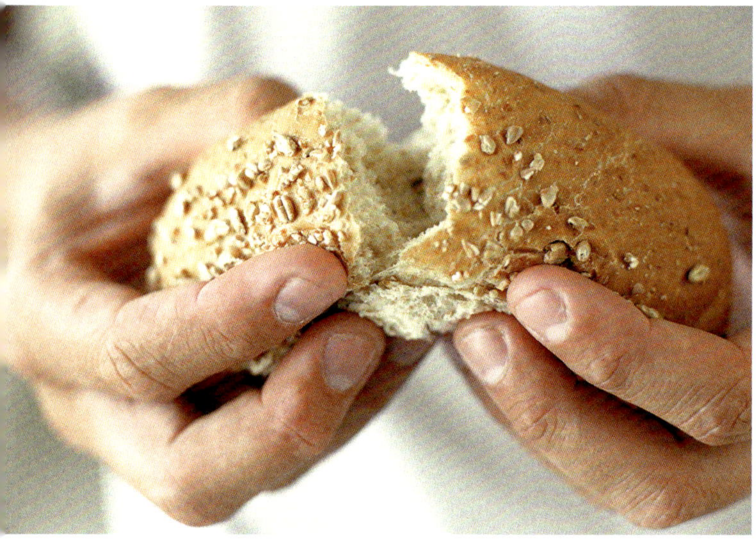

Aminosäuren, die der menschliche Körper benötigt. Wenn Sie kein Fleisch essen, dann können Sie auch durch die Kombination verschiedener pflanzlicher Proteine über den Tag hinweg einen ausgeglichenen Aminosäurespiegel erreichen.

NAHRUNGSQUELLEN: *Eier, rotes Fleisch, Fisch, Geflügel, Meeresfrüchte, Milch, Käse, Haferflocken, Nüsse und Kerne, Linsen, Vollkornprodukte, Erbsen, Kichererbsen, Bohnen, Joghurt.*

Cholin

Cholin spielt während der Schwangerschaft eine wichtige Rolle für die gesunde Entwicklung des kindlichen Gehirns und Gedächtnisses. Defizite erhöhen das Risiko einer Schädigung des Neuralrohrs, insbesondere wenn Sie an einem Folsäuremangel leiden. Die meisten Frauen haben ein Cholindefizit und müssen während Schwangerschaft und Stillzeit mehr davon durch die Nahrung aufnehmen. Ohne ausreichende Cholinzufuhr kann es auch zu einem Folsäuremangel kommen.

NAHRUNGSMITTEL: *Eidotter, Geflügel, rotes Fleisch, Garnelen, Kartoffeln, Linsen, Blumenkohl, Haferflocken, Sesamsamen.*

Ballaststoffe

Der tägliche Verzehr von wasserunlöslichen Ballaststoffen – die in Weizenvollkorn und Gemüse enthalten sind – beugt Verstopfung vor und lindert sie. Wasserlösliche Ballaststoffe in Hafer, Hülsenfrüchten und Obst erzeugen ein länger anhaltendes Sättigungsgefühl und halten den Blutzuckerspiegel stabil, zugleich verstärken sie die Reaktion des Immunsystems auf bakterielle Infektionen. Eine ballaststoffreiche Kost trägt außerdem zur Aufrechterhaltung einer gesunden Darmflora bei. Die als Fructooligosaccharide (auch Oligofructose) bekannten Ballaststoffe gelten als besonders wirkungsvoll und fördern die Vermehrung gesunder Lactobazillen und Bifidobakterien im Darm.

NAHRUNGSQUELLEN: *Vollkornprodukte, Linsen, Brokkoli, Kohl, Spinat, Erbsen, Bohnen, Spargel, Pastinaken, Karotten, Zwiebeln, Brombeeren, Äpfel.*

Omega-3-Fettsäuren

Docosahexaensäure (DHA) ist eine mehrfach ungesättigte Fettsäure, die für die Entwicklung des kindlichen Gehirns, der Augen und des Nervensystems sowie später für ein gesundes Herz lebensnotwendig ist. Sie ist besonders im letzten Schwangerschaftsdrittel wichtig, wenn das fötale Gehirngewebe sehr schnell wächst, sowie während der Stillzeit. In klinischen Versuchen war bei Müttern mit einem höheren Spiegel an Omega-3-Fettsäuren das Risiko einer Frühgeburt signifikant niedriger. Sie hatten zudem Babys mit einem höheren Geburtsgewicht und besseren kognitiven Entwicklungswerten in der frühen Kindheit. DHA kann die emotionale Ausgeglichenheit nach der Geburt fördern und die postnatale Genesung beschleunigen sowie den Schlafrhythmus des Babys positiv beeinflussen. Die typische westliche Ernährung ist geprägt durch eine alarmierend niedrige DHA-Versorgung, und eine Schwangerschaft (besonders mit Zwillingen) zehrt die Reserven noch weiter auf. Eine Untersuchung besagt, dass wir während der Schwangerschaft nur 20 Prozent unseres Bedarfs decken.

Durch den Verzehr von zu vielen Omega-6-Fettsäuren (die z.B. in Fertignahrung enthalten sind) kann ein gesundes Gleichgewicht zwischen Omega-6- und Omega-3-Fettsäuren (siehe S. 151) zerstört werden. Alpha-Linolensäure (ALA) aus pflanzlichen Quellen wird im Körper zu DHA umgewandelt, allerdings nicht sehr gut.

NAHRUNGSQUELLEN: *DHA aus fetten Kaltwasserfischen wie Lachs, Makrelen, Thunfisch, Hering und Sardellen sowie Algen und Seetang; ALA aus Leinsamen und Leinsamenöl, Walnüssen, Kürbiskernen.*

Sekundäre Pflanzenstoffe

Diese biologisch aktiven Pflanzenbestandteile sind für den einzigartigen Geschmack und die Farbe einer Pflanze verantwortlich und gut für unsere Gesundheit. Die größte Gruppe bilden die Polyphenole, die zum Beispiel die

Farbe von Blaubeeren, den Geschmack von Oliven und die beißende Schärfe von Zwiebeln bewirken. Sie sind mächtige Antioxidantien und schützen vor Zellschäden, zugleich wirken sie entzündungshemmend, antibakteriell und antiviral und können die Blutgefäße entspannen. Die Rolle dieser sekundären Pflanzenstoffe während der Schwangerschaft muss noch genauer erforscht werden, aber ein Aufsatz im *Journal of the American Nutraceutical association* deutet darauf hin, dass eine an sekundären Pflanzenstoffen reiche Ernährung Schwangerschaftskomplikationen verringern kann, was zu weniger Kaiserschnitten, Frühgeburten und Präeklampsien führt. Achten Sie darauf, täglich gelbes, rotes, lilafarbenes und grünes Obst und Gemüse zu essen, um eine ausreichende Versorgung mit sekundären Pflanzenstoffen zu gewährleisten.

NAHRUNGSQUELLEN: *Äpfel, Orangen, Ananas, Cranberrys, Pfirsiche, Acerola, Kirschen, Papayas, Karotten, Petersilie, Rote Bete, Grünkohl, Brokkoli, Kohl, Spinat und Tomaten.*

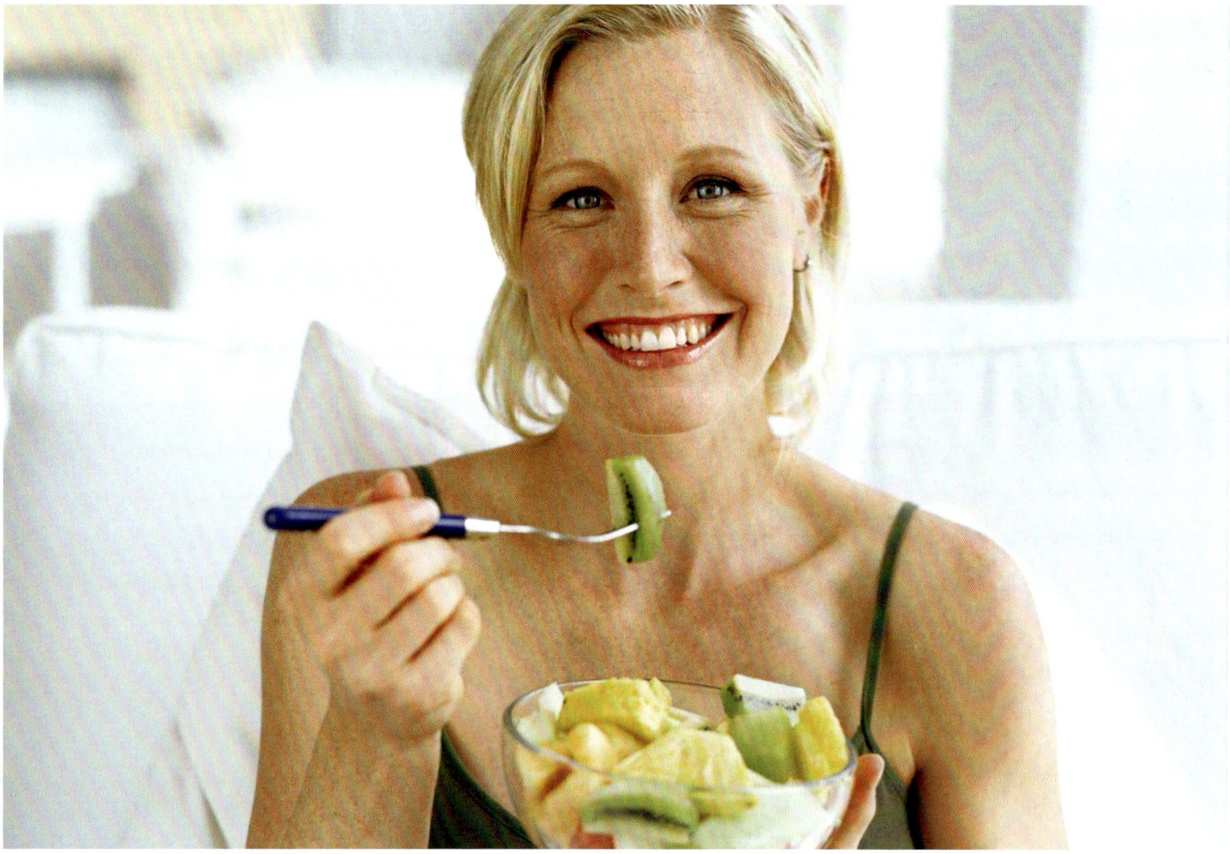

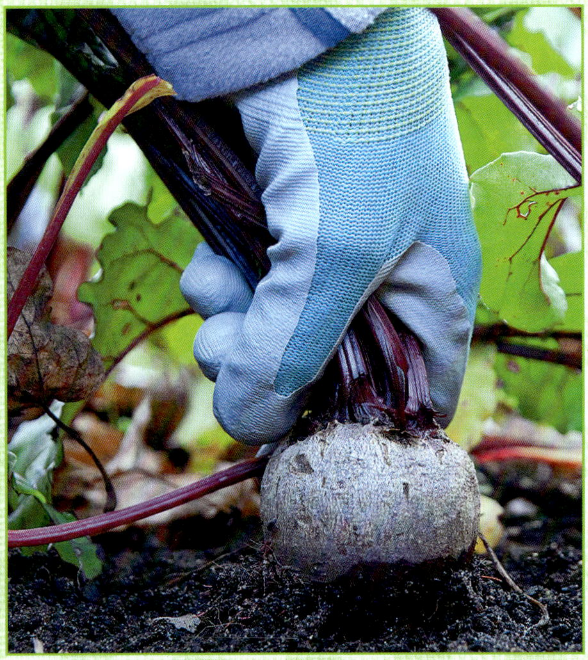
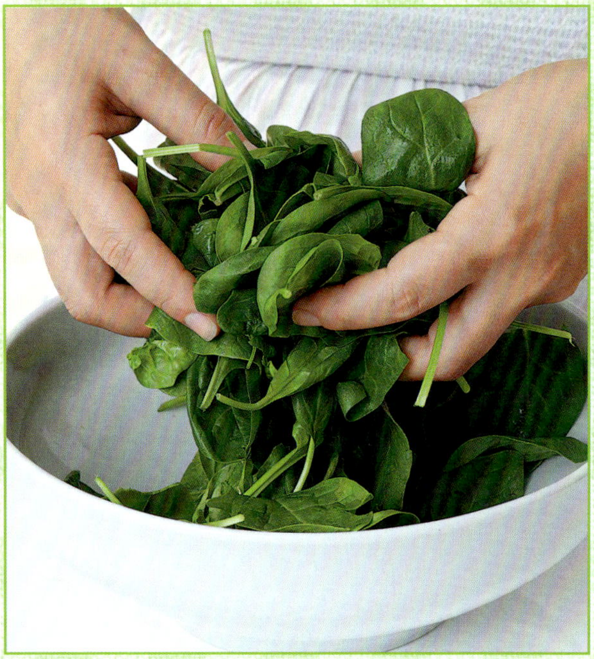
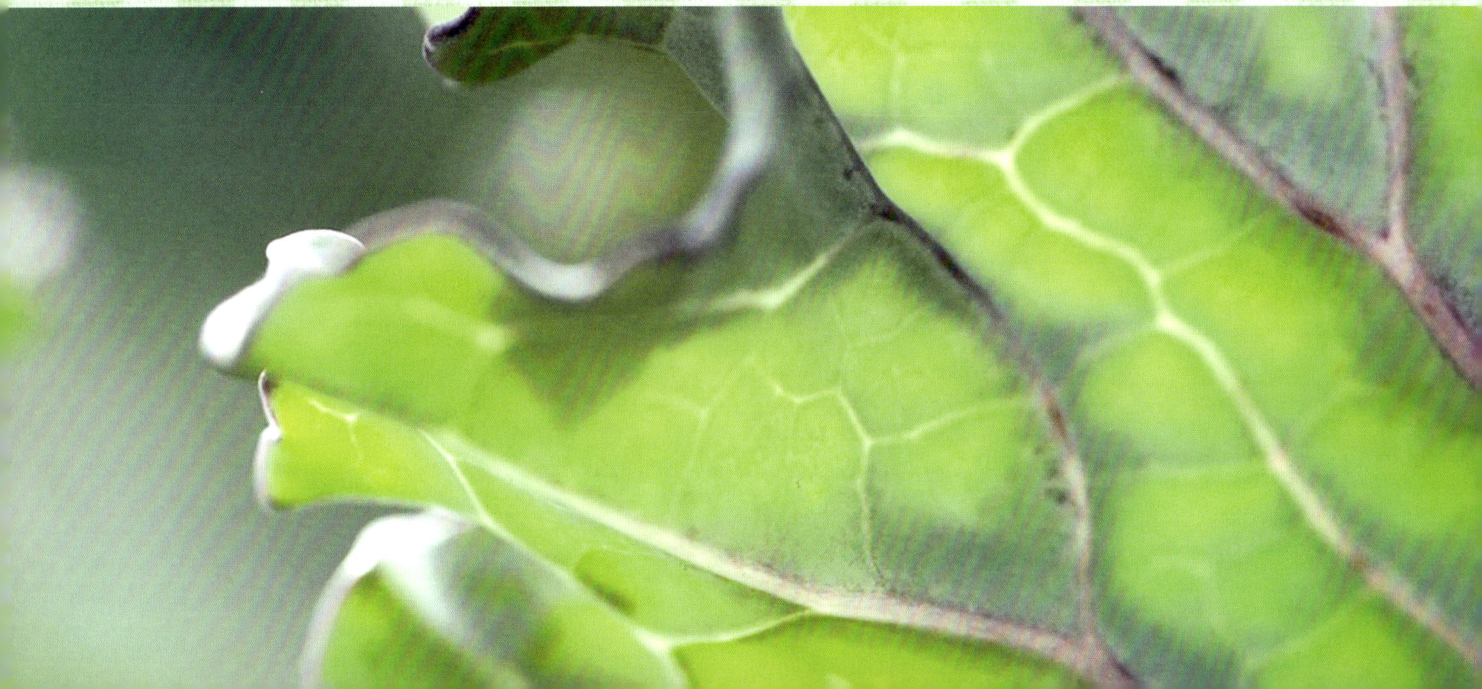

Gutes aus dem Garten

Diese Wundernahrungsmittel enthalten eine Vielzahl an Nährstoffen, die das wachsende Baby gedeihen lassen und zahlreiche Beschwerden wie Schwangerschaftsübelkeit lindern. Zugleich sind sie eine Freude für Ihre Geschmacksknospen. Begeisterten Gärtnerinnen macht es vielleicht Spaß, einige dieser unverzichtbaren Gemüse- und Obstsorten selbst anzubauen. Wenn Sie nicht die Geduld haben, sie eigenhändig aus Samen zu ziehen, oder wenn Ihnen das zu anstrengend erscheint, dann suchen Sie am besten auf Bauernmärkten nach Jungpflanzen. Dort finden Sie auch viel leichter Erzeugnisse mit unverwechselbarem Eigengeschmack und Sorten, die für Supermarktregale zu empfindlich oder zu reif sind.

Brokkoli ▪ Kohl ▪ Rosenkohl ▪ Grünkohl ▪ Spinat ▪ Mangold ▪ Rote Bete ▪ Erbsen ▪ Zuckerschoten ▪ Dicke Bohnen ▪ Buschbohnen ▪ Stangenbohnen ▪ Spargel ▪ Kürbis ▪ Kartoffeln ▪ Pastinaken ▪ Karotten ▪ Ingwer ▪ Schwarze Johannisbeeren ▪ Himbeeren ▪ Blattsalate ▪ Tomaten ▪ Knoblauch ▪ Frühlingszwiebeln ▪ Schnittlauch ▪ Zitronen ▪ Erdbeeren ▪ Blaubeeren

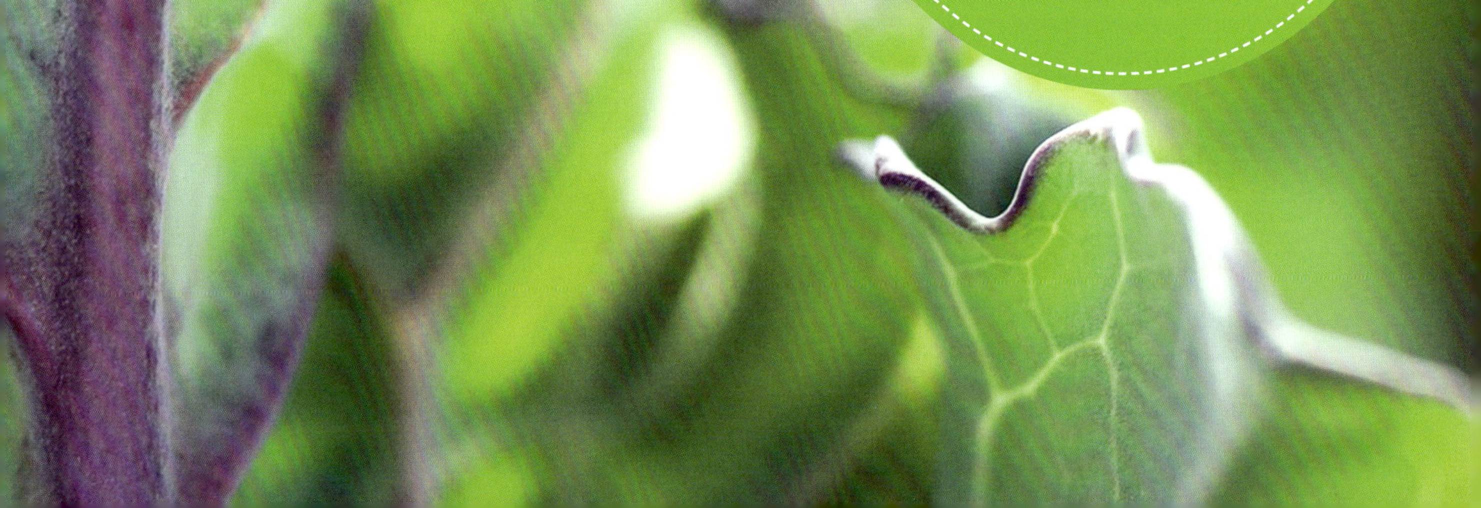

Brokkoli

Folsäure, Vitamin C und Kalzium, die in diesem Mitglied der Brassica-Familie oder Kreuzblütengewächse enthalten sind, machen es zu einem unverzichtbaren Nahrungsmittel während der Schwangerschaft. Sorten mit violetten Sprossen – die man auf Bauernmärkten und in Hofläden findet – haben eine zarte Konsistenz und einen delikaten Geschmack, während der gängige grüne Brokkoli mit größerem Kopf weiter verbreitet ist, weil er leichter zu transportieren ist. Wer selbst Brokkoli anbaut, schätzt die Sorte mit den violetten Sprossen; sie füllt die traditionelle Lücke in der Gemüsesaison und kann mehrere Wochen lang geerntet werden.

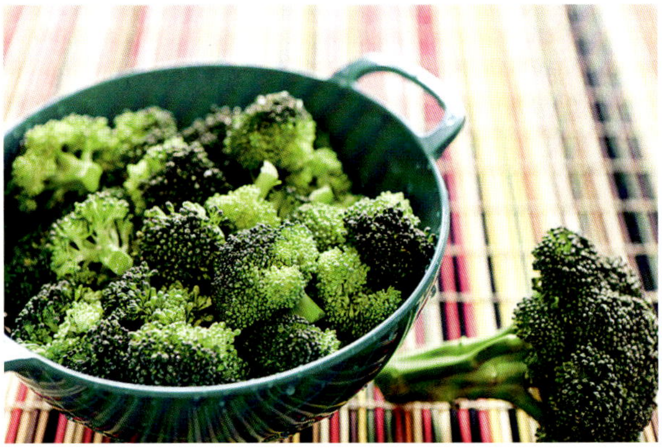

Gut für Sie und Ihr Baby

Brokkoli hat mehr Nährstoffe als jedes andere Gemüse. Er ist ein ausgezeichneter Lieferant von Folsäure, Vitamin C und K und Beta-Carotin. Außerdem enthält er Mangan, Kalium, Vitamin B_2 und B_6, Phosphor, Magnesium, Eisen und Kalzium sowie Omega-3-Fettsäuren. Er ist reich an Ballaststoffen und enthält Proteine. Die Kombination aus Kalzium und Vitamin C schützt die Knochen und stärkt das Immunsystem. Die sekundären Pflanzenstoffe in Brokkoli, darunter Sulforaphan und Indole, fördern Entgiftungsenzyme, die die Zellen schützen. Auch das Herz-Kreislauf-System, Augen und Leber sowie das Immunsystem profitieren von dieser Kohlart. Japanische Untersuchungen deuten darauf hin, dass bestimmte Verbindungen in Brokkoli das Bakterium Helicobacter pylori bekämpfen, einen verbreiteten Auslöser von Gastritis. An der *John-Hopkins-University* in Baltimore, USA wurden Extrakte davon zur Behandlung sonnengeschädigter Haut eingesetzt.

Einkaufstipps

Wählen Sie die kompaktesten und tiefgrünen oder grünlila Köpfe aus, das ist ein Zeichen von Frische. Frischer Brokkoli besteht zu etwa fünf Prozent aus Proteinen. Die Stängel sollten fest und schwer sein, nicht weich oder leicht. Ein Loch in der Stängelmitte ist ein Zeichen von Alter. Vermeiden Sie gelbe Röschen; Beta-Carotin sammelt sich in den Röschen und Farbdefizite weisen auf einen Mangel an diesem Nährstoff hin. Tiefgefrorene Brokkoliröschen sind gute Beta-Carotin-Lieferanten.

Tipps zum Anbauen und Ernten

Da Brokkoli im Winter in der Erde bleibt, belegt er das ganze Jahr über Platz im Garten; wenn Sie also nur ein einziges Beet haben, pflanzen Sie ihn vielleicht lieber nicht an. Säen Sie zur Frühjahrsmitte aus, um vom Spätwinter bis zum Frühjahr zu ernten. Brokkoli braucht viel Feuchtigkeit und gedeiht gut in einem feuchten Klima und in Lehmböden. Schützen Sie ihn zu Frühjahrsbeginn mit einem Netz vor hungrigen Vögeln.

Ernten Sie den Brokkoli, bevor die Blütenknospen sich öffnen, die Röschen auseinanderfallen oder die Knospen gelb werden. Machen Sie das regelmäßig, um die Pflanzen zum weiteren Austreiben anzuregen. Schneiden Sie dazu den Hauptspross heraus, so treiben an den Seitentrieben wieder neue Blütenstände aus, und Sie können mehrmals ernten.

Was Sie beim Kochen beachten sollten

- Schneiden Sie Brokkoli in Röschen und lassen Sie ihn fünf Minuten vor dem Kochen ruhen, das verbessert die Aufnahme der sekundären Pflanzenstoffe.
- Kochen Sie ihn schnell (dämpfen oder unter Rühren kurz anbraten); die pflanzlichen Nährstoffe gehen verloren, wenn Brokkoli länger als fünf Minuten gegart wird. Dämpfen Sie ihn, um Folsäure und Antioxidantien zu konservieren, und braten Sie ihn kurz in Olivenöl an. In Tests war es das einzige Öl, das den Gehalt an sekundären Pflanzenstoffen und Vitamin C von rohem Brokkoli bewahrte.
- Kochen Sie die schlanken, blühenden Triebe aufrecht wie Spargel oder essen Sie sie roh.
- Verwenden Sie die Blätter, falls vorhanden, wie Kohl; sie sind ein wahrer Nährstoffspeicher.
- Erhitzen Sie Brokkoli nicht in der Mikrowelle. In einer Untersuchung reduzierte das die Antioxidantien um bis zu 97 Prozent.

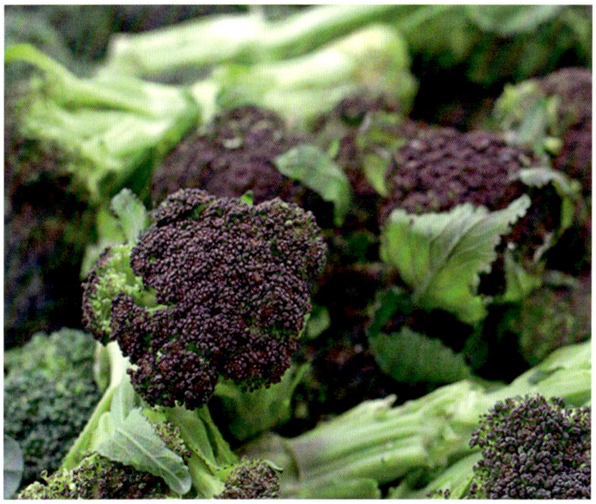

Brokkoli mit violetten Sprossen

Besonders gut schmeckt violetter Brokkoli mit seinen vielen kleinen Röschen und den sprossenähnlichen Stängeln. Im 18. Jahrhundert war er in England als »italienischer Spargel« bekannt. Die violette Sorte sieht zwar als Rohkost besonders hübsch aus, verliert aber in der Pfanne ihre Farbe. Die zarten Blätter, Stängel und Köpfe sind allesamt essbar.

Schnelle und einfache Gerichte

- Servieren Sie rohe Röschen als Rohkostsalat mit Dips.
- Geben Sie blanchierte Röschen zu Salat mit kleingeschnittenen getrockneten Tomaten und gerösteten Sonnenblumenkernen.
- Beträufeln Sie gedämpfte Röschen mit einem Sesamkörner-Dressing.
- Schälen Sie die köstlichen Stängel, schneiden Sie sie in sehr feine Streifen und dämpfen oder rösten Sie sie auf dem Blech. Servieren Sie sie wie Spargel.
- Bestreuen Sie gekochten Brokkoli mit reifem geriebenem Hartkäse wie Cheddar oder Parmesan.
- Blanchieren Sie die Röschen und die kleingeschnittenen Stängel und braten Sie sie dann mit Knoblauch in Olivenöl an; rühren Sie nach Geschmack Sardellen und geröstete Brotwürfel darunter.
- Schneiden Sie ein großes Röschen in Würfel und dämpfen oder kochen Sie es für eine avocadoähnliche Soße zu Nudeln.

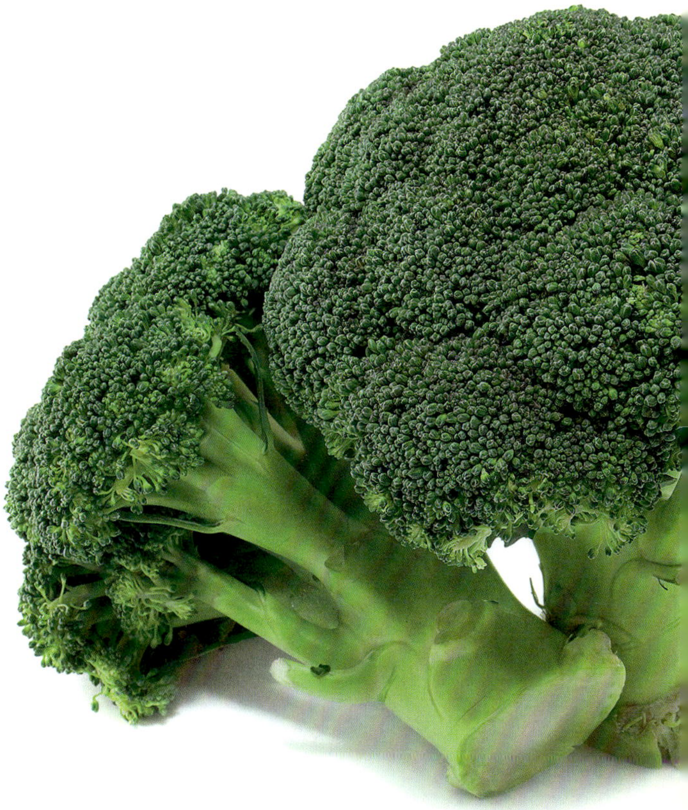

Kohl, Grünkohl und Rosenkohl

In Amerika heißt es, dass Babys aus dem Kohlfeld kommen – vielleicht weil die Familie der Brassica oder Kreuzblütengewächse so viele Nährstoffe enthält, die das Baby gedeihen lassen.

Kohl galt schon im Altertum als Allheilmittel. Während der Schwangerschaft verringert er Übelkeit und danach hilft er gegen gespannte Brüste. Der kräftige Grünkohl passt zu herzhaften Eintöpfen und winterlichen Gemüsesuppen, während Kohl auch ein Hauptbestandteil indischer Gerichte ist; sein Geschmack verbindet sich gut mit Gewürzen wie Kreuzkümmel und Ingwer. Sie alle liefern lebenswichtige Nährstoffe einschließlich Folsäure während der traditionell mageren Wintermonate.

Die Kohlfamilie ist ein Schmuckstück im winterlichen Garten, von den dunkelgrünen gekräuselten Blättern des Wirsingkohls über die glänzenden Köpfe von Rotkohl bis zum Rosenkohl, der wie Rosen Knospen an seinen hohen Stämmen bildet.

Setzen Sie Wirsingkohl als Mittel gegen Blasenentzündung auf Ihren Speiseplan und stecken Sie nach dem Einschießen der Milch ein Wirsingblatt in Ihren Büstenhalter, um die schmerzhafte Spannung der Brust zu lindern. Ersetzen Sie es durch ein neues Blatt, sobald es welk geworden ist.

Gut für Sie und Ihr Baby

Kohl, Grünkohl und Rosenkohl sind alle erstaunlich reich an Vitamin K und C und enthalten Mangan, B-Vitamine, Folsäure, Kalzium und Kalium. Kohl enthält Omega-3-Fettsäuren sowie Ballaststoffe und Proteine. Die sekundären Pflanzenstoffe in Kohl, darunter Sulforaphan und Indole, stärken Entgiftungsenzyme, die die Zellen schützen. Auch das Herz-Kreislauf-System, Augen und Leber profitieren von dieser Pflanzenfamilie. Rotkohl ist reich an Anthocyanen (die für die Farbe verantwortlich sind) und hat einen besonders hohen Vitamin-C-Gehalt, wenngleich Grünkohl den höchsten Gehalt an Antioxidantien unter allen grünen Blattgemüsearten aufweist. Der unverkennbare Geschmack von Rosenkohl rührt vom darin enthaltenen Sinigrin her, das manche Menschen als sehr bitter empfinden.

Kohl ist gut bei Magen-Darm-Problemen, und in einer Untersuchung von 1989 wurde seine heilsame Wirkung gegen morgendliche Übelkeit nachgewiesen. Er ist offenbar besonders wirksam, wenn er zu Sauerkraut fermentiert ist: Dadurch wird der gesamte Vitamin-C-Gehalt erhalten und zusätzlich kommen darmfreundliche Bakterien hinzu.

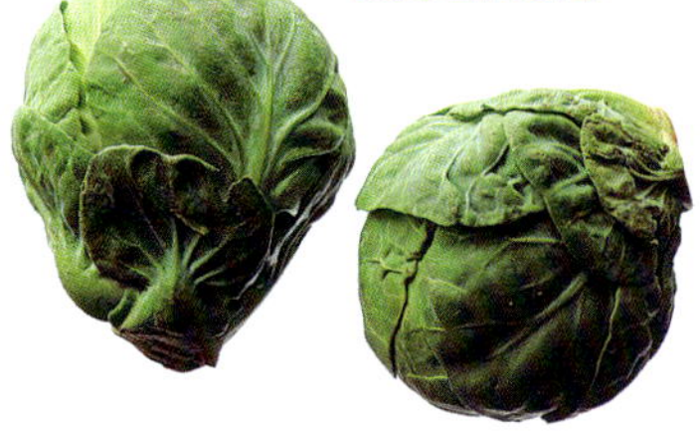

Rosenkohl

Schnelle und einfache Gerichte

- Rühren Sie kleingeschnittenen Grünkohl kurz mit etwas Walnussöl, Knoblauch und Sojasoße in der Pfanne an.
- Braten Sie kleingeschnittenen Grünkohl kurz mit Knoblauch und Cannellini Bohnen (weiße Bohnen) und richten Sie ihn zusammen mit Parmesan auf Bruschetta an.
- Verwenden Sie gehobelten Kohl als Basis für Salate mit Walnüssen, Äpfeln und Sellerie.
- Geben Sie Pak Choi in Wokgerichte und chinesische Suppen.
- Vermischen Sie gehobelten Kohl mit Kartoffelbrei und fein geschnittenen Zwiebeln. Braten Sie das Ganze in etwas Olivenöl an, bis es eine knusprige Kruste hat, und servieren Sie es zu kaltem Fleisch.
- Schmoren Sie Rotkohl bei niedriger Hitze etwa zwei Stunden lang in Orangensaft mit etwas Balsamico-Essig, Honig und Sternanis und servieren Sie ihn als Beilage zu rotem Fleisch und Wild.
- Probieren Sie Rosenkohl einmal roh: Hobeln Sie ihn und servieren Sie ihn mit einer Vinaigrette. Oder Sie blanchieren und braten ihn dann mit etwas Butter und Frühstücksspeck an.
- Dämpfen Sie Rosenkohl oder Grünkohl kurz und braten Sie sie dann mit gekochten Maroni und Frühstücksspeck an.

Einkaufstipps

Greifen Sie zu festen Kohlköpfen mit dunklen Blättern. Je dunkler die Färbung (grün oder rot), umso höher der Vitamingehalt. Werfen Sie die äußeren Blätter nicht weg, sie sind besonders nährstoffreich, und vermeiden Sie vorgeschnittene Köpfe – sobald ein Kohlkopf angeschnitten ist, verliert er sein Vitamin C. Lassen Sie die Finger von Ware mit gelblichen Blättern und weichen Dellen.

Wählen Sie festen und kompakten Rosenkohl. Rosenkohl, der am Stängel verkauft wird, bleibt länger frisch als gepflückter. Die kleineren und grüneren schmecken am süßesten. Wenn Sie Grünkohl kaufen, dann wählen Sie kleine Büschel mit knackigen Blättern. Kaufen Sie biologische Erzeugnisse, um hohe Pestizidmengen zu vermeiden. Die Umweltorganisation *Environmental Working Group* aus den USA stellte 2009 fest, dass Grünkohl zu den zwölf am stärksten mit Pestiziden belasteten Nahrungsmitteln gehört.

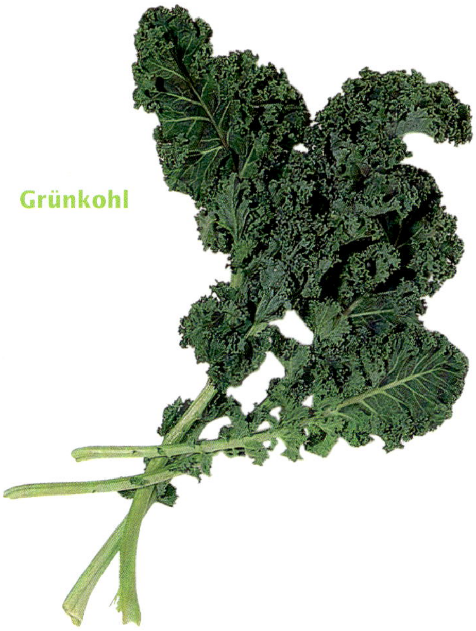

Grünkohl

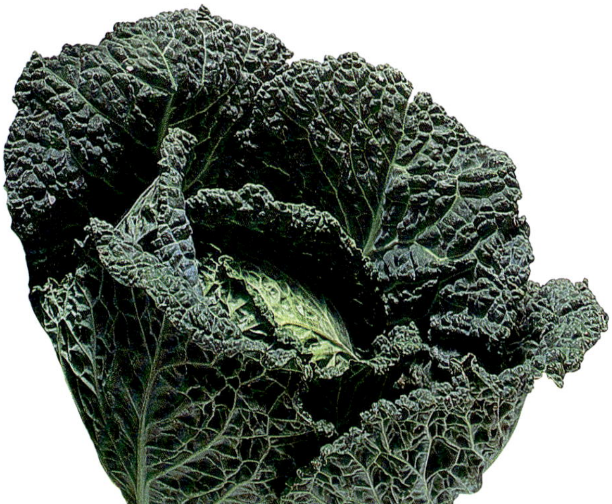

Wirsing

Grünkohl (rechts) hat gerüschte dunkelgrüne Blätter. Wirsing (links) hat krause dunkelgrüne Blätter. Er schmeckt angenehm mild und ist besonders zart.

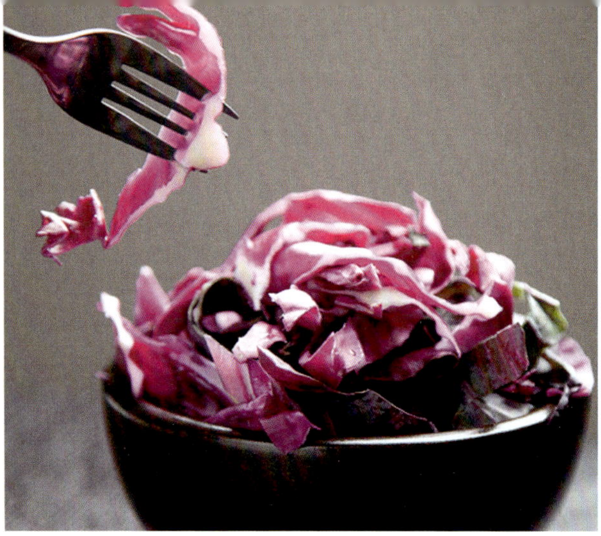

Tipps zum Anbauen und Ernten

Wenn Sie geschickt anpflanzen, dann können Sie das ganze Jahr über frischen Kohl ernten. Die Kohlfamilie gedeiht gut an der Küste, das weist auf ihr bevorzugtes Klima hin: kühle Feuchtigkeit durch den dafür typischen Nieselregen (Nebel und feuchter Boden). Kohl eignet sich perfekt zum Gärtnern während der Schwangerschaft, denn er erfordert nicht viel Pflege und braucht schwere Böden, Sie müssen also nicht viel umgraben. Werfen Sie aber ein Netz über die Setzlinge, um Schädlinge und Vögel fernzuhalten, und achten Sie während der ersten Wochen auf Schnecken. Später im Jahr müssen Sie Raupen und ihre Eier entfernen.

Kohl wird nach Jahreszeiten unterteilt in Frühlings-, Sommer-, Herbst- und winterharte Sorten, planen Sie also mehrere Aussaaten hintereinander. Grünkohl ist extrem frostbeständig und gedeiht selbst beim faulsten Gärtner. Entfernen Sie gelbliche Blätter, um ein Verfaulen zu verhindern und für gute Belüftung zu sorgen. Schneiden Sie Grünkohlblätter jung ab (lassen Sie die unteren stehen) und lassen Sie die Pflanzen an Ort und Stelle, damit sie wieder austreiben und neue Köpfe bilden.

Rotkohl

Rotkohl verliert nach dem Anschneiden seine Farbe. Bestreichen Sie ihn deshalb mit ein paar Esslöffeln Essig.

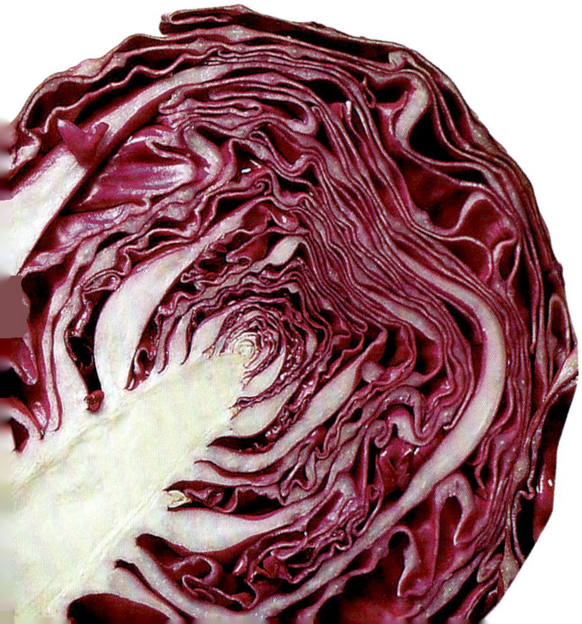

Was Sie beim Kochen beachten sollten

- Essen Sie Kohl roh, leicht gedämpft oder pfannengerührt, um ein Maximum an Nährstoffen daraus zu ziehen.
- Schneiden oder hobeln Sie ihn und lassen Sie ihn vor dem Kochen fünf Minuten ruhen, damit die sekundären Pflanzenstoffe besser aufgenommen werden können.
- Braten Sie fein geschnittene Blätter in etwas Olivenöl an, das garantiert eine maximale Nährstoffaufnahme.
- Wenn Sie Kohlblätter in Eintöpfe oder Suppen geben, dann fügen Sie sie erst kurz vor dem Servieren hinzu, anstatt sie längere Zeit kochen zu lassen.
- Entfernen Sie Grünkohlstängel vor dem Kochen. Die ersten Triebe riechen weniger durchdringend als ausgewachsene Blätter mit einer weicheren Konsistenz; man kann sie zu Salaten oder einem Pfannengericht hinzugeben.
- Waschen Sie die grünen Blätter in kaltem Wasser, tupfen Sie sie trocken und bewahren Sie sie in einer mit Küchenrolle ausgelegten Plastiktüte bis zu drei Tage im Kühlschrank auf.

Spinat und Mangold

Dieses Blattgemüse hat es in puncto Geschmack und Nährstoffe in sich. Spinat ist vor allem für seine kräftigende Wirkung bei Schwangerschaftsanämie bekannt. Ein Ammenmärchen dagegen ist es, dass er dem Baby einen Lockenkopf beschert! Die Pflanzen sind unglaublich leicht zu Hause anzubauen. Das ist nützlich, da viele Nährstoffe beim Transport und Lagern verloren gehen. Beide können perfekt mehrfach hintereinander geerntet werden (siehe S. 48).

Mangold schmeckt ähnlich wie Spinat, ist jedoch seiner Blätter wegen ein Verwandter der Roten Bete. Die verblüffenden purpurroten, rosafarbenen (roter Mangold), gelben (gelber Mangold) oder weißen Stiele sind dekorativ und geschmacksintensiv. Mangold wie Spinat behaupten sich in kräftigen Geschmackskombinationen und werden oft in orientalischen und indischen Rezepten verwendet.

Gut für Sie und Ihr Baby

Spinat enthält mehr Eiweiß als jedes andere Blattgemüse und ist ein ausgezeichneter Lieferant von Vitamin K und Beta-Carotin, Folsäure, Mangan, Magnesium und Eisen. In ihm stecken beträchtliche Mengen von Vitamin C, B_2, B_6 und E, Kalzium, Kalium, Kupfer und Zink. Außerdem ist er ballaststoffreich. Spinat enthält mindestens 13 Antioxidantien, darunter Flavonoide. Vitamin K, Kalzium und Magnesium zusammen fördern den Knochenaufbau. Kupfer verbessert die Aufnahme von Eisen in den roten Blutkörperchen. Spinat wirkt blutdrucksenkend und sorgt für einen gesunden Magen-Darm-Trakt. Er hat außerdem entzündungshemmende Eigenschaften.

Gekochter Spinat hat zwar den höchsten Eisengehalt, enthält jedoch zugleich Oxalsäure. Diese schränkt die Verwertbarkeit von Kalzium und Eisen ein. Mangold hat ähnliche Eigenschaften wie Spinat, aber weniger Oxalsäure. Es ist empfehlenswert, ein paar Stunden zu warten, bevor man andere eisen- oder kalziumhaltige Nahrungsmittel zu sich nimmt, oder diese oxalsäurereichen Nahrungsmittel zusammen mit Vitamin C zu essen (z.B. Orangensaft), um die Eisenaufnahme anzukurbeln.

Einkaufstipps

Je dunkler die Blätter, desto höher der Nährstoffgehalt. Wählen Sie kräftige Stängel und knackige, fleckenlose Blätter; vermeiden Sie verblasste und welke Blätter. Kaufen Sie lieber tiefgefrorenen Spinat als eine Woche alten.

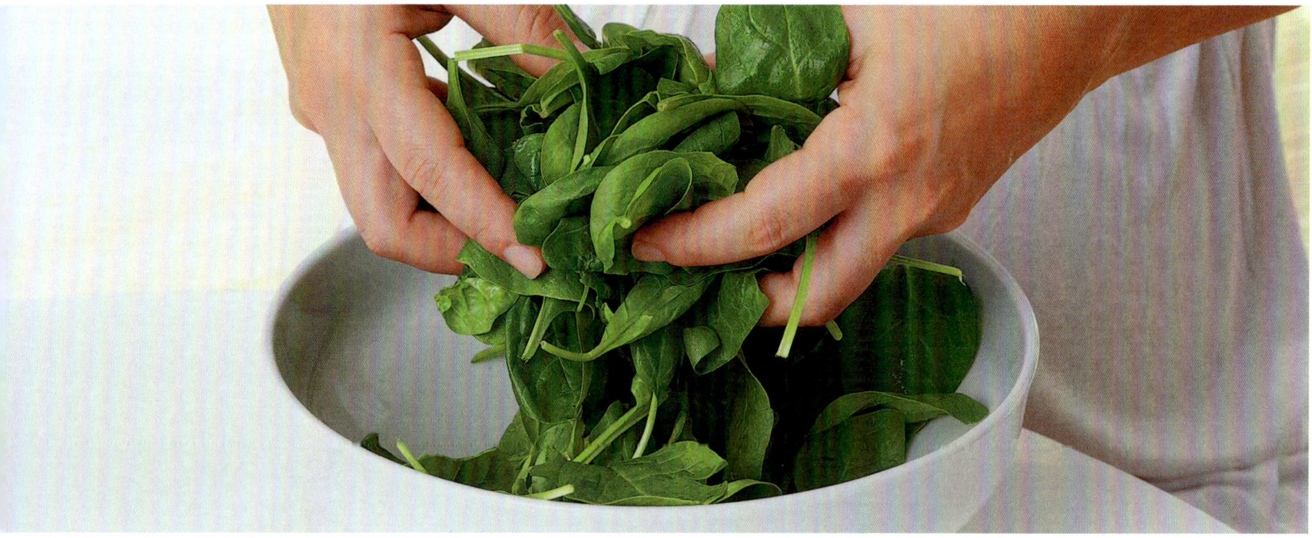

Einen Pflanzkasten bepflanzen

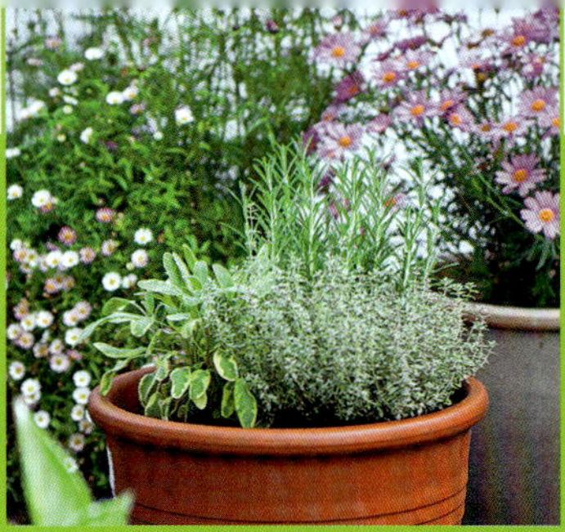

Das Prinzip ist immer das gleiche, egal ob Sie einen langen, schmalen Balkonkasten oder ein tiefes Gefäß bepflanzen. Überprüfen Sie, bevor Sie beginnen, ob der Behälter breit und tief genug ist für die Pflanzen, die Sie darin anbauen wollen, und vergewissern Sie sich, dass er Abflusslöcher hat. Sie werden einen Helfer brauchen, um schwere Säcke mit Pflanzerde zu heben und die Töpfe an ihren Platz zu befördern.

Vergewissern Sie sich, dass der Behälter am richtigen Platz steht, und halten Sie die Pflanzen oder Samen in der Nähe bereit.

1. Erhöhen Sie den Pflanzkasten durch eigens dafür hergestellte Terracotta-»Füße«, Holz- oder Ziegelklötzchen; stellen Sie einen Untersetzer unter Fensterkästen. Legen Sie für einen besseren Wasserablauf eine Schicht Scherben oder Kieselsteine auf den Boden des Pflanzbehälters.

2. Schütten Sie Kompost- oder Pflanzerde ohne Torf auf die Kiesel- oder Scherbenschicht. Füllen Sie bis auf 2 cm unter dem Rand auf und drücken Sie die Erde mit den Händen flach, um Lufteinschlüsse zu verhindern. Gießen Sie gründlich.

3. Pflanzen Sie Jungpflanzen oder säen Sie Samen aus (gemäß Packungsanleitung). Wenn Sie Pflanzen einsetzen, lockern Sie die Wurzeln, bevor Sie sie in den Behälter setzen.

4. Setzen Sie alle Pflanzen auf gleicher Höhe in den Behälter ein, und drücken Sie die Erde ringsherum fest. Gießen Sie vorsichtig, um die Pflanzen nicht zu entwurzeln (oder die Samen zu verrücken).

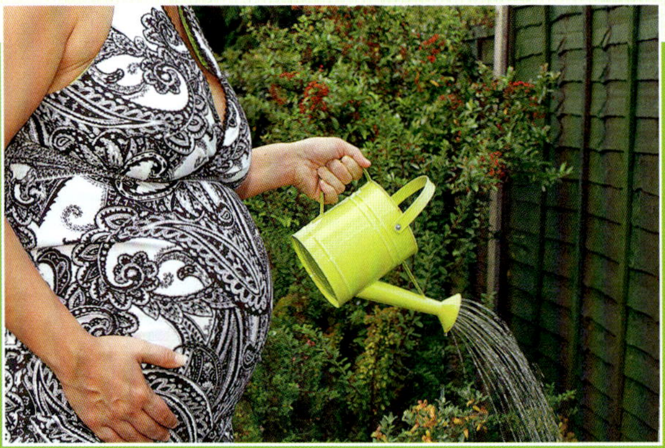

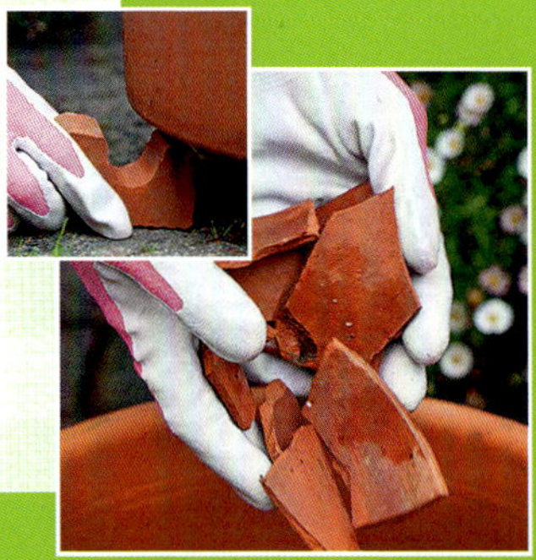

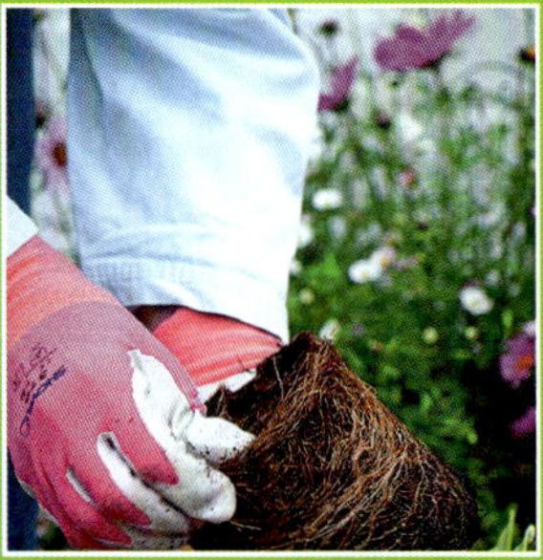

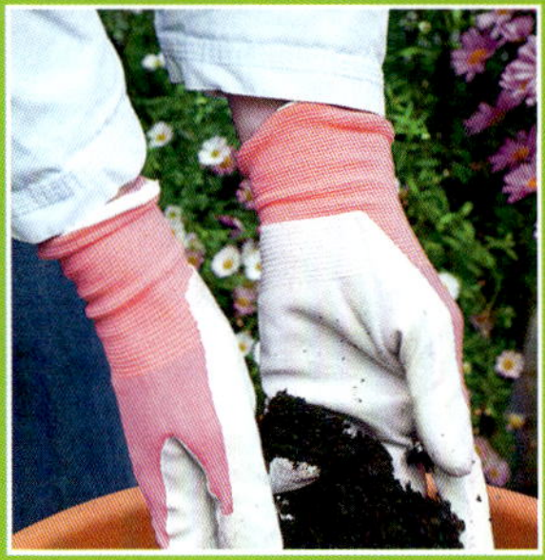

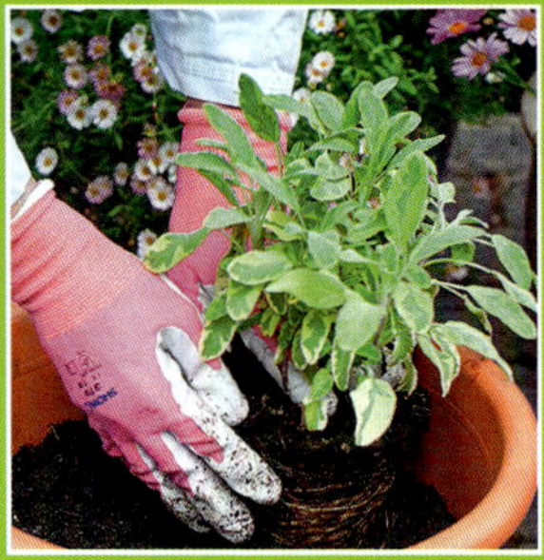

Eine Blumenampel bepflanzen

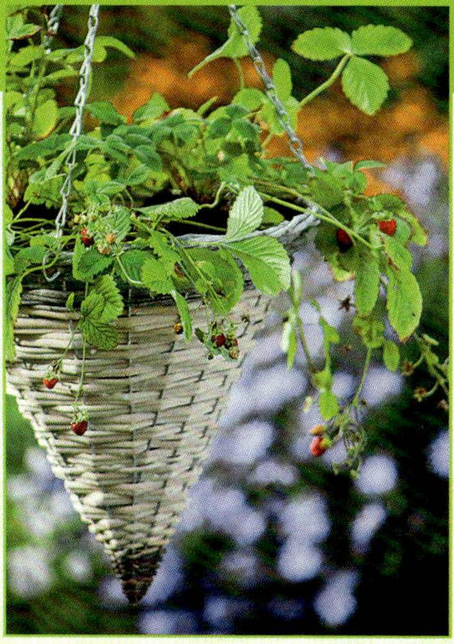

Wählen Sie den tiefsten und breitesten Korb, den Sie finden können, um möglichst wenig gießen zu müssen – mehr Erde bedeutet weniger Flüssigkeitsverlust –, und nehmen Sie einen leichten Pflanzkompost. Vermengen Sie diesen mit etwas wasserspeicherndem Granulat, um den Gießaufwand noch weiter einzuschränken, bevor Sie anfangen. Hänge-Kirschtomaten und Buscherbsen oder -bohnen sehen dekorativ aus, wenn sie über die Ränder der Blumenampel herabhängen.

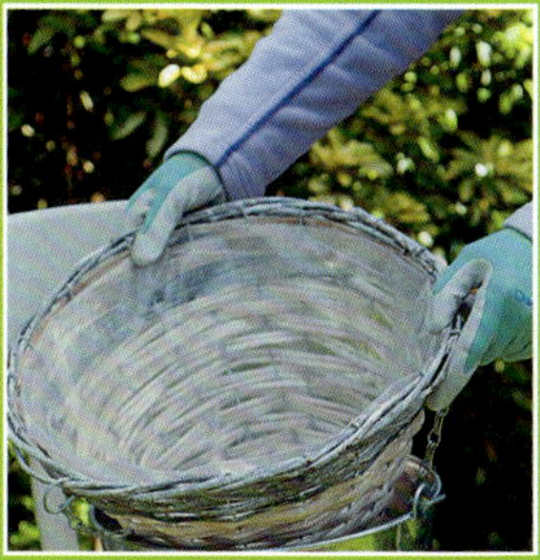

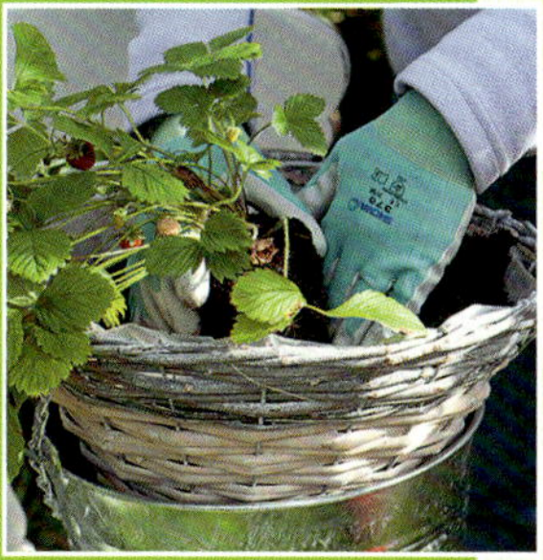

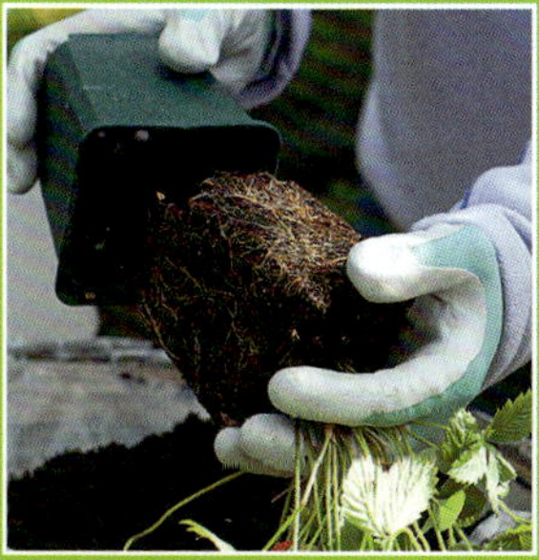

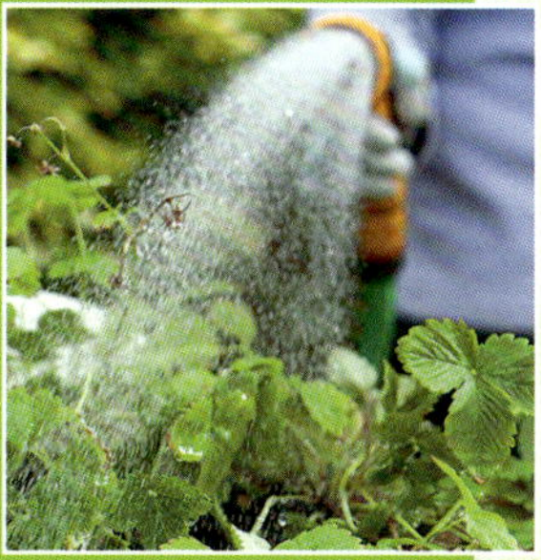

1. Stellen Sie den Korb auf einen Topf oder Eimer, damit er nicht umfällt. Dichten Sie den Korb mit Fasermatte aus einem Gartenzentrum und strapazierfähigem Plastik aus, um die Feuchtigkeit zu halten. Machen Sie am Boden und an den Seiten ein paar Ablaufschlitze.

2. Füllen Sie den Korb zur Hälfte mit Komposterde und setzen Sie je nach Größe bis zu drei Pflanzen ein.

3. Füllen Sie bis auf 2 cm unter den Rand mit Komposterde auf. Drücken Sie sie um die Pflanzen herum fest.

4. Gießen Sie gründlich, bevor Sie jemanden bitten, den Korb aufzuhängen (in einer Höhe, die Sie ohne Mühe erreichen können). Gießen Sie wöchentlich, wenn die Pflanzen zu wachsen beginnen.

Stärkung durch Folsäure

Dieser Saft verleiht Ihnen schnell neue Energie. Der Spinat lindert Verstopfung und hilft bei Zahnfleischbluten; er wird auch wegen seiner die Haut regenerierenden Wirkung geschätzt. Versuchen Sie biologisch angebautes Gemüse zu bekommen. Außerdem benötigen Sie einen Entsafter.

225 g Spinat
1 Selleriestängel
1 Karotte
180 ml Tomatensaft
Worcestersoße (nach Belieben)

Waschen Sie die Spinatblätter gründlich, und entfernen Sie alle dicken Stiele. Geben Sie die Blätter in einen Topf, decken Sie sie ab und kochen Sie sie 2–3 Minuten bei mittlerer Hitze. Geben Sie die Karotte und den Sellerie in den Entsafter, dann den gekochten Spinat. Gießen Sie alles in einen Krug und rühren Sie den Tomatensaft hinein. Gießen Sie den Drink in ein Glas mit Eis und servieren Sie ihn mit ein paar Spritzern Worcestersoße, falls gewünscht. Bewahren Sie den restlichen Saft bis zu 24 Stunden im Kühlschrank auf.

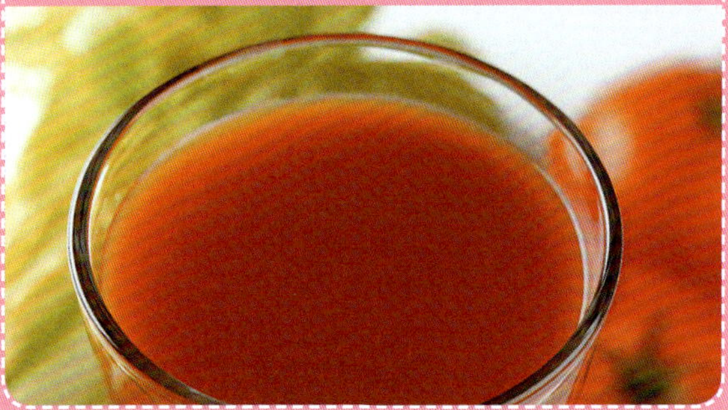

Tipps zum Anbauen und Ernten

Spinat und Mangold sind unglaublich leicht anzubauen – manche halten sie sogar für Unkraut, weil sie sich selbst aussäen, wenn man sie Samen bilden lässt. Und sie sind nicht nur anspruchslos hinsichtlich der Pflege, sondern auch beim Boden. Sie müssen nie auf Spinat verzichten, wenn Sie sowohl frühe als auch späte Sorten anpflanzen. Säen Sie mehrmals hintereinander aus, um immer wieder ernten zu können, aber seien Sie wachsam bei warmem Wetter, denn die Pflanzen neigen dazu, sehr zu schießen.

Um Mangold brauchen Sie sich zum Glück kaum sorgen, denn die Blätter werden nur selten von Nacktschnecken attackiert. Pflanzen Sie ihn in einen Blumenkübel oder als Einfassung eines Beets an, weil er dekorativ aussieht und so leicht zu ernten ist. Mangold wird vorwiegend wegen seiner Stiele angebaut; ziehen Sie sie beim Ernten besser heraus, anstatt sie abzuschneiden.

Schnelle und einfache Gerichte

- Spinat schmeckt sehr gut mit Eiern. Dämpfen Sie die Blätter, schneiden Sie sie dann klein, rühren Sie etwas frisch geriebene Muskatnuss und Parmesan darunter und servieren Sie pochierte Eier dazu.

Was Sie beim Kochen beachten sollten

- Junge Blätter sind am schmackhaftesten. Entfernen Sie die Rippen von älteren Spinatblättern vor dem Kochen.
- Essen Sie Spinat roh (nach gründlichem Waschen). So nehmen Sie ein Maximum an Nährstoffen auf.
- Kombinieren Sie Spinat mit einem Vitamin-C-Lieferanten wie etwa rote Paprika, um die Mineralstoffverwertung zu erhöhen.
- Beträufeln Sie Spinatblätter mit Oliven- oder Walnussöl, um die Aufnahme von Vitamin E und Lutein zu fördern, das die Augen schützt.
- Kochen Sie mehr Spinat, als Sie zu brauchen meinen, denn er fällt beim Kochen stark zusammen – ca. 225 g pro Person.
- Geben Sie kein Wasser dazu, wenn Sie Spinat kochen, waschen Sie nur die Blätter, geben Sie sie tropfnass bei geringer Hitze in einen Topf und decken Sie sie zu. Lassen Sie sie ein paar Minuten dünsten, bis die Blätter zusammengefallen sind. Drücken Sie die verbleibende Flüssigkeit aus, hacken Sie den Spinat klein und servieren Sie ihn.
- Je länger Sie Spinat aufbewahren, umso weniger Folsäure und Carotinoide enthält er noch. Mangold hält sich besser als Spinat.
- Sie können auch die Blätter abschneiden und die Mangoldstiele dünsten. Servieren Sie sie wie Spargel.

Rote Bete

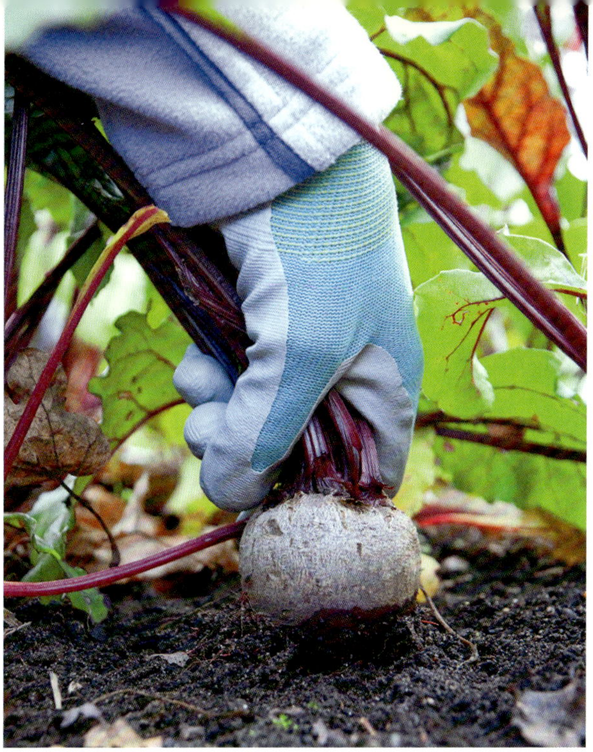

Rote Bete ist ein weiteres Nahrungsmittel, das viel Folsäure enthält. Besonders mittags ist ein Verzehr sehr empfehlenswert, falls Sie am Nachmittag zu Energiedurchhängern neigen, denn Rote Bete wird extrem langsam zu Zucker abgebaut und hält so den Blutzuckerspiegel stabil. Die Knolle wurde lange als Heilmittel für Blut und Verdauung sowie als natürliches Abführmittel verwendet. Selbst Rote Bete anzupflanzen bietet vor allem den Vorteil, dass man so immer einen Nachschub an jungen Blättern hat, sie gehören zur gleichen Familie wie Spinat und Mangold. Im Supermarkt werden Sie die Blätter nicht finden: Tatsächlich verwelken sie so schnell, dass man sie auch auf Bauernmärkten nur selten kaufen kann.

Gut für Sie und Ihr Baby

Rote Bete sind reich an Folsäure und enthalten zudem große Mengen an Mangan und Kalium, sie sind außerdem gute Lieferanten von Vitamin C, Magnesium, Phosphor, Kupfer und Eisen. Kupfer fördert die Eisenaufnahme in den roten Blutkörperchen. Die Blätter sind hervorragende Eisen- und Kalziumlieferanten – sie haben davon mehr als Spinat – und enthalten außerdem sehr viel Beta-Carotin und Vitamin C.

Das Rot unterstreicht die heilsamen Eigenschaften der Pflanze. Die Pflanzenfarbstoffe (Gruppe der Betalaine) Betacyan (rotviolett) und Betaxanthin (gelb, in Gelber Bete) unterstützen die Leber und stärken das Immunsystem. Auch Carotinoide und Flavonoide wirken antioxidativ, sie stärken die Immunabwehr und das Herz-Kreislauf-System und reduzieren Entzündungen. Rote Bete können gefährliche Nitrate neutralisieren, wenn Sie industriell verarbeitetes Fleisch gegessen haben.

Eine Studie, die u.a. von der *London School of Medicine* sowie der *Peninsula Medical School* durchgeführt wurde, ergab, dass der tägliche Verzehr von 500 ml Rote-Bete-Saft den Blutdruck senkt. Forschungen der *University of Exeter* belegen, dass der Saft die Ausdauer verbessert und anstrengende Tätigkeiten dadurch weniger ermüdend sind (Sie können ihn zu Beginn der Wehen einnehmen).

Rote Bete, besonders die Blätter, enthalten Oxalsäure, die die Kalzium- und Eisenaufnahme blockieren kann. Es ist daher empfehlenswert, ein paar Stunden zu warten, bevor man eisen- und kalziumreiche Nahrung zu sich nimmt, oder Rote Bete zusammen mit einem Vitamin-C-Lieferanten (Zitronen) zu essen, um die Eisenaufnahme anzukurbeln. Ihr Urin und Stuhl verfärbt sich dadurch rosa, aber das ist vollkommen harmlos.

Schnelle und einfache Gerichte

- Geben Sie rohe, gehobelte Rote Bete in Salate oder rühren Sie sie unter Naturjoghurts.
- Servieren Sie junge Rote-Bete-Blätter mit einem Dressing aus Olivenöl, Essig und Gewürzen.
- Rösten bringt den süßen Geschmack der Knolle besonders zur Geltung: Schneiden Sie sie klein und schieben Sie sie mit anderem Wintergemüse wie Karotten, Pastinaken, Sellerie und Kürbis in einem Bräter in den Ofen.

Einkaufstipps

Kleine und mittelgroße Rote Bete sind saftiger als große. Halten Sie nach Angeboten mit Blättern Ausschau – daran erkennen Sie, wie alt die Knollen sind. Die Blätter sollten frisch und knackig sein. Die Knolle sollte fest und glatt sein und keine weichen Stellen haben. Drücken Sie sie vor dem Kauf – wenn sie stark nachgibt, dann hat sie ihren Zenit schon überschritten. Meiden Sie verzehrfertige, vakuumverpackte Rote Bete, die tendenziell nach nichts außer Essig schmecken.

Tipps zum Anbauen und Ernten

Säen Sie mehrfach nacheinander aus, damit Sie vom Spätfrühling bis in den Herbst ernten können. Lassen Sie die Jungpflanzen in Ruhe, wenn sie sich anfänglich nicht zu entwickeln scheinen – sie brauchen eine Weile, bis sie in Schwung kommen. Pikieren Sie die Setzlinge, sobald es so weit ist, damit sie sich nicht berühren; das regt die Knolle zu mehr Wachstum an. In milden Wintern können Sie die Knollen im Boden belassen, achten Sie aber darauf, dass sie nicht zu hart werden, oder Sie lagern sie in einer mit Sand bedeckten Kiste.

Zupfen Sie die Blätter ab, anstatt sie abzuschneiden, damit die Knolle nicht »blutet«.

Was Sie beim Kochen beachten sollten

- Essen Sie die Blätter roh (nachdem Sie sie gründlich gewaschen haben), um ein Maximum an Mineralstoffen aufzunehmen.
- Man kann die Knolle hobeln und in Salaten verwenden.
- Kombinieren Sie rote Bete mit einem Vitamin-C-Lieferanten wie Brokkoli, Paprika und Zitronensaft, um die Mineralstoffverwertung zu fördern.
- Kochen erhöht die Verfügbarkeit von Beta-Carotin und Ballaststoffen, am besten ist Dämpfen, Rösten oder die Zubereitung in der Mikrowelle, um den Gehalt an Vitamin C und B zu erhalten.
- Übertreiben Sie es nicht mit dem Essig, das kann die feine Erdigkeit des Geschmacks beeinträchtigen.
- Kochen Sie die Wurzel nicht; das zerstört lebenswichtige Nährstoffe.

Violetter Energiesaft

Das Nitrat in Roter Bete steigert die Ausdauer und hält Sie am Laufen, wenn Ihre Energie dahinschwindet. Rote Bete lindern außerdem Verstopfung. Der Ingwer im Saft bekämpft Übelkeit. Sie benötigen für die Zubereitung einen Entsafter.

1 mittelgroße Rote Bete (Bio, falls möglich)
2 cm frische Ingwerwurzel
1 Apfel

Entfernen Sie Stielansatz und Ende der Roten Bete (Achtung, der Saft macht Flecken); schälen Sie den Ingwer und waschen Sie den Apfel. Geben Sie alle Zutaten in den Entsafter. Restlichen Saft können Sie bis zu 48 Stunden im Kühlschrank aufbewahren.

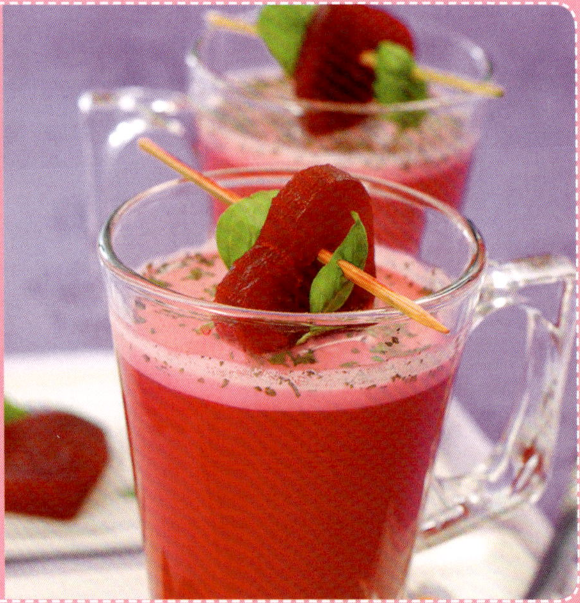

Erbsen und Zuckerschoten

Erbsen sind gesund für die Knochen und ein guter Folsäurelieferant, außerdem machen sie gute Laune. Was könnte aufmunternder sein, als den saftigen Inhalt einer frischen Schote direkt in den Mund springen zu lassen? Leider fehlt es Supermarkterbsen oft an Geschmack und der Süße von selbst gezogenen Erbsen oder von Bauernmarkterzeugnissen.

Erbsenschoten sind ein perfekter Imbiss zum Mitnehmen während der Schwangerschaft, ebenso wie Zuckerschoten, auch Kaiserschoten, Kefe oder Mangetout genannt, die vollständig, also mit Schale gegessen werden. Zuckerschoten sind knackiger und süßer als Gartenerbsen.

Gut für Sie und Ihr Baby

Erbsen sind sehr gute Lieferanten von Vitamin B, C und K, Mangan und Folsäure und enthalten außerdem reichlich Vitamin A und B_6, Phosphor, Magnesium, Kupfer, Eisen sowie Zink. Das Kupfer fördert die Aufnahme von Eisen in den roten Blutkörperchen. Erbsen sind reich an Ballaststoffen und Eiweiß und enthalten zudem als Antioxodantien Betalaine und Carotinoide, die das Herz-Kreislauf-System und das Immunsystem stärken.

Einkaufstipps

Halten Sie nach festen, hellgrünen Schoten Ausschau; hüten Sie sich vor solchen, die man schütteln kann – die Erbsen darin sind nicht ganz reif. Tiefgefrorene können frischer, geschmackvoller und nährstoffreicher sein als zu alte Erbsen in der Schote. Greifen Sie zu kleineren Schoten, wenn Sie Zuckererbsen kaufen, und lassen Sie küchenfertig geputzte liegen.

Schnelle und einfache Gerichte

- Servieren Sie Erbsen mit etwas Butter und ein paar klein gezupften frischen Minzeblättern.
- Mischen Sie eine Handvoll Erbsen unter gekochten Reis bzw. Risotto oder servieren Sie sie zu Pasta.

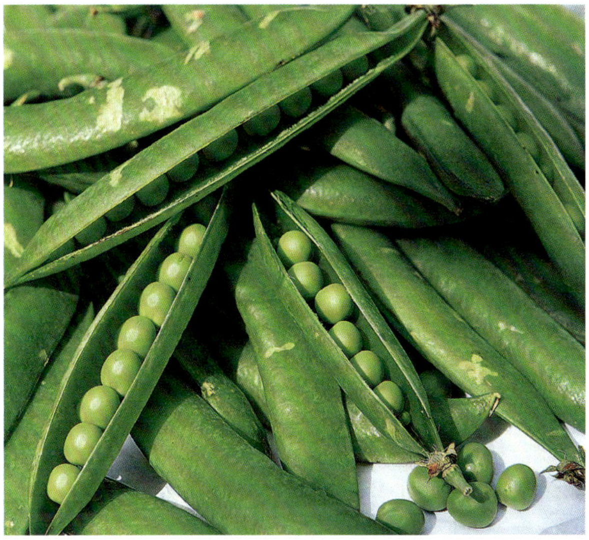

Tipps zum Anbauen und Ernten

Erbsen lieben einen gut gedüngten und wasserdurchlässigen Boden. Lassen Sie ihn von jemand anderem so vorbereiten. Damit Sie nicht zu viele Erbsen auf einmal ernten müssen, ist es wichtig, hintereinander auszusäen: Säen Sie alle zwei bis drei Wochen von der Frühjahrsmitte an oder sogar noch früher aus. Gießen Sie junge Pflanzen und mulchen Sie sie, um weniger Unkraut jäten zu müssen (sie mögen es kühl und feucht). Schneiden Sie die Pflanzen nach der Ernte zurück, lassen Sie aber die Wurzeln im Boden, damit sie Stickstoff in die Erde abgeben. Pflanzen Sie als Nachfolger eine Stickstoff liebende Pflanze wie Kohl, Spinat oder Salat. Pflanzen Sie Erbsen nicht zwei Jahre hintereinander im selben Beet an.

Wählen Sie selbsttragende Sorten, die weniger Rankhilfen brauchen und leichter zu ernten sind (kein Buddeln unter umgefallenen Erbsenstangen).

Ernten Sie regelmäßig, um die Pflanze zu weiterer Blütenbildung anzuregen. Pflücken Sie Zuckerschoten, wenn die Schote noch flach ist und die ersten Ausbuchtungen der jungen Erbsen sichtbar werden.

Neben den Zuckerschoten sind Markerbsen und Schal- oder Palerbsen sehr beliebt. Lässt man die Erbse bis zum Ende der Ernte an der Pflanze, kann man sie trocknen und als Samen für das nächste Jahr verwenden.

Zuckerschoten

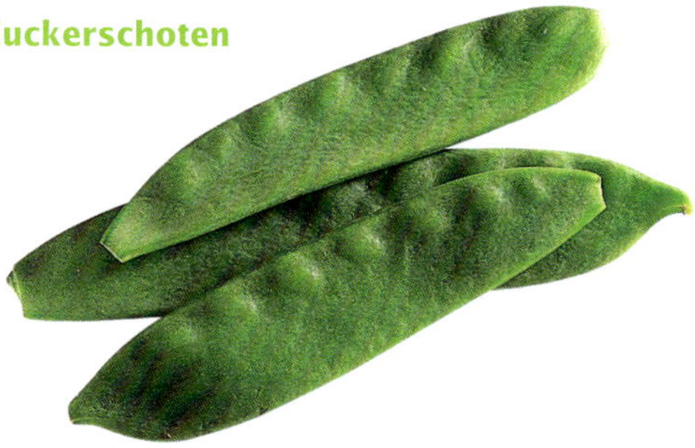

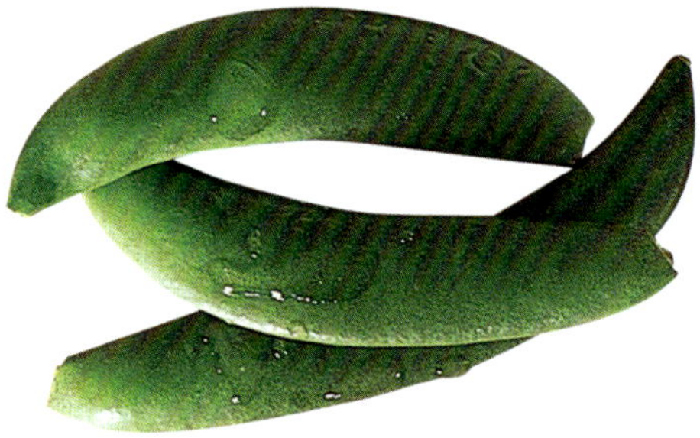

Gartenerbsen

Was Sie beim Kochen beachten sollten

- Essen Sie frisch gepflückte Erbsen roh, so schmecken sie am süßesten.
- Kochen Sie frische Erbsen nur 2–3 Minuten in kochendem Wasser. Werfen Sie ein paar leere Schoten ins Kochwasser, das gibt zusätzliches Aroma.
- Mischen Sie rohe Zuckerschoten unter Salate.
- Dämpfen Sie Zuckerschoten oder braten Sie sie kurz an, um sie zu garen.

Dicke Bohnen

Vor der Einführung der Kartoffel waren Dicke Bohnen ein Grundnahrungsmittel in Europa, das sagt eine Menge über ihren Nährstoffgehalt aus. Seit dem Altertum verbindet man sie mit magischem Wachstum, Überfluss, neuem Leben und Wiedergeburt – vielleicht, weil sie schon früh im Gartenjahr reif sind und uns nach dem Trocknen den ganzen Winter über ernähren. Dicken Bohnen tut ein möglichst kurzer Weg von der Pflanze bis in den Topf ebenso gut wie Mais, das macht sie zu einem idealen Gartengemüse.

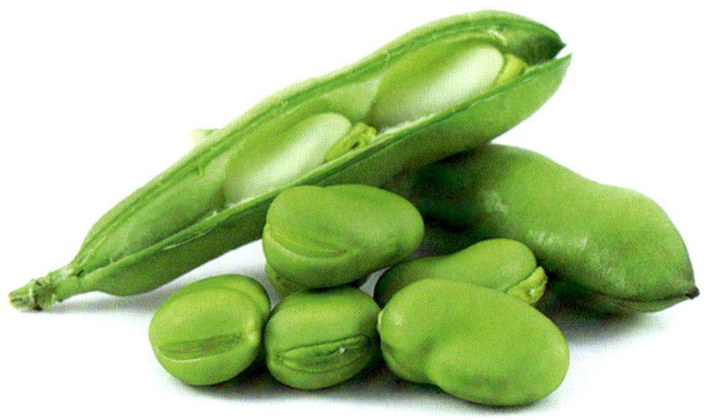

Gut für Sie und Ihr Baby

Dicke Bohnen sind sehr gute Folsäurelieferanten und enthalten außerdem Phosphor, Mangan, Magnesium, Kalium, Eisen und Kupfer; Letzteres fördert die Aufnahme von Eisen in die roten Blutkörperchen. Sie enthalten zudem B-Vitamine und sind voller Ballaststoffe und Eiweiß. Dicke Bohnen können Sie aufmuntern, wenn Sie sich ängstlich und bedrückt fühlen, denn sie enthalten das »Gute-Laune«-Molekül L-Dopa.

Schnelle und einfache Gerichte

- Geben Sie ein wenig Petersilie unter gekochte Dicke Bohnen.
- Probieren Sie Habas fritas als Snack (geröstete spanische Dicke Bohnen).

Einkaufstipps

Meiden Sie Schoten, die welk aussehen oder weich sind. Bohnen, die zu lange im Laden liegen, sind hart; tiefgefrorene Bohnen bewahren ihren Geschmack erstaunlich gut und sind besser als ältere frische Schoten.

Tipps zum Anbauen und Ernten

Dicke Bohnen sind einfach zu ziehen und brauchen wenig Pflege, sie gedeihen auf den meisten Böden und vertragen auch Trockenheit. Säen Sie einen Schwung gegen Herbstende und mulchen Sie sie gut, damit sie überwintern und im Frühling eine Ernte mit dekorativen schwarzweißen Blüten liefern. Säen Sie eine weitere Portion im Frühjahr als Nachfolger. Lassen Sie die Wurzeln nach der Ernte im Boden, damit sie ihren Stickstoff abgeben. Pflanzen Sie als Nächstes einen Stickstoffliebhaber wie Salat, Kohl oder Spinat. Bauen Sie Dicke Bohnen nicht zwei Jahre hintereinander im selben Beet an. Zwicken Sie die blühenden Spitzen ab, um einen Befall mit der Schwarzen Bohnenlaus zu bekämpfen.

Sorten mit langen Schoten enthalten mehr Bohnen und sind härter, während die sogenannten Windsor-Sorten weniger Bohnen haben, aber als delikater gelten. Dicke Bohnen sind für gewöhnlich grün, halten Sie aber auch Ausschau nach alten Sorten mit Bronze- oder Rosafärbungen. Wählen Sie diejenigen, die keine Rankhilfen brauchen, um weniger Arbeit zu haben.

Sie können die Bohnen jung ernten oder reif oder an der Pflanze trocknen lassen und als Hülsenfrüchte aufbewahren. Pflücken Sie die Schoten regelmäßig, damit die Pflanze mehr Blüten ansetzt. Dicke Bohnen mit ihrem flauschig weichen Inneren sind wunderbar anzufassen.

Was Sie beim Kochen beachten sollten

- Schneiden Sie von sehr jungen Pflanzen einfach die Enden ab und kochen Sie sie im Ganzen wie Zuckerschoten.
- Verwenden Sie die jungen Blattspitzen wie Frühlingsblattgemüse.
- Essen Sie Dicke Bohnen so früh wie möglich, dann schmecken sie am süßesten und sind am weichsten.
- Schälen Sie ältere Bohnen vor dem Kochen aus ihrer Außenhaut.

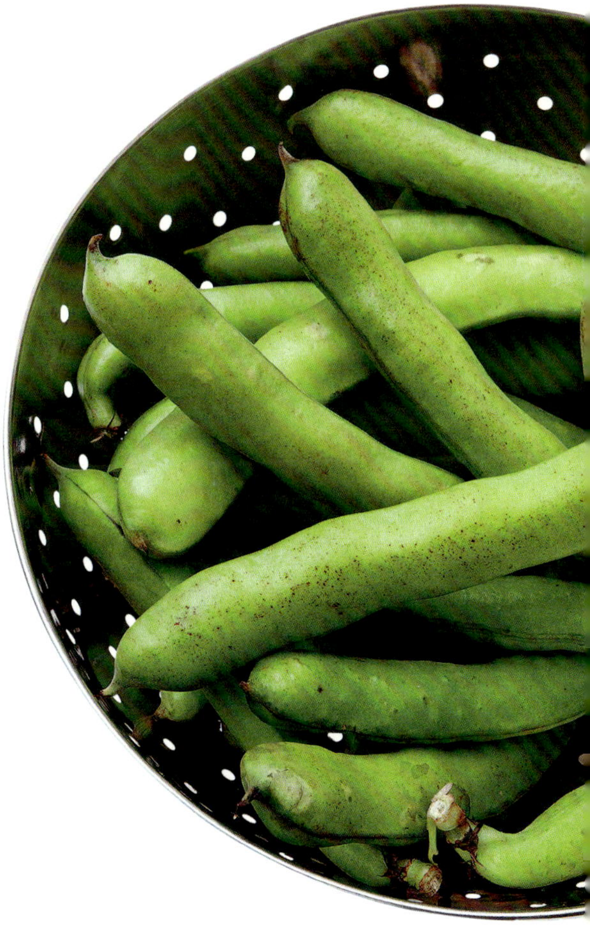

Junge und frische Dicke Bohnen, auch bekannt als Saubohnen, Ackerbohnen oder Fava-Bohnen, haben eine angenehme Konsistenz und einen süßen Geschmack.

Buschbohnen und Stangenbohnen

Buschbohnen oder grüne Bohnen gibt es in dreierlei Varianten. Die ganze Schote kann gegessen werden, wenn sie jung ist; wenn sie reif ist, kann man die Bohnenkerne grün essen (Flageoletbohnen) oder man kann sie trocknen. Diese Bohnen gibt es in unzähligen Sorten, Formen und Farben und sie halten sich bis zum Ende des Gartenjahrs. Flageoletbohnen schmecken besonders delikat.

Gut für Sie und Ihr Baby

Bohnen enthalten reichlich Vitamin C, A und K sowie Mangan und sind gute Folsäurelieferanten. Sie enthalten außerdem Kalium, Magnesium, Vitamin B_1 und B_2 sowie Eisen und Kupfer, das die Aufnahme von Eisen in die roten Blutkörperchen fördert. Wichtig ist, dass in Bohnen Omega-3-Fettsäuren stecken und dass sie voller Ballaststoffe und Proteine sind.

Denken Sie daran, dass getrocknete Bohnen die Stärken Stachyose und Raffinose enthalten, die unverdaulich sind und Blähungen verursachen können.

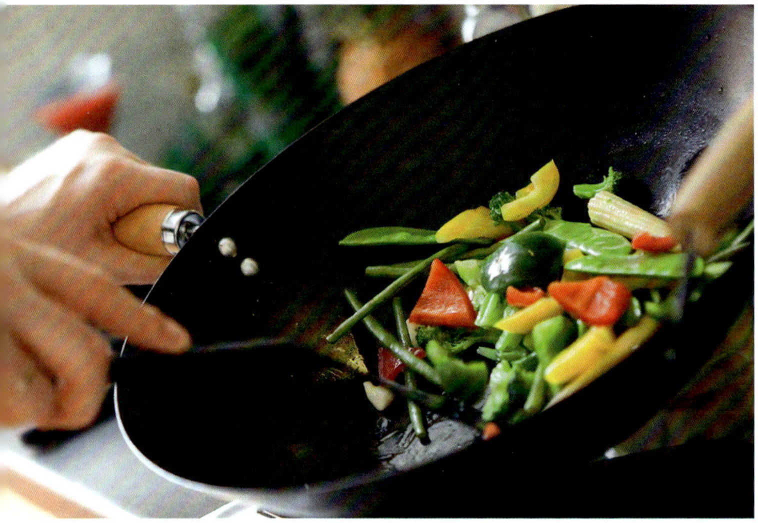

Einkaufstipps

Greifen Sie zu frischen, hellgrünen, weichen, glatten Bohnen, wenn Sie frische kaufen. Brechen Sie eine, um ihre Frische zu testen – frische Bohnen brechen mit einem Knacken, ältere biegen sich und haben Fäden an den Seiten. Lassen Sie Bohnen mit Flecken liegen. Gute Stangenbohnen findet man nicht so leicht frisch im Supermarkt, vielleicht ziehen deshalb so viele Leute sie selber. Stöbern Sie getrocknete grüne Flageoletbohnen in Feinkostläden oder auf Gourmet-Webseiten auf, wenn Sie in Ihrem Supermarkt nicht vorrätig sind. Am besten schmeckt die französische Originalsorte Chevrier Vert. Tiefgefrorene Bohnen enthalten mehr Vitamin C als mehrere Wochen alte Ware aus der Gemüsetheke.

Tipps zum Anbauen und Ernten

Buschbohnen und Stangenbohnen eignen sich für Gärtner, die im Winter gerne auf der faulen Haut liegen; man kann sie erst spät aussäen, wenn keinerlei Frostgefahr mehr besteht. Die Samen brauchen viel Dünger und Feuchtigkeit: Lassen Sie von jemandem früh im Jahr einen tiefen Graben ausheben und werfen Sie Ihren Küchenkompost hinein, warten Sie bis ins späte Frühjahr mit dem Aussäen – sonst kann die Kälte ein Keimen verhindern. Oft ist es allerdings genauso effektiv, direkt ins Freiland auszusäen – die sicherlich arbeitssparendste Methode. Ziehen Sie Kletterbohnen an Stangen hoch, die zu Dreifüßen zusammengebunden sind, oder an A-förmigen Rahmen, die mit einer Querstange verbunden sind, damit ihre Blütenpracht voll zur Geltung kommt und man sie leicht ernten kann. Lassen Sie die Wurzeln nach der Ernte im Boden, damit sie ihren Stickstoff abgeben. Pflanzen Sie als Nachfolger eine Stickstoff liebende Pflanze wie Spinat oder Salat. Bauen Sie nie zwei Jahre hintereinander Bohnen im selben Beet an. Achten Sie auf Nacktschnecken, solange die Pflanzen jung sind. Die Schoten von Buschbohnen können rund oder flach, dünn oder breit sein, und ihre Farben reichen von blau-violett bis weiß mit gelben Flecken (das Violett verblasst beim Kochen). Im Supermarkt findet man nur wenige interessante Sorten, deshalb macht es Spaß, sie selbst anzubauen. Kaufen Sie keine Hybridsorten, dann können Sie Bohnen trocknen und im nächsten Jahr aussäen. Säen Sie robuste Kletterbohnen, wenn Sie eine lange Blühphase und viele Schoten wünschen, oder Zwergbuschbohnen, die eine schnellere Ausbeute liefern und weniger Aufbinden erfordern, aber eine kürzere Ernte ergeben.

Stangenbohnen mit scharlachroten Blüten machen am meisten her im Sommergarten, sie sind sehr robust und schmecken unglaublich lecker. Alle Bohnen sind nährstoffreich und sättigend.

Bohnen sind perfekt zum Ernten während der Schwangerschaft, weil man sich dazu nicht bücken muss. Pflücken Sie sie regelmäßig, um die Pflanze zu weiterer Blütenbildung anzuregen. Essen Sie ganze grüne Bohnen, solange sie jung und die Kerne innen noch nicht reif sind. Widerstehen Sie der Versuchung, zu große Bohnen zu essen; lassen Sie sie stehen, bis sie verschrumpelt und staubtrocken sind, und sammeln Sie dann die Kerne innen. Sie können Bohnen aus diesem Jahr ohne Einweichen in 15–20 Minuten kochen.

Am besten kann man die Nährstoffe in Bohnen oder anderem Gemüse erhalten, indem man es im Dampfgarer oder über kochendem Wasser gart. Dabei muss man darauf achten, dass der Topfdeckel fest abschließt, um die Hitze zu halten und die Kochzeit zu verringern.

Schnelle und einfache Gerichte

- Servieren Sie gekochte getrocknete Bohnen zerdrückt mit Knoblauch, Olivenöl und Zitronensaft.
- Vermischen Sie Bohnen mit Salz, Pfeffer und Olivenöl und grillen Sie sie 10 Minuten.
- Kombinieren Sie gekochte grüne Bohnen mit Kirschtomaten und einer Vinaigrette zu einem erfrischenden Salat.

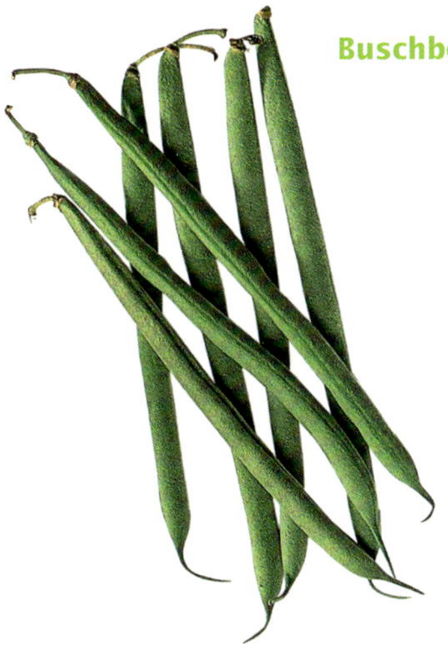

Buschbohnen

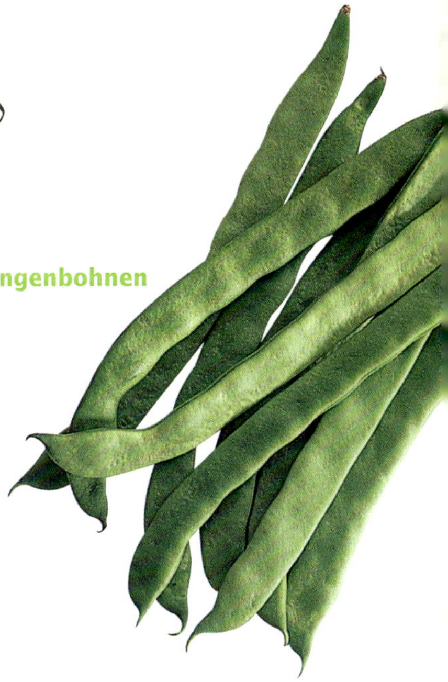

Stangenbohnen

Buschbohnen sind die beliebtesten grünen Bohnen, während Stangenbohnen einen typischen kräftigen Geschmack und eine zarte Konsistenz haben.

Was Sie beim Kochen beachten sollten

- Schneiden Sie die Stielansätze und Enden von frischen grünen Bohnen ab, fahren Sie mit einem Sparschäler an den Seiten älterer Bohnen entlang, um die Fäden zu entfernen.
- Weichen Sie getrocknete Bohnen über Nacht ein, kochen Sie sie am nächsten Tag 10 Minuten lang und lassen Sie sie dann 30–60 Minuten köcheln (ohne Salz), bis sie weich sind.
- Blanchieren Sie die Bohnen zuerst 2 Minuten in kochendem Wasser, um eine Gärung oder das Wachstum von Mikroorganismen beim Einweichen zu verhindern.
- Geben Sie gekochte getrocknete Bohnen erst gegen Ende der Kochzeit in Suppen und Eintöpfe.

Spargel

Spargelspitzen gehören zu den Gemüsesorten mit dem höchsten Folsäuregehalt und sind eine Köstlichkeit im ersten Schwangerschaftsdrittel. Sie schmecken nie besser, als wenn man sie frisch vom Bauern kauft oder selbst anbaut. Spargel, der um die halbe Welt gereist ist, schmeckt dagegen nicht mehr nach viel. Ein Spargelbeet anlegen ist ein ähnlich langwieriges Projekt wie ein Kind zu bekommen – man sollte es nicht leichtfertig angehen. Gewöhnlich dauert es zwei oder drei Jahre, bis Sie die Strapazen des »Zahnens« hinter sich haben und angenehme Zeiten vor Ihnen liegen. Dafür ist ein Spargelbeet immer noch ertragreich, wenn Ihr Kind bereits aus dem Haus ist – sehen Sie es als eine Art lebendes Vermächtnis.

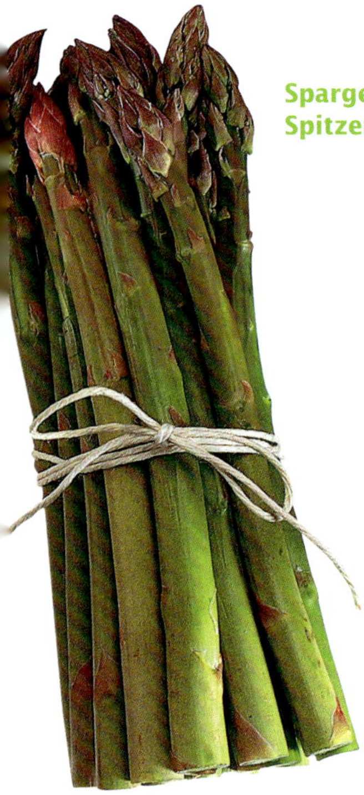

Spargel mit violetten Spitzen

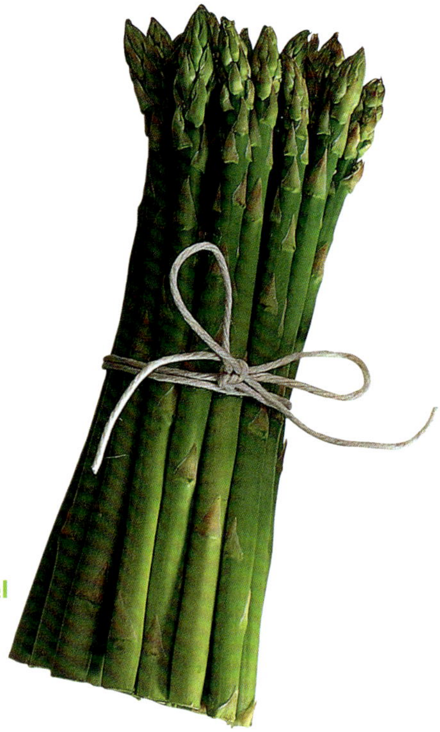

Grüner Spargel

Gut für Sie und Ihr Baby

Spargel ist reich an Folsäure und Vitamin K sowie Vitamin C und Beta-Carotin, B-Vitaminen, Mangan, Kalium, Kupfer und Eisen und enthält außerdem Eiweiß und Ballaststoffe. Die Spitzen enthalten Inulin, das darmfreundliche Bakterien fördert.

Spargel wirkt entwässernd; er wird seit dem Altertum als Heilmittel bei Schwellungen und Wasseransammlungen eingesetzt und kann eine Blasenentzündung lindern. In der ayurvedischen Medizin wird Spargel zur Förderung der weiblichen Fruchtbarkeit verwendet.

Machen Sie sich keine Sorgen, wenn Ihr Urin nach dem Genuss von Spargel seltsam riecht. Das geschieht bei der Umwandlung der Aminosäure Asparagin und ist vollkommen harmlos.

Einkaufstipps

Geben Sie regionalen Produkten den Vorzug vor weit gereisten Importen. Das bedeutet: Essen Sie Spargel während der Saison von April bis Juni. Auf Bauernmärkten können Sie billigere »küchentaugliche« Spargelspitzen finden, die wunderbar zu essen, aber zu dünn oder zu kurz für den Supermarkt sind. Sie sind meist günstig.

Falls Sie selbst Spargel anbauen: Er gehört zu den Gemüsesorten, die am besten schmecken, wenn man sie erst erntet, während sozusagen das Kochwasser schon fast auf dem Herd steht. Spargel in Dosen oder Gläsern trägt zur Aufrechterhaltung einer gesunden Darmflora bei, ist aber eher geschmacklos.

Die Anlage eines Spargelbeets ist wie gesagt ein größeres Unternehmen, denn Sie müssen genügend Platz für 30 Setzlinge haben und sie 20 Jahre lang im Boden lassen. Die meisten Jungpflanzen können in den ersten zwei oder drei Jahren nicht geerntet werden.

Was Sie beim Kochen beachten sollten

- Nehmen Sie lieber grünen Spargel oder grünen mit violetten Spitzen als weißen, denn er hat einen höheren Nährstoffgehalt.
- Schneiden Sie die holzigen Enden ab.
- Schälen Sie die Stangen des grünen Spargels nicht, waschen Sie sie nur gründlich.
- Binden Sie die Stangen lose zusammen und kochen Sie sie aufrecht in einem Topf, wenn Sie keinen Spargeltopf haben; decken Sie ihn mit einer Folie ab, damit die Spitzen im Dampf garen.
- Spargelstangen sind je nach Dicke nach etwa 5–8 Minuten fertig. Ein wenig Biss ist gut.

Schnelle und einfache Gerichte

- Grillen Sie die Stangen mit einem Hauch Olivenöl, wenden Sie sie gleichmäßig auf dem Holzkohlengrill. Servieren Sie sie mit einem Spritzer Zitronensaft und schwarzem Pfeffer.
- Servieren Sie ihn einfach mit geschmolzener Butter oder einer Zitronen-Vinaigrette.
- Reiben Sie Parmesan über gegrillte Spargelstangen.
- Probieren Sie Spargel mit Eiern, eine köstliche Kombination.
- Geben Sie gekochte Spargelstückchen in eine cremige Nudelsoße.

Winterkürbis

Kürbisse sind gute Nährstofflieferanten im Winter, weil sie sich gut lagern lassen. Während der Schwangerschaft sollten Sie Wintersorten den Vorzug vor Zucchini und Gartenkürbissen geben, sie schmecken besser und enthalten mehr Nährstoffe. Kürbisse sind in manchen Kulturen ein Symbol mütterlichen Überflusses: Im Kongo werden junge Frauen mit weißem Kürbis massiert, damit sie genauso fruchtbar werden wie die Pflanze! Als Grundregel gilt: Je intensiver die Färbung des Fruchtfleisches, umso mehr sekundäre Pflanzenstoffe (und Geschmack).

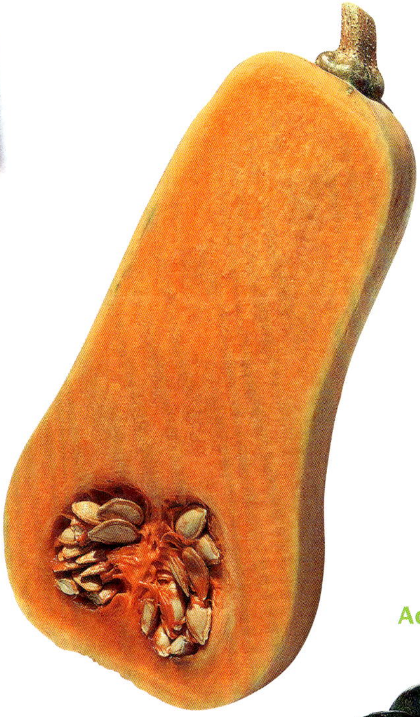

Butternut

Acorn (Eichelkürbis)

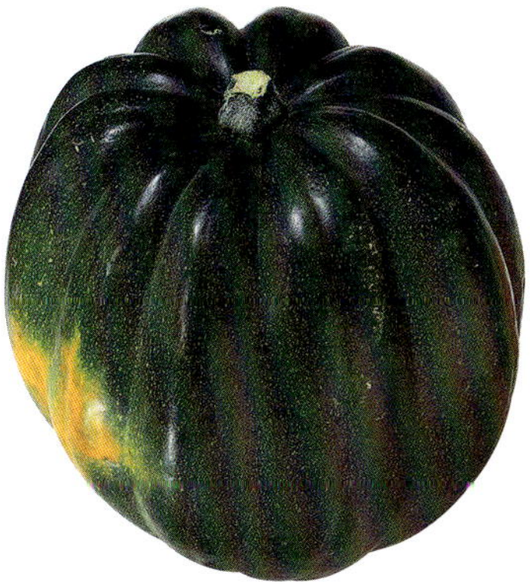

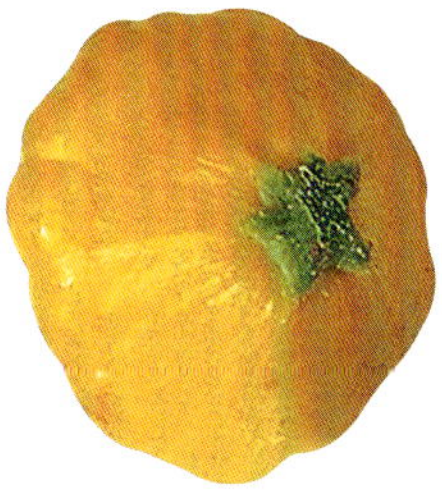

Patisson

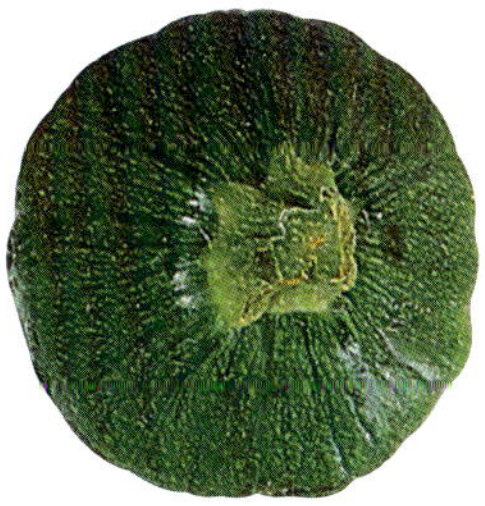

Kürbisse werden unterschieden in Sommer-, Garten- und Winterkürbisse: Erstere werden kurz nach der Ernte verzehrt, Letztere sorgen für farbenfrohe Gerichte während der erntearmen Monate. Zu den besten Speisekürbissen zählen Butternut, Acorn (Eichelkürbis) und Patisson.

Gut für Sie und Ihr Baby

Winterkürbisse haben im Unterschied zu den Gartenkürbissen einen hohen Beta-Carotin-Gehalt und sind auch sehr gute Vitamin-C-, Kalium- und Manganlieferanten. Außerdem besitzen sie große Mengen Folsäure, B-Vitamine, Omega-3-Fettsäuren und Kupfer. Sie stecken voller Ballaststoffe und enthalten große Mengen des orangeroten Carotinoids Beta-Cryptoxanthin, das gut für die Lunge ist, sowie das antioxidativ und entzündungshemmend wirkende Beta-Carotin. Die Samen sind gute Lieferanten für Omega-3-Fettsäuren sowie Zink, Vitamin E, Magnesium, Folsäure und können den Cholesterinspiegel senken.

Einkaufstipps

Lassen Sie die riesigen Halloween-Kürbisse liegen (sie werden speziell wegen ihres leicht zu schneidenden Fleisches gezüchtet). Achten Sie stattdessen auf Schwere und Festigkeit. Auf Bauernmärkten oder bei Hofverkäufen finden Sie eine größere Auswahl an ungewöhnlichen Sorten. Lassen Sie die Finger von Kürbissen, die Flecken oder weiche Stellen haben.

Schnelle und einfache Gerichte

- Würzen Sie gekochten Kürbis mit je einer Messerspitze Kreuzkümmel, Koriander und Ingwer.
- Kratzen Sie die Kürbissamen mit einem Löffel heraus, waschen Sie sie und rösten sie auf einem Backblech bei geringer Hitze im Ofen. Servieren Sie sie mit etwas Salz.

Tipps zum Anbauen und Ernten

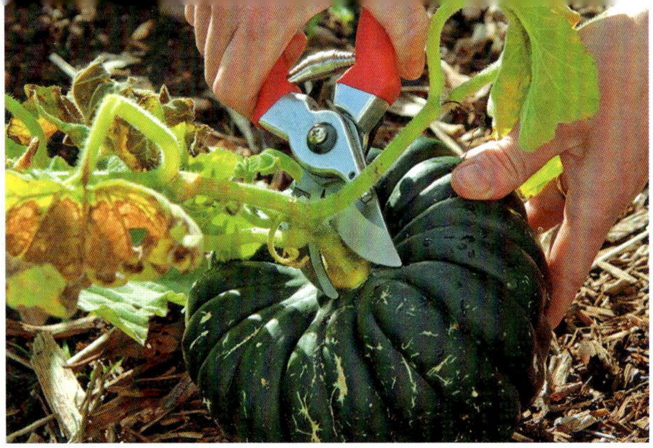

Schneiden Sie Kürbis beim Ernten mit dem Stielansatz vom Stängel ab. Stellen Sie fest, ob er reif ist, indem Sie Farbe, Konsistenz und Festigkeit prüfen.

Diese Pflanzen lieben nährstoffreiche Böden, lassen Sie also vor dem Einpflanzen von jemandem eine Menge Dünger und Kompost einarbeiten. Pflanzen Sie Jungpflanzen nicht aus, bevor jede Frostgefahr gebannt ist, und achten Sie dann auf Nacktschnecken. Während des Wachstums brauchen die Pflanzen viel Wasser und reichlich Platz, um sich auszubreiten. Mulchen Sie daher gut, damit Sie sich die Arbeit erleichtern können. Gießen Sie besonders gründlich während der Blüte und der Fruchtbildung. Ziehen Sie die Pflanzen an einem Zaun oder einer Pergola hoch, um die Blätter und Blüten am besten zur Geltung zu bringen (und das Wachstum einzudämmen). Traditionell werden Mais und Bohnen als Zwischenpflanzung angebaut. Knipsen Sie weitere Blüten und Fruchtansätze ab, um die Pflanze zu »stoppen« und größere Früchte zu erzielen, damit sie nur zwei oder drei pro Pflanze ausbilden kann. Schneiden Sie welke Blätter und alle, die die Frucht verschatten, ab, damit sie gut reifen kann.

Lassen Sie Kürbis so lange wie möglich an der Pflanze, damit er kompakter wird, auch noch nachdem die Blätter abgefallen sind. Lassen Sie reife Kürbisse nach dem Abschneiden (mit einem langen Stiel zum leichteren Transportieren) etwa zwei Wochen lang in der Herbstsonne ausreifen und hart werden (bringen Sie sie ins Haus, wenn die Temperaturen sinken). Wenn sie fertig sind, klingen sie hohl, wenn man auf sie klopft, und die Haut ist hart. Verwenden Sie Exemplare mit Flecken oder Bissstellen sofort; die anderen können Sie zwei bis sechs Monate aufbewahren.

Was Sie beim Kochen beachten sollten

- Bereiten Sie leckere Suppen aus Winterkürbis, indem Sie etwas Currypulver hineingeben, sofern Ihr Geschmackssinn das während der Schwangerschaft erlaubt; rühren Sie zum Mildern der Schärfe ein wenig Joghurt hinein.
- Verwenden Sie Meersalz, um den buttrigen Geschmack zu betonen.
- Pinseln Sie Kürbisscheiben vor dem Anbraten mit etwas Honig ein.

Kartoffeln

Viele Frauen sehnen sich während der Schwangerschaft nach Essen, bei dem einem warm ums Herz wird, und nichts wärmt das Herz mehr als eine Schüssel lockerer Kartoffelbrei. Tatsächlich leitet sich die botanische Bezeichnung der Kartoffel, Solanum tuberosum, von einem lateinischen Wort ab, das so viel wie »Trost« bedeutet. Machen Sie sich keinen Kopf wegen schlechter Kohlenhydrate: Kartoffeln sind gute Nährstofflieferanten.

Gut für Sie und Ihr Baby

Kartoffeln liefern Vitamin C und B_6 sowie etwas Kupfer, Kalium und Mangan. Sie enthalten außerdem Ballaststoffe. Kartoffeln sind reich an Antioxidantien, die gegen Herzkrankheiten und Atemwegserkrankungen schützen und den Blutdruck senken. Die Stärke in kalten gekochten Kartoffeln begünstigt eine gesunde Darmflora. Kartoffeln können einen schnellen Anstieg des Blutzuckerspiegels bewirken; mildern Sie ihn, indem Sie sie mit Erbsen, Bohnen oder Joghurt kombinieren.

Süßkartoffeln, die nicht mit der gewöhnlichen Kartoffel verwandt sind, haben einen viel höheren Gehalt an Antioxidantien, Beta-Carotin, Mangan und Vitamin C sowie B_6. Sie enthalten außerdem Kupfer, Kalium und Eisen. In allen Kartoffeln sind die Vitalstoffe in und direkt unter der Schale konzentriert.

> Kartoffeln sind gute Nährstofflieferanten; ihren schlechten Ruf verdanken sie eher dem Fett, worin wir sie anbraten, frittieren oder mit dem wir sie verzehren.

Einkaufstipps

Je länger Kartoffeln gelagert werden, umso weniger Nährstoffe haben sie – Flecken und Weichheit sind ein Altersanzeichen. Meiden Sie küchenfertig gewaschene Kartoffeln in Plastiktüten; Plastik lässt sie schwitzen und faulen. Mit Erde bedeckt sind sie haltbarer. Werfen Sie Kartoffeln mit Trieben und grüner Färbung weg; sie enthalten das Alkaloid Solanin, ein Gift.

Wählen Sie feste, gelbfleischige Kartoffeln zum Kochen, Dämpfen oder scharf Anbraten und für Salate. Nehmen Sie mehlige Sorten zum Backen, Braten und für Kartoffelbrei.

Bei der Auswahl von Süßkartoffeln gilt: Je dunkler die Farbe, desto besser sind Geschmack und Feuchtigkeit und desto mehr Antioxidantien enthalten sie. Es gibt zwei Arten: Eine hat eine orangerote Schale und dunkelrosa Fleisch, die andere eine dunklere, fast purpurrote Schale und helleres Fleisch.

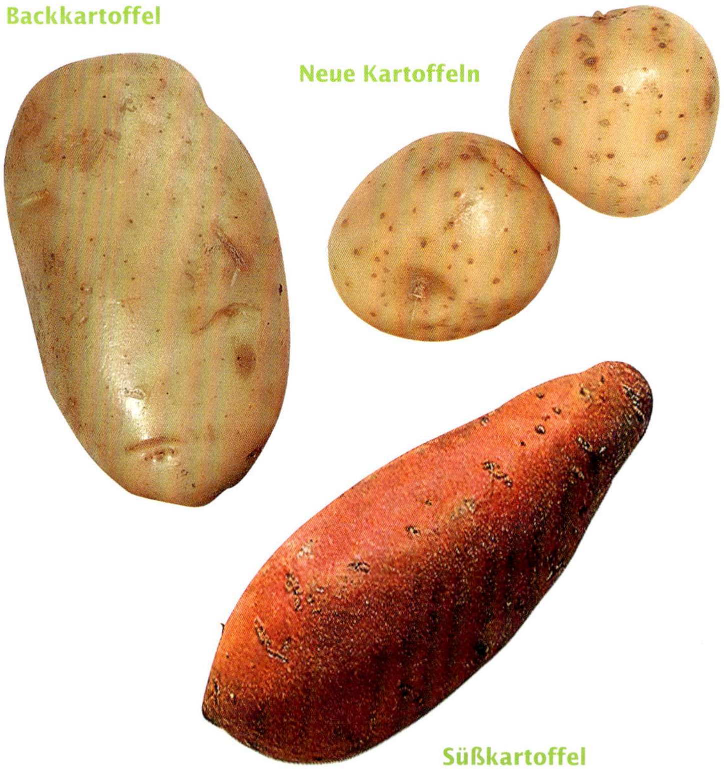

Tipps zum Anbauen und Ernten

Kartoffeln sind ideal für neu angelegte Gärten, sie stehen im Ruf, schwere Böden zu »reinigen« und zu lockern, gedeihen aber am besten, wenn im Herbst vor dem Pflanzen reichlich Kompost in den Boden eingearbeitet wird (bitten Sie jemanden, das für Sie zu übernehmen). Sie entwickeln sich aus Saatkartoffeln. Halten Sie nach regionalen Sorten Ausschau und kaufen Sie sie, sobald sie in den Regalen auftauchen. Die Knollen müssen vorkeimen: Legen Sie sie mit den Augen nach oben in einem hellen, kühlen Raum in Eierkartons und warten Sie, bis sie austreiben (etwa sechs Wochen). Frühkartoffeln können im Frühsommer geerntet werden. Sie schmecken am besten und brauchen weniger Platz als die ertragreichen Sorten der Hauptsaison. Wählen Sie Frühkartoffeln, wenn Sie den Boden für eine Nachfolgepflanze frei haben wollen. Auf die ersten Frühkartoffeln folgt bald eine mittelfrühe Sorte, dann kommen die Hauptsorten, die die Erntesaison in den Herbst verlängern und größere Mengen hervorbringen.

Graben Sie keine Furchen, wenn Sie stressfrei gärtnern wollen. Legen Sie die Kartoffeln einfach auf die Erde und bedecken Sie sie mit Kompost. Häufen Sie Erde um die Pflanzen herum an, damit die Kartoffeln nicht grün werden. Kartoffeln kann man leicht in großen Pflanzgefäßen anbauen (bis zu ein Meter breit und tief). Setzen Sie zwei Pflanzen pro Behälter.

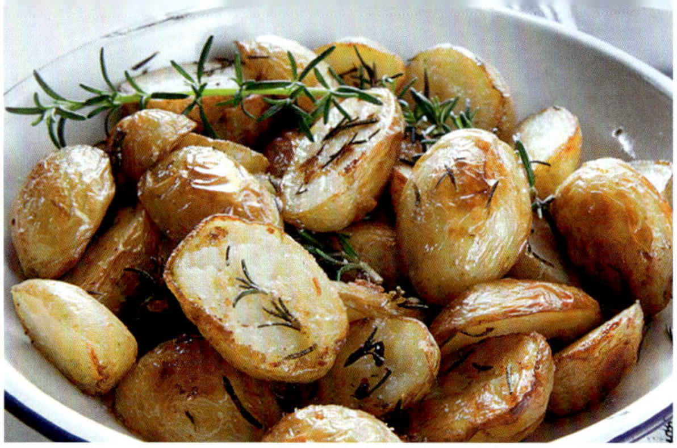

Süßkartoffeln sind eine andere Spezies und brauchen monatelang warmes Wetter, um auszutreiben und zu wachsen, sind aber relativ leicht zu kultivieren. Fangen Sie mit Stecklingen an (erhältlich per Versand) und lassen sie sich ausbreiten oder an einem Dreifuß hochkriechen.

Kartoffeln sind reif, wenn die ersten weißen Blüten erscheinen, aber Sie können die späten Sorten im Boden lassen, bis die Blätter verwelkt sind. Lassen Sie Kartoffeln im Winter im Boden (solange kein Frost herrscht), um die Nährstoffe zu erhalten, und ernten Sie nach Bedarf.

Schnelle und einfache Gerichte

- Geben Sie einen Klacks Frischkäse und reichlich schwarzen Pfeffer in den Kartoffelbrei. Reichern Sie ihn mit Olivenöl und Parmesan an.
- Probieren Sie Knoblauchkartoffelbrei mit zerdrücktem Knoblauch und Olivenöl.
- Löffeln Sie das Innere von Ofenkartoffeln aus und mischen Sie es mit hartgekochten Eiern, Frühlingszwiebeln und Sardellen. Füllen Sie es wieder in die Kartoffeln, reiben Sie Parmesan darüber und grillen Sie sie, bis die Oberseite braun ist.
- Vermischen Sie frisch gekochte neue Kartoffeln mit Schnittlauch und Sauerrahm zu einem Kartoffelsalat.
- Ein sättigendes Mittagessen bekommen Sie, wenn Sie große Kartoffeln in so dünne Scheiben schneiden, dass Sie hindurchsehen können, sie waschen, trocken tupfen, dann mit Zwiebelscheiben in eine feuerfeste Form legen und mit Gemüse- oder Hühnerbrühe übergießen. Streuen Sie einen würzigen Hartkäse darüber und backen Sie das Ganze.
- Bereiten Sie eine Pastete mit einer Füllung aus zerdrückten Süßkartoffeln, reifen Bananen, etwas Zimt und Ahornsirup zu.

Was Sie beim Kochen beachten sollten

- Essen Sie neue Kartoffeln schnell; sie halten sich nicht.
- Schälen Sie neue Kartoffeln nicht; die Schalen sind nicht ganz ausgereift und tragen zum Geschmack bei.
- Kochen Sie Kartoffeln drei Minuten vor dem Braten, lassen Sie sie gut abtropfen und schichten Sie sie geschickt in die Pfanne. Das sorgt für besonders knusprige Schnittflächen.
- Streuen Sie vor dem Braten grobes Meersalz über die Kartoffeln.
- Stechen Sie Ofenkartoffeln rundherum mit einer Gabel ein und reiben Sie sie mit Olivenöl und Salz ein, um ein optimales Ergebnis zu erzielen.
- Backen oder braten Sie Süßkartoffeln – sie brauchen weniger Zeit als normale Kartoffeln. Wickeln Sie sie in Alufolie, wenn Sie sie im Ofen backen, das erhält die Nährstoffe.
- Lagern Sie Kartoffeln in einem dunklen, kühlen Raum am besten in einem Sack aus Sackleinen.

Pastinaken

Pastinaken mit ihrer erdigen Süße und sättigenden Stärke sind eine nützliche und nährstoffreiche Nervennahrung, wenn Ihnen andere Zutaten mit ausgeprägtem Geschmack oder Geruch nicht gut bekommen. Im Hausgarten sind sie nützlich, weil sie im Boden überwintern und ihren Garten in einen »Verbrauchermarkt« verwandeln.

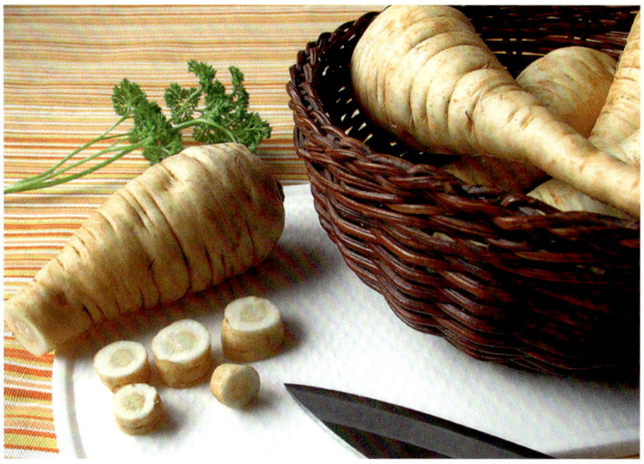

Gut für Sie und Ihr Baby

Pastinaken sind reich an Vitamin C und Folsäure, Kupfer und Mangan. Sie enthalten außerdem B-Vitamine, Vitamin K, Magnesium und Kalium. Sie sind wahre Ballaststoffbomben: Sie enthalten doppelt so viele wie Karotten; mehr als die Hälfte davon sind wasserlöslich, das kann Blutzuckerausschläge mildern. Die Phenolverbindungen in Pastinaken sollen die Hautfeuchtigkeit verbessern und das Herz-Kreislauf-System unterstützen.

Einkaufstipps

Bei kleinen und mittelgroßen Pastinaken ist die Gefahr eines holzigen oder fasrigen Inneren geringer; große sind dagegen in der Mitte holzig. Lassen Sie die Knolle liegen, wenn sie biegsam ist. Das Gleiche gilt für solche mit Flecken oder Schadstellen. Schneiden Sie alle grünen Blätter vor dem Aufbewahren ab, um Feuchtigkeitsverluste zu vermeiden.

Tipps zum Anbauen und Ernten

Säen Sie nur frisch gekaufte Samen aus; manche Leute säen in mit Kompost gefüllte, waffelförmige Tüten aus Zeitungspapier. Warten Sie mit dem Aussäen bis Frühlingsmitte oder -ende, dann sind die Erfolgsaussichten am besten. Durch die lange Wachstumsphase ist ein Pastinakenbeet einen Großteil des Jahres belegt, planen Sie dementsprechend. Setzen Sie die Pflanze »Jungfer im Grünen« dazwischen, um Möhrenfliegen (auch Kartoffelfliege) fernzuhalten; das schafft eine reizende Bauerngartenatmosphäre.

Wählen Sie auf flachen Böden lieber Sorten mit kurzen, dicken Knollen als die traditionellen Arten mit ihren langen, schmalen, karottenartigen Formen.

Eine Portion Frost intensiviert den Geschmack und macht Pastinaken besonders süß, lassen Sie sie also im Winter im Boden und graben Sie nach Bedarf bis zum Frühling aus. Markieren Sie ihre Lage, damit Sie die Wurzeln finden, nachdem die Blätter abgefallen sind.

Was Sie beim Kochen beachten sollten

- Junge Pastinaken brauchen Sie nicht zu schälen, bürsten Sie sie nur unter fließendem kaltem Wasser ab.
- Servieren Sie sie zerdrückt als Alternative zu Kartoffelbrei; ersetzen Sie Karotten in Eintöpfen damit.
- Geben Sie sie im Ganzen oder halbiert in Wintereintöpfe.
- Halbieren oder vierteln Sie Pastinaken und legen Sie sie mit Fleisch mindestens 30 Minuten lang in den Bräter, damit sie die Aromen aufnehmen.

Schnelle und einfache Gerichte

- Beträufeln Sie gebratene Pastinaken mit etwas Ahornsirup und streuen Sie Sesamsamen darüber.
- Raspeln Sie sie und mischen sie mit Maiskörnern und gewürfelten roten Paprikaschoten; binden Sie das Ganze mit Eiern, formen Sie Küchlein daraus und braten Sie es von beiden Seiten.

Karotten

Karotten sind der Beweis dafür, dass Ihr Baby es Ihnen instinktiv gleichtut, wenn Sie sich während der Schwangerschaft gesund ernähren. In einer Untersuchung tranken die Säuglinge von Müttern, die selbst gerne Karottensaft mochten, ihn zusammen mit ihrem Brei; die Kontrollgruppe spuckte ihn dagegen eher aus. In China glaubt man, dass man einen Jungen bekommt, wenn man vor der Zeugung viele Karotten isst. In Europa heißt es, Karotten begünstigten ein rothaariges Baby mit einem feurigen Temperament!

Gut für Sie und Ihr Baby

Karotten sind die ergiebigsten pflanzlichen Lieferanten von Beta-Carotin und eine sehr gute Quelle von Vitamin C und K sowie Kalium. Sie enthalten auch Vitamin B_1 und B_6, Mangan, etwas Folsäure und viele Ballaststoffe. Nahrungsmittel mit einem hohen Carotinoid-Gehalt sind gut für die Haut, die Augen, das Immunsystem und die Lungen und können den Blutzuckerspiegel stabilisieren. Der sekundäre Pflanzenstoff Falcarinol schützt offenbar den Darm. Karotten gelten als entwässernd und sind ein alternatives Heilmittel bei Wassereinlagerungen. Die Nährstoffe konzentrieren sich direkt unter der Schale.

Karottensamenöl wird in Hautpflegeprodukten geschätzt, weil es feine Fältchen glättet und gegen Hautverfärbungen wie Rötungen und braune Pigmentflecken (Melasma) wirkt. Man wartet damit allerdings am besten bis nach der Geburt, denn es wird in der alternativen Medizin verwendet, um die Menstruation einzuleiten.

Einkaufstipps

Karotten sollten fest sein – schlappe haben schon viele Nährstoffe verloren. Je intensiver die Farbe, umso mehr Beta-Carotin ist darin enthalten. Wenn Sie einen Bund mit Grün kaufen, können Sie die Frische am Zustand der Blätter abschätzen, aber schneiden Sie die grünen Enden ab, um Feuchtigkeitsverluste zu verhindern. Kaufen Sie biologisch angebaute Ware, Karotten gehören zu den zwölf am meisten mit Pestiziden belasteten Nahrungsmitteln.

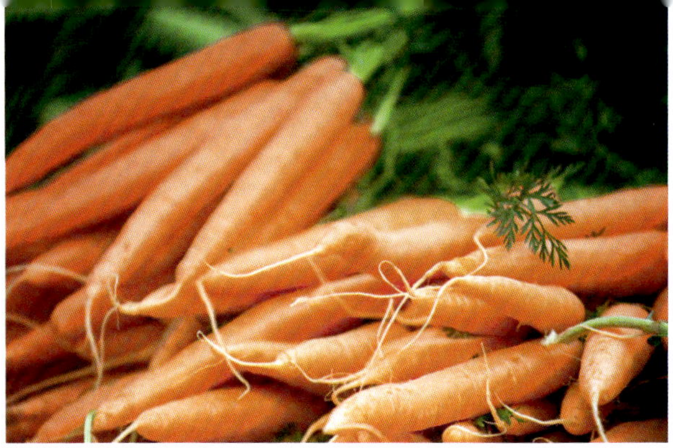

Auch Dosenkarotten sind eine gute Wahl; durch das Einmachen sind die Carotinoide leichter für den Körper zu verwerten.

Tipps zum Anbauen und Ernten

Karotten zum Keimen und Anwachsen zu bringen kann ein heikles Unterfangen sein. Säen Sie sehr sparsam aus, damit Sie später nicht im Beet ausdünnen müssen, das zieht die Möhrenfliege an, oder säen Sie in Pflanzkästen aus, um die Möhrenfliege auszutricksen (sie fliegt horizontal). Karotten brauchen einen fruchtbaren, wasserdurchlässigen, tiefen und lockeren Boden, um kräftige Wurzeln zu bilden, lassen Sie sich also von jemandem im Herbst davor reichlich Sand, Kompost und Mist in die Erde einarbeiten – Sie können das leichte, regelmäßige Unkrautjäten während der Wachstumszeit übernehmen.

Während des Gartenjahrs werden nacheinander verschiedene Sorten reif, von den zur Sommermitte geernteten kurzen und gedrungenen Varietäten wie Nantes bis zu längeren und breiteren, die erst im folgenden Frühling erntereif sind, wie die Chantenay mit ihrem feinen Aroma. Kugelförmige Wurzeln sehen dekorativ aus und sind für flache Böden oder Pflanzbehälter geeignet.

Ernten Sie Karotten jung – wenn sie etwa so lang wie Ihr kleiner Finger sind, um sie roh zu essen. Heben Sie sie später im Jahr vorsichtig mit einer Gabel heraus, um die Wurzel nicht zu beschädigen.

Es ist zwar ein Ammenmärchen, dass der Verzehr von Karotten rothaarige Kinder mit einem feurigen Temperament begünstigt, aber sie stecken dennoch bis obenhin voller Vitamine.

Was Sie beim Kochen beachten sollten

- Schälen Sie Karotten nicht; bürsten Sie sie einfach ab, um die Nährstoffe zu erhalten (nehmen Sie nur Produkte aus biologischem Anbau).
- Kochen Sie Karotten, damit das Beta-Carotin besser für den Körper verfügbar wird. Essen Sie Karotten mit etwas Fett, um die Aufnahme von Beta-Carotin zu erleichtern.
- Halbieren Sie Karotten und braten Sie sie mindestens eine halbe Stunde lang zusammen mit einem Stück Bratenfleisch.

Schnelle und einfache Gerichte

- Kombinieren Sie geriebene Karotten mit warmen, gerösteten Sonnenblumenkernen und etwas Balsamico-Essig.
- Reiben Sie vor dem Servieren ein wenig Bio-Orangenschale über gekochte Karotten.

Ingwer

Zingiber officinale, so der botanische Name, ist genau das Richtige, um Sie wieder in Schwung zu bringen und die Übelkeit aus Ihrem Körper zu vertreiben. Studien mit schwangeren Frauen haben gezeigt, dass Ingwer zuverlässig und wirksam morgendliche Übelkeit bekämpft – selbst die schwersten Formen. Halten Sie Ingwerkekse oder Ingwerplätzchen neben Ihrem Bett bereit und trinken Sie Ginger Ale, wenn Sie eine Aufmunterung brauchen.

Die frische Wurzel wirkt stärker gesundheitsfördernd als das getrocknete Pulver. Klebriger kandierter Ingwer, der in Zuckersirup gekocht wird, ist eine in winzigen Mengen erlaubte Leckerei. Ingwersirup ist praktisch zum Süßen von Tee.

Achten Sie bei Ingwerkonzentraten auf kaltgepresste Produkte aus frischen Ingwerwurzeln.

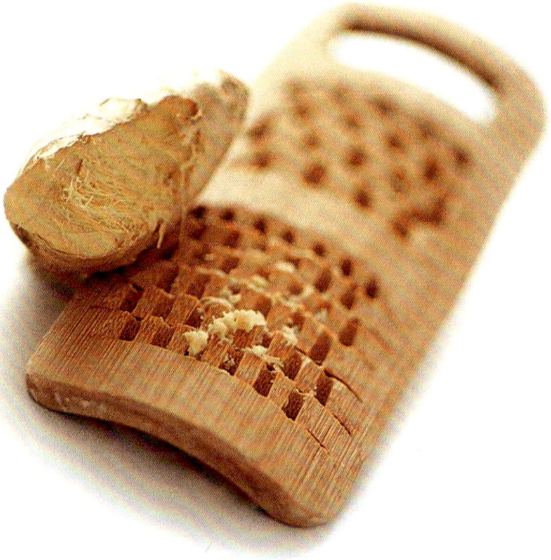

Ingwerwurzeln sollte man vor der Verwendung schälen und dann reiben. Es gibt spezielle Reiben dafür.

Gut für Sie und Ihr Baby

Ingwer enthält große Mengen von Kalium, Magnesium, Kupfer, Mangan und Vitamin B_6. Seine Wirksamkeit gegen Übelkeit beruht auf dem Bestandteil, der für den belebenden Geschmack verantwortlich ist: der scharfen Phenolverbindung Gingerol, die extrem antioxidativ wirkt und schmerzlindernde sowie antibakterielle Eigenschaften hat. Zudem ist Ingwer entzündungshemmend.

Viele Untersuchungen zeigen außerdem, wie wirksam Ingwer gegen Reisekrankheit ist. Ingwer ist darüber hinaus ein traditionelles Heilmittel bei Erkältungen. Naturheilkundler empfehlen Ingwer schwangeren Frauen auch zur Behandlung von Verstopfung und Blähungen, zur Linderung von Krämpfen, zur Kräftigung des Beckenbodens, zur Darmberuhigung und Verdauungsunterstützung.

Die optimale Menge gegen Schwangerschaftserbrechen ist viermal täglich 250 Milligramm. Erkundigen Sie sich bei Ihrem Arzt, wenn Sie blutverdünnende Medikamente nehmen. Da Ingwer die Blutgerinnung verzögert, ist es wohl am besten, in den Wochen vor der Geburt darauf zu verzichten.

Einkaufstipps

Brechen Sie beim Einkauf von frischem Ingwer ein Stückchen ab und überprüfen Sie, ob er saftig und nicht zu faserig ist. Die Haut sollte glänzen. Meiden Sie runzlige Exemplare.

Ingwertee

Für die Zubereitung von frischem Ingwertee reiben Sie 1–2 cm der Wurzel in einen Becher und übergießen sie mit kochendem Wasser. Lassen Sie ihn 5 Minuten ziehen und süßen Sie mit Honig.
Gegen eine Erkältung fügen Sie frisch gepressten Zitronensaft hinzu.

Himbeeren und Schwarze Johannisbeeren

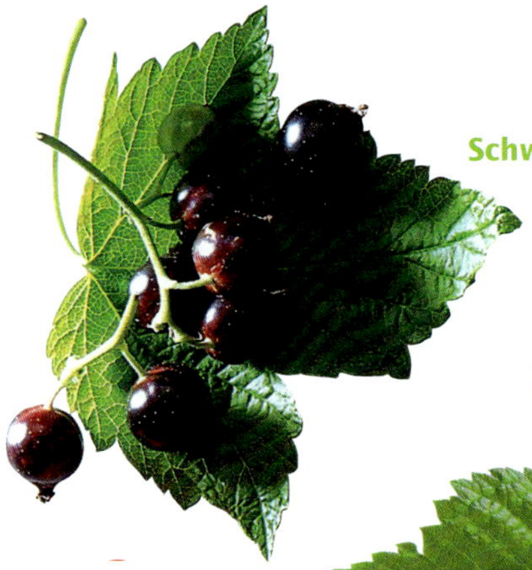

Schwarze Johannisbeeren

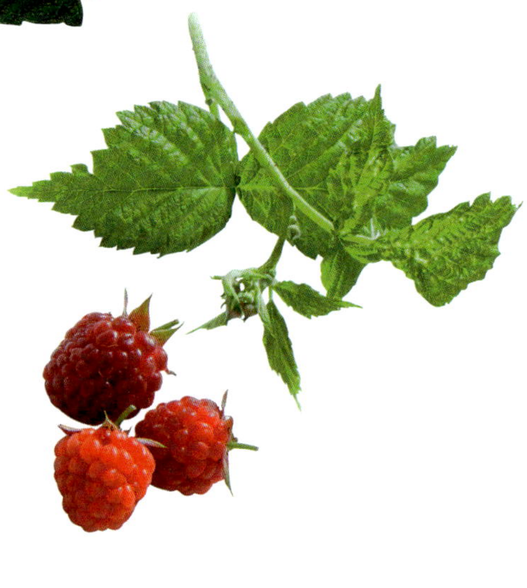

Himbeeren

Johannisbeeren und andere Beeren sind vielleicht die köstlichsten Snacks, die es gibt. Am besten isst man sie frisch, denn viele positive Wirkungen sind auf die Phenolverbindungen der Anthocyane zurückzuführen, die bei der Verarbeitung zerstört werden. Schwarze Johannisbeeren werden allerdings nur selten roh gegessen, weil sie sehr herb sind. Im Gegensatz zu Himbeeren bekommt man sie nicht überall im Supermarkt. Möglicherweise müssen Sie sie auf Bauernmärkten besorgen oder selbst anbauen.

Tee aus Himbeerblättern (siehe S. 41) ist das am besten bekannte pflanzliche Stärkungsmittel für Schwangere; es wird zur Kräftigung des Uterus während der Schwangerschaft und zur Genesung nach der Geburt empfohlen.

Gut für Sie und Ihr Baby

Schwarze Johannisbeeren enthalten ebenso wie Himbeeren viel Vitamin C; in ein paar wenigen Schwarzen Johannisbeeren steckt mehr als in einer ganzen Zitrone. Himbeeren sind reich an Mangan und enthalten außerdem B-Vitamine und Folsäure. Beide sind ausgezeichnete Ballaststofflieferanten. Schwarze Johannisbeeren haben mehr Kalium als Bananen und sind einer der wenigen pflanzlichen Lieferanten der essenziellen Fettsäure Gamma-Linolensäure.

Die extrem antioxidative Wirkung von Himbeeren beruht auf Ellagtanninen und Anthocyanen, die zu den sekundären Pflanzenstoffen zählen und für die Farbe und die antibakterielle sowie entzündungshemmende Wirkung der Beeren verantwortlich sind. Tiefgefrorene Himbeeren wirken ähnlich antioxidativ wie frische. Das Öl von Himbeersamen enthält Vitamin E und Omega-3-Fettsäuren und schützt die Haut vor der Sonne.

Die Blätter von roten Himbeeren sind reich an Eisen und werden gewöhnlich im letzten Schwangerschaftsdrittel verwendet, um den Uterus und den Beckenboden zu kräftigen, das macht die Kontraktionen wirkungsvoller. Von Naturheilkundlern werden sie außerdem gegen Übelkeit und Zahnfleischbluten sowie zur Linderung der Wehenschmerzen empfohlen. Nach der Geburt sollen die Blätter die Heilung beschleunigen und die Milchproduktion anregen. In einer australischen Studie hatten Mütter, die von der 32. Woche an täglich eine Tablette mit 1,2 g Himbeerblättern eingenommen hatten, eine kürzere Austreibungsphase und ein geringeres Risiko für eine Zangengeburt. Andere Untersuchungen sehen einen Zusammenhang zwischen dem Verzehr und einem verringerten Risiko für Früh- oder Spätgeburten.

Viele Hebammen raten Schwangeren, das Kraut ohne medizinischen Rat nicht vor der 36. Woche zu verwenden. Dann scheint es ungefährlich, von einer auf 3–4 Tassen Himbeerblättertee täglich zu steigern und ihn während der Wehen zu trinken.

Himbeerblättertee

Ersetzen Sie die Hälfte der Himbeerblätter durch Hagebutten oder Melisse, wenn Sie diesen Tee als zu sauer empfinden. Viele Fachleute empfehlen, ihn nicht vor dem letzten Schwangerschaftsdrittel zu trinken.

20 g getrocknete Blätter von roten Himbeeren
Honig nach Geschmack

Geben Sie die Blätter in eine Teekanne und übergießen Sie sie mit 500 ml kochendem Wasser. Lassen Sie sie 10 Minuten lang ziehen. Seihen Sie die Infusion in eine Tasse ab und süßen Sie nach Belieben mit Honig. Zum Aufbewahren für später gießen Sie den Tee nach dem Erkalten in einen Behälter, verschließen ihn und bewahren ihn im Kühlschrank auf. Wärmen Sie ihn später auf oder trinken Sie ihn kalt.

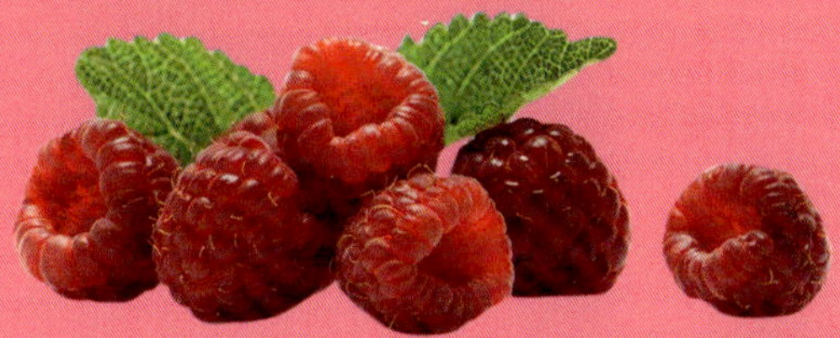

Einkaufstipps

Lassen Sie Schalen mit breiigen, überreifen oder fauligen Beeren links liegen. Himbeeren vertragen keine langen Wege; die regional angebauten sind reifer und fester.

Tipps zum Anbauen und Ernten

Pflanzen Sie Schwarze Johannisbeeren als Busch an, wenn Sie wenig arbeitslustig sind. Ziehen Sie sie an einem Spalier oder Zaun hoch, wenn Sie mehr Arbeit investieren wollen. Das sieht attraktiv aus und garantiert leichteres Pflücken, wenn Sie sich nicht bücken können. Pflanzen Sie Schwarze Johannisbeeren und Himbeeren im Winter und schneiden Sie die Stämme zurück, um sie zu neuem Wachstum anzuregen. Düngen und mulchen Sie im Frühjahr.

Die rote europäische Himbeere Rubus idaeus ist die Gartensorte der Gattung Rubus (Himbeere), während die Varietät, die jahrhundertelang wegen ihrer Kräftigung des Uterus geschätzt wurde, die amerikanische rote Himbeere Rubus strigosus ist. In Tests wurde nachgewiesen, dass Rubus idaeus Kaffeesäure enthält, diese kann Schwangerschaftshormone unterdrücken und wird mit Zwischenblutungen und Fehlgeburten in Zusammenhang gebracht. Aus diesem Grund wird sie von vielen Hebammen im ersten Drittel nicht empfohlen.

Schneiden Sie bei beiden das alte Holz zurück, sobald sie Früchte getragen haben – die Fruchtbildung setzt immer am neuen Trieb an. Himbeeren brauchen immer eine Stütze, spannen Sie daher Drähte zwischen soliden Pfosten und binden Sie sie daran fest, um ein Spalier zu bauen. Pflanzen Sie auch Späthimbeeren, die Sie erstaunlich lange ernten können.

Schützen Sie die Ruten, indem Sie Netze darüberwerfen, damit Sie und nicht die Vögel die Ernte einbringen.

Die Beeren sind reif, wenn sie sich leicht von dem weißen Fruchtansatz lösen lassen. Essen Sie sie sofort. Verwenden Sie überreife Früchte für Marmelade.

Was Sie beim Kochen beachten sollten

- Geben Sie Schwarze Johannisbeeren und Himbeeren in Ihr Frühstücksmüsli.
- Zerdrücken Sie sie und rühren Sie sie in Joghurt oder füllen Sie Pfannkuchen damit.
- Machen Sie Marmelade aus Schwarzen Johannisbeeren, damit sie nicht ganz so herb schmecken.
- Servieren Sie eine Soße aus Johannisbeeren als Ausgleich für die Reichhaltigkeit von Wild oder fettem Fisch.

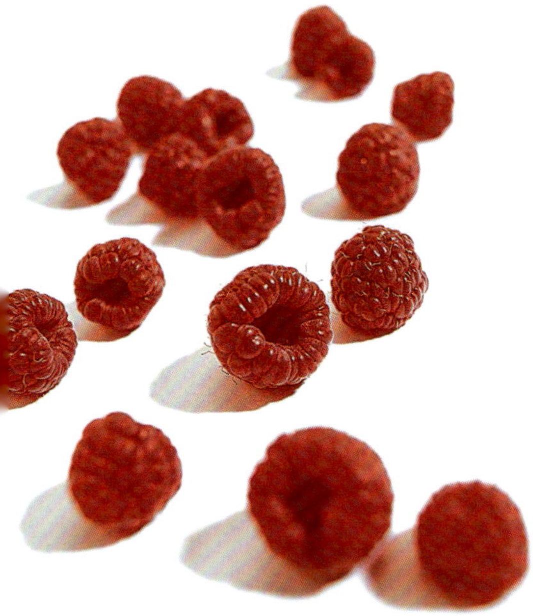

Fruchtsirup gegen morgendliche Übelkeit

Vitamin C und K können erwiesenermaßen morgendliche Übelkeit lindern. Probieren Sie diesen Sirup nach dem Wachwerden. Schwarze Johannisbeeren, Erdbeeren und Kiwi enthalten viel Vitamin C, Kiwi beinhalten zudem etwas Vitamin K, und Erdbeeren sind reich an Folsäure.

250 g Erdbeeren
2 reife Kiwi
125 g Schwarze Johannisbeeren
300 g Zucker

Entfernen Sie die Blätter von den Erdbeeren, schälen Sie die Kiwi und schneiden Sie sie in Scheiben. Putzen Sie die Schwarzen Johannisbeeren. Geben Sie alle Früchte mit dem Zucker und 1 Liter Wasser in eine große Pfanne und bringen Sie das Ganze zum Kochen. Schalten Sie anschließend die Hitze herunter. Lassen Sie alles 5–10 Minuten unter Rühren leicht köcheln oder so lange, bis die Früchte zerfallen und die Flüssigkeit reduziert ist. Gießen Sie die Masse durch ein Sieb über einer Schüssel und drücken Sie das Fruchtfleisch mit der Rückseite eines Holzkochlöffels aus, um so viel Saft und Fruchtfleisch wie möglich zu extrahieren. Füllen Sie den Sirup in eine sterilisierte Flasche ab. Verschließen Sie sie und lassen Sie sie abkühlen. Bewahren Sie sie bis zum Gebrauch im Kühlschrank auf. Verdünnen Sie nach Belieben etwas Sirup mit kaltem, heißem oder kohlensäurehaltigem Wasser.

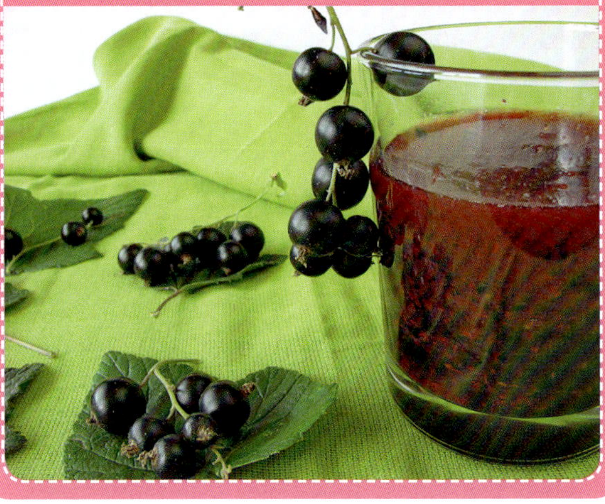

Blattsalate

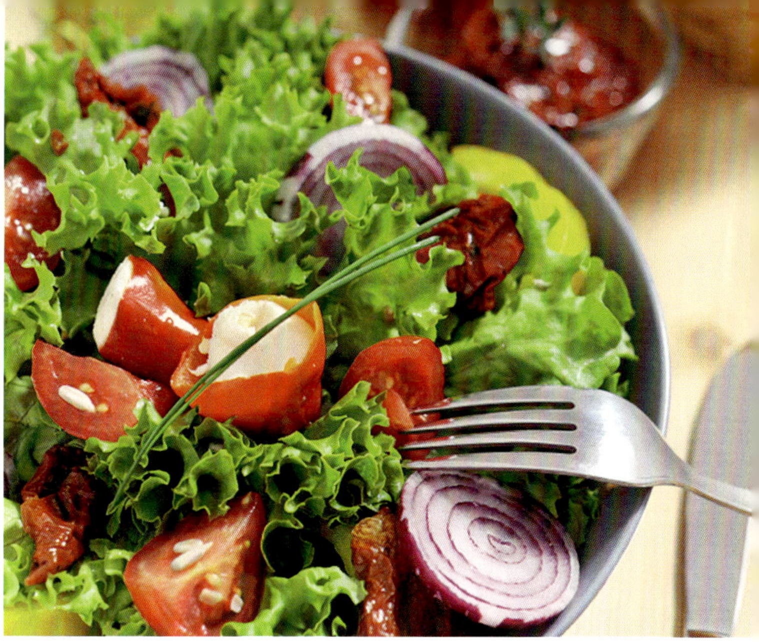

Erinnern Sie sich an das Märchen von Rapunzel? Auslöser der ganzen Geschichte war die Lust der schwangeren Frau auf Rapunzelsalat (Feldsalat). In alten Geschichten steckt oft ein wahrer Kern. Vielleicht erscheinen uns Blattsalate, während unsere Bäuche anschwellen, so saftig grün und verheißungsvoll, weil sie eine Mischung aus Vitaminen, Mineralstoffen und sekundären Pflanzenstoffen enthalten, die für eine gesunde Schwangerschaft förderlich sind. In China glaubt man, dass der Verzehr von reichlich Blattsalaten die Geburt eines Jungen begünstigt. Im britischen Volksmund gilt er als empfängnisfördernd. Essen Sie einen grünen Salat oder ein Brot damit vor dem Schlafengehen, wenn Sie an Schlafstörungen leiden: Die Blätter haben einen bekannten schlaffördernden Bestandteil.

Gut für Sie und Ihr Baby

Blattsalate sind hervorragende Lieferanten von Vitamin A, B, C und K sowie Folsäure und enthalten neben Mangan, Chrom, Kalium und Eisen auch Kalzium und Omega-3-Fettsäuren, Ballaststoffe und Eiweiß. Pflücksalate enthalten mehr Nährstoffe, weil die Blätter sich dem Licht zugewandt haben. Rotblättrige Sorten wie Lollo Rosso beinhalten das Flavonoid Quercetin. In einer Studie hatten Frauen, die täglich Blattsalat aßen, stärkere Knochen.

Einkaufstipps

Je kürzer der Transportweg vom Acker zum Teller, umso wohlschmeckender der Salat. Kaufen Sie Salate direkt vom Bauern. Wählen Sie dunkelgrüne, knackige, saftige Blätter und lassen Sie solche mit oxidierten braunen oder gelben Verfärbungen liegen. In Plastik verpackten Salaten aus dem Supermarkt fehlt es an Vitamin B_{12}. Kaufen Sie Bio-Ware, um sicherzugehen, dass die Blätter nicht gespritzt wurden: Blattsalate gehören zu den am meisten mit Pestiziden belasteten Nahrungsmitteln.

Blattsalate werden unterschieden in Sorten, die einen »Kopf« bilden, und solche ohne. Zu ersteren gehören: der Kopfsalat, der weich, herzhaft und »unordentlich« ist, Eissalat (oder Eisbergsalat), der tendenziell farb- und geschmacklos ist, und Romana, der geschmacksintensiv und gut zu verarbeiten ist. Auf der anderen Seite gibt es die Salate ohne Kopf, auch Zupfsalate genannt. Dazu gehören: der Eichblattsalat, die krausen Lollos und Endiviensalat. Weiche Kopfsalatarten verwelken schneller als ballförmige knackige Köpfe, die leichter zu transportieren sind und sich länger halten und deswegen eine geschmacklose Supermarktware bilden.

Schnelle und einfache Gerichte

- Machen Sie eine Vinaigrette aus einem Teil Balsamico-Essig und sechs Teilen Olivenöl; geben Sie einen Spritzer Zitronensaft, Meersalz und schwarzen Pfeffer hinzu, einen Hauch körnigen Senf und flüssigen Honig. Schütteln oder schlagen Sie das Ganze, damit es sich verbindet. Geben Sie es über den Salat.

Tipps zum Anbauen und Ernten

Bauen Sie Ihre eigenen, weichblättrigen Pflücksalate an, die Sie immer wieder ernten können; sie leiden unter dem Transportweg zum Supermarkt. Säen Sie alle 14 Tage in lockeren, fruchtbaren Boden aus, so können Sie laufend ernten und vermeiden ein Schießen der Pflanzen – probieren Sie Grow Bags (mit Erde gefüllte Pflanzsäcke; Anm.d.Ü.) oder säen Sie am Rand eines Hochbeets. Achten Sie auf Schnecken und essen Sie die ausgedünnten Pflanzen zwischendurch.

Pflücken und essen Sie am gleichen Tag. Ziehen Sie Romana- und Kopfsalate im Ganzen heraus. Von Pflücksalaten können Sie immer wieder einzelne Blätter abschneiden, sie wachsen dann weiter (siehe S. 48) – ernten Sie entweder wenige Blätter auf einmal oder schneiden Sie alles über den untersten Blättern ab und lassen Sie die Pflanze neu wachsen.

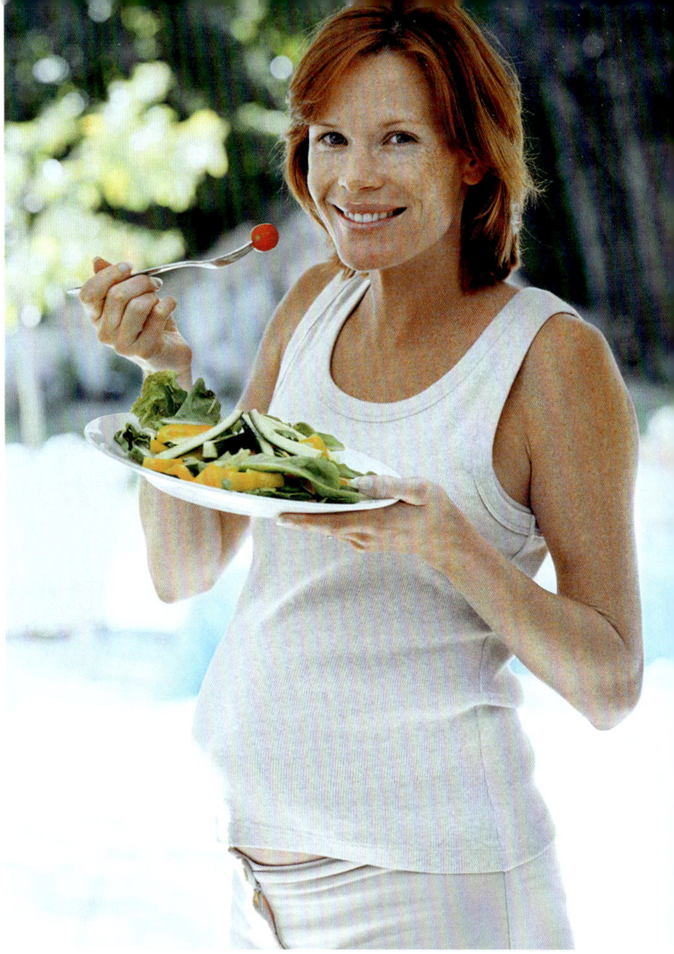

Was Sie beim Kochen beachten sollten

- Schneiden Sie die Blätter nicht; zerpflücken Sie sie, um ein Verwelken und Oxidieren (und Nährstoffverlust) zu vermeiden.
- Tupfen Sie die Blätter trocken, bevor Sie das Dressing darübergeben, damit die Soße an den Blättern und nicht an der Schüssel klebt.
- Kombinieren Sie Blattsalate mit Spargel und Erbsen zu einem Salat für eine optimale Folsäureversorgung.
- Fangen Sie eine Mahlzeit mit Salat an, wenn Sie vor Übelkeit keinen Hunger verspüren; er gilt als Appetitanreger.
- Servieren Sie knackige Romanablätter als Löffel für Dips.

Kopfsalat

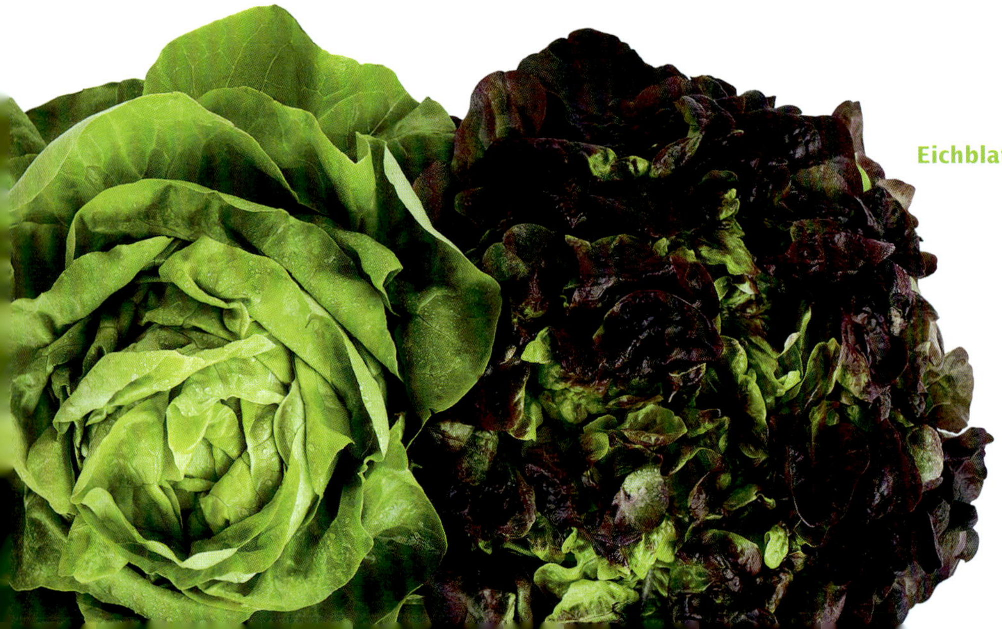

Eichblattsalat

Tomaten

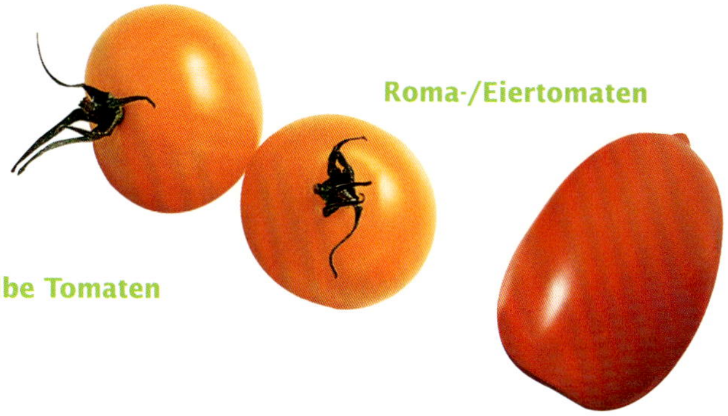

Viele Untersuchungen belegen, wie gesund Tomaten für das Herz-Kreislauf-System und die Augen sind. In einer indischen Studie aus dem Jahr 2004 hatten schwangere Frauen, die von der frühen Schwangerschaft an täglich ein Tomatenextrakt zu sich nahmen, außerdem ein geringeres Risiko für Präeklampsie und ihre Babys gediehen gut. (Die tägliche Dosis des in Tomaten enthaltenen Carotinoids Lycopin entsprach 1 Esslöffel Tomatenketchup.)

Aller Sortenvielfalt von Tomaten im Supermarkt zum Trotz ist es unmöglich, den Geschmack einer selbst gezogenen Tomate, die noch sonnenwarm vom Stängel gepflückt wird, zu reproduzieren. Es ist einfach, in einer Hängeampel vor dem Fenster oder in Töpfen neben der Tür Kirschtomaten anzupflanzen, sodass Sie den Tag mit dem Einatmen des belebenden Aromas der Blätter beginnen können. Wie andere Früchte mit vielen Samen gelten Tomaten in vielen Kulturen als fruchtbarkeitsfördernde Nahrungsmittel.

Wenn Sie Heißhunger auf Tomaten haben, dann fangen Sie den Tag doch mit einem Glas Gemüsesaft mit viel Tomate an. Kaufen Sie biologisch erzeugten Ketchup, wenn Sie ihn mögen; in Untersuchungen enthielt Bio-Ketchup dreimal so viel Lycopin wie solcher aus konventionellem Anbau.

Gut für Sie und Ihr Baby

Tomaten sind extrem reich an Vitamin C und enthalten erhebliche Mengen an Beta-Carotin, Vitamin K, Kalium und Mangan. Sie liefern zudem B-Vitamine und Folsäure, Kupfer und Eisen, Ballaststoffe und etwas Eiweiß. Tomaten sind der wichtigste Nahrungslieferant des antioxidativen Carotinoids Lycopin, das die DNA vor Sauerstoffschäden schützt, entzündungshemmend wirkt und der Herzgesundheit dient. In einer Untersuchung hatten die Frauen, die am meisten Nahrung auf Tomatenbasis zu sich nahmen, das geringste Risiko für Herzerkrankungen. Lycopin wirkt am stärksten in gekochten Tomaten. Tomatenmark ist einer der besten Lieferanten.

> Je röter die Tomaten sind, umso mehr Lycopin enthalten sie.

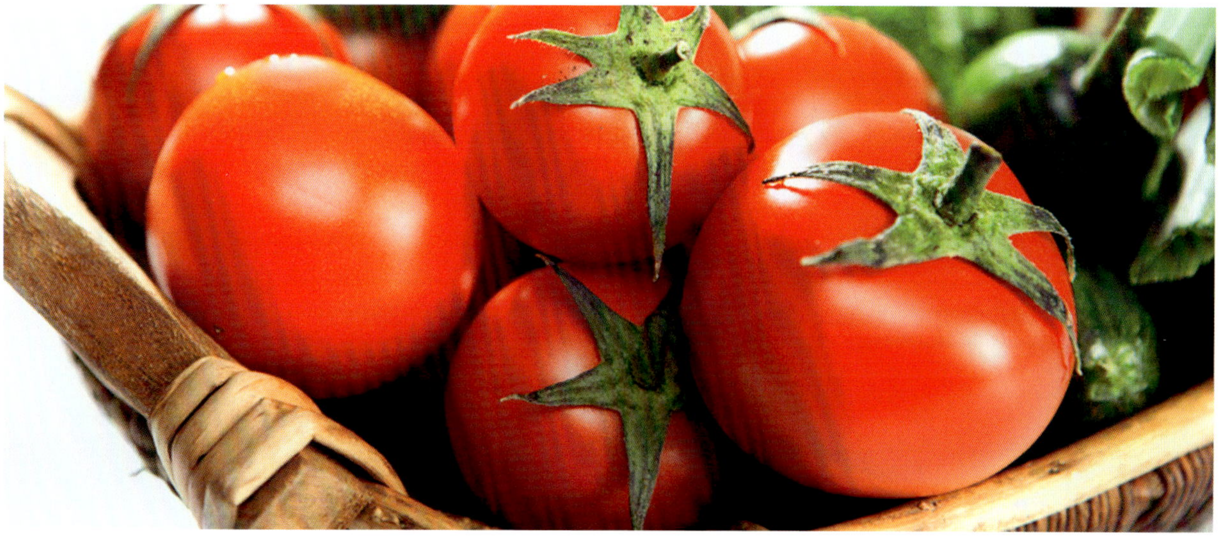

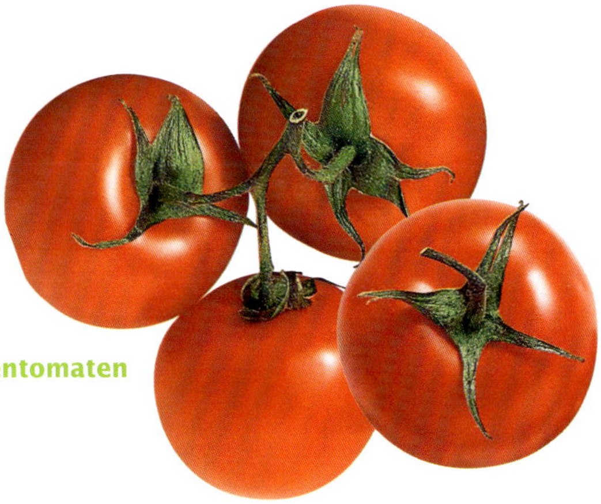

Rispentomaten

Einkaufstipps

Tomaten, die kurze Transportwege haben, schmecken meist intensiver, weil sie reif gepflückt werden können. Allerdings hat man inzwischen neue Sorten von Kirsch- oder Miniromatomaten gezüchtet, die besonders süß und aromatisch sein sollen. Je röter die Tomaten, desto mehr Lycopin enthalten sie. Romatomaten eignen sich am besten zum Kochen, weil sie mehr Fleisch als Saft und weniger Kerne haben. Halten Sie auf Bauernmärkten nach gelben, orangefarbenen und gestreiften alten Sorten Ausschau und nach Früchten mit seltsamen Formen wie der gerippten Marmande, einer Fleischtomate.

Achten Sie darauf, ob der »spinnenartige« Blütenkelch frisch ist; er sollte grün und knackig aussehen. Es ist schwierig, außerhalb der Haupterntezeit – Spätsommer bis Frühherbst – vollaromatische Tomaten zu finden. Nehmen Sie stattdessen Romatomaten aus der Dose, die reif geerntet wurden (probieren Sie San Marzano oder andere italienische Dosensorten). Sonnengetrocknete Tomaten in Olivenöl sind eine gute Winternahrung.

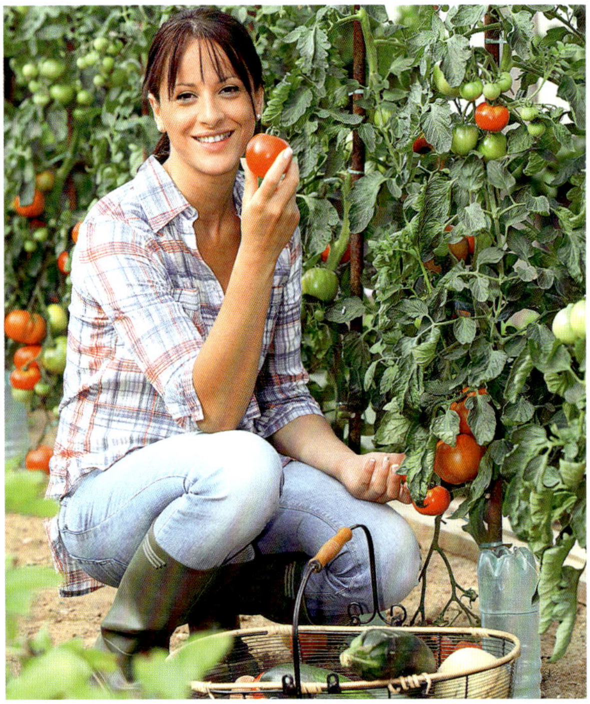

Tipps zum Anbauen und Ernten

Tomaten sind leicht zu kultivieren, wenn der Sommer lang, hell und warm ist. Als Busch wachsende Sorten eignen sich für kleine Standorte und erfordern kein Aufbinden, Ausgeizen oder Triebstutzen. Zwergsorten sind auch für Töpfe geeignet. Je größer der Behälter, umso besser stehen die Chancen für eine gute Ernte. Wenn Sie Grow bags verwenden, setzen Sie in jeden Beutel nur zwei Pflanzen.

In kühleren Regionen sind Kirschtomaten am einfachsten zu kultivieren. Hängende Sorten brauchen keine Stangen und gedeihen gut in Pflanzkästen und Hängeampeln. Gießen Sie nicht zu viel, während die Früchte wachsen; unter trockenen Mittelmeerklimabedingungen entwickeln sie am meisten Aroma.

Pflücken Sie sie, wenn sie vollreif sind. Schneiden Sie die Pflanze ab und hängen Sie sie auf, damit die Tomaten im Haus reifen können, wenn die Früchte bei Saisonende noch unreif sind.

Was Sie beim Kochen beachten sollten

- Essen Sie die Samen; besonders viele Nährstoffe befinden sich in der geleeartigen Substanz um sie herum.
- Schälen Sie die Haut nicht – dort sitzt das Lycopin.
- Zerdrücken Sie Dosentomaten zwischen den Fingern – wie die Italiener –, anstatt sie kleinzuschneiden.
- Fügen Sie einen Teelöffel braunen Rohrohrzucker hinzu, um das Aroma unreifer Tomaten zu verbessern.

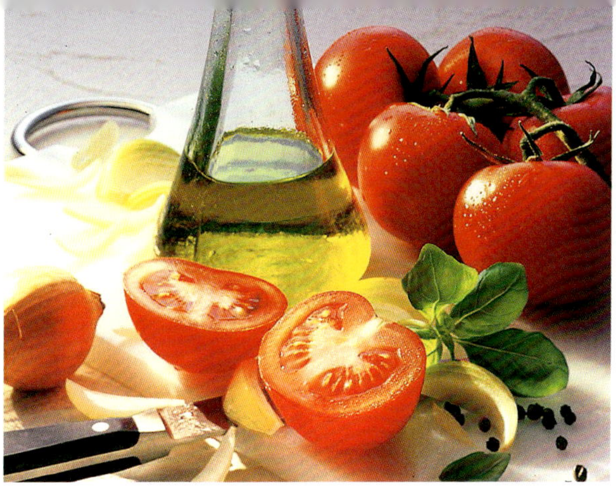

Schnelle und einfache Gerichte

- Schneiden Sie reife Tomaten in Scheiben und richten Sie sie mit einem Dressing aus fruchtigem Olivenöl, Meersalz und schwarzem Pfeffer sowie klein gezupften Basilikumblättern an.
- Wenn Sie frische Tomatensoße aus wirklich reifen Tomaten machen wollen, dann schneiden Sie sie einfach klein, geben Sie sie in einen Topf mit Deckel und lassen sie etwa 15 Minuten köcheln. Man kann sie portionsweise einfrieren.
- Schmoren Sie frische ganze Tomaten, geviertelte Zwiebeln und Knoblauchzehen 15–20 Minuten und rühren Sie sie dann unter Nudeln oder Couscous oder belegen Sie Toast damit.

Fleischtomate

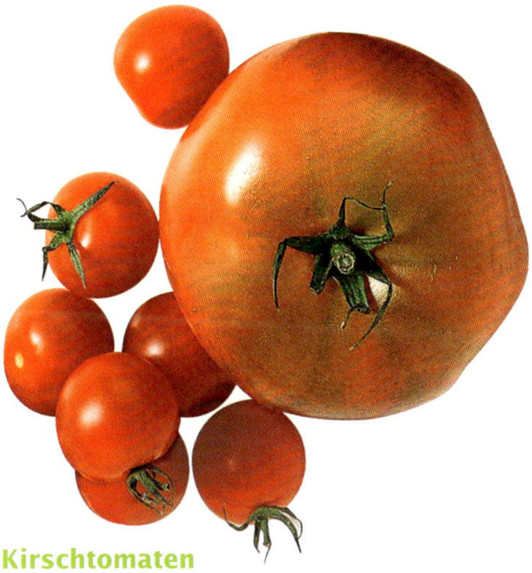

Kirschtomaten

Grüne Tomate

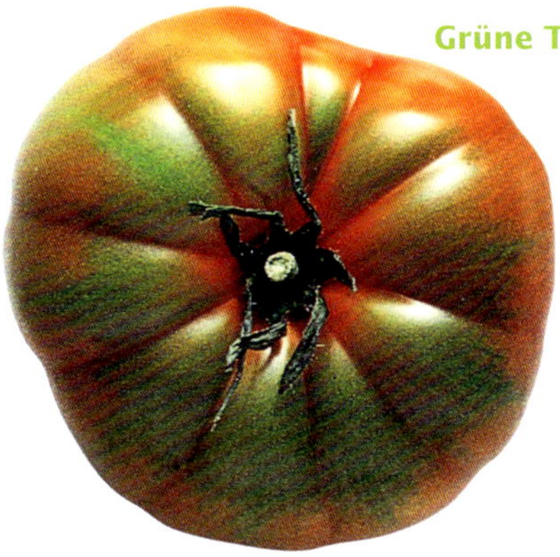

Tomaten gibt es in unzähligen Größen und Formen, im Allgemeinen unterscheidet man aber in solche zum Kochen oder zum Verzehr im rohen Zustand. Grüne Tomaten werden eingelegt und Romatomaten für Soßen verwendet.

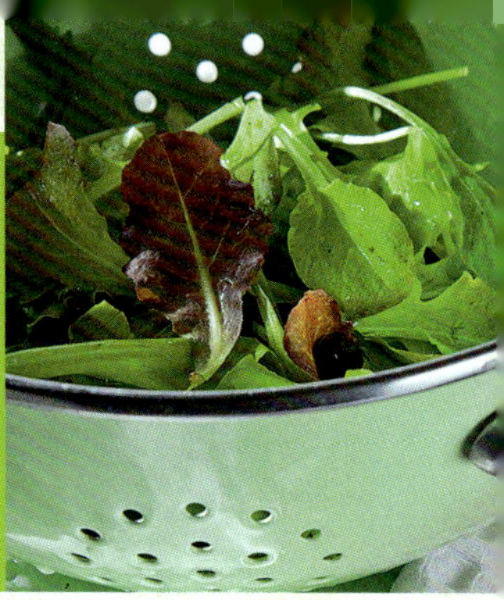

Eine Gemüsekiste mit Pflücksalaten anlegen

Die kontinuierliche Versorgung mit frischem Obst und Gemüse ist wichtig, damit Sie alle Vitamine, Mineralstoffe, sekundären Pflanzenstoffe, Vitamin C und Folsäure aufnehmen, die Sie in der Schwangerschaft verstärkt brauchen. Dazu benötigen Sie keinen Garten; eine verblüffende Vielzahl von Produkten kann rund ums Jahr aus Töpfen, auf Fensterkästen und Balkonen geerntet werden.

Bauen Sie eine bunte Mischung aus Blattsalaten an und pflücken Sie von jedem nur ein paar Blätter, sodass Sie täglich einen gemischten Salat haben. Wenn Sie eine Holzkiste bepflanzen, können Sie sie zum Ernten an den Tisch bringen. Eine Supermarkt- oder Gemüsekiste oder eine hölzerne Orangenkiste hat schon fertige Abflusslöcher. Bepflanzen Sie alle 2–3 Wochen vom Spätwinter bis zum Spätfrühjahr eine neue Kiste, dann können Sie ununterbrochen ernten.

Für eine gute Kombination von Geschmacksrichtungen und Konsistenzen brauchen Sie folgende Samen:

- Gerüschter Pflückblattsalat wie Lollo Rosso
- Eichblattsalat
- Miniromasalate

1. Ziehen Sie Handschuhe an. Kleiden Sie den Boden und die Seitenwände der Kiste mit starker Plastikfolie aus und schneiden Sie Abflusslöcher in den Boden. Füllen Sie fast bis obenhin mit Komposterde auf. Drücken Sie die Erde fest, um Lufteinschlüsse zu entfernen.

2. Säen Sie die Samen dünn in 10 cm Reihenabstand direkt in den feuchten Boden. Wechseln Sie die Sorten ab. Bedecken Sie die Samen mit einer Schicht trockener Erde. Stellen Sie sie an einen kühlen Ort, bis sie keimen (im Spätfrühling kann der Boden zum Keimen zu warm sein).

3. Pikieren Sie die Setzlinge, wenn sie etwa 5 cm hoch sind und 4–5 Blätter haben (essen Sie sie oder setzen Sie sie in eine andere Kiste um). Gießen Sie täglich, falls nötig, versuchen Sie, die Blätter nicht zu benetzen.

4. Beginnen Sie nach 3–4 Wochen, wenn die Pflanzen 5–10 cm hoch sind, die Blätter zum Essen abzuschneiden. Schneiden Sie entweder den ganzen Kopf ab oder einzelne Blätter. Die Salate sollten zwei- oder sogar dreimal wieder austreiben. Der Pflücksalat wird als Erster kommen, der Romana als Letzter.

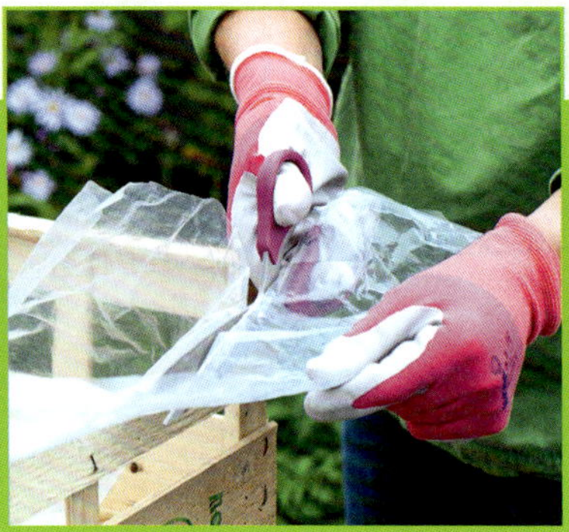

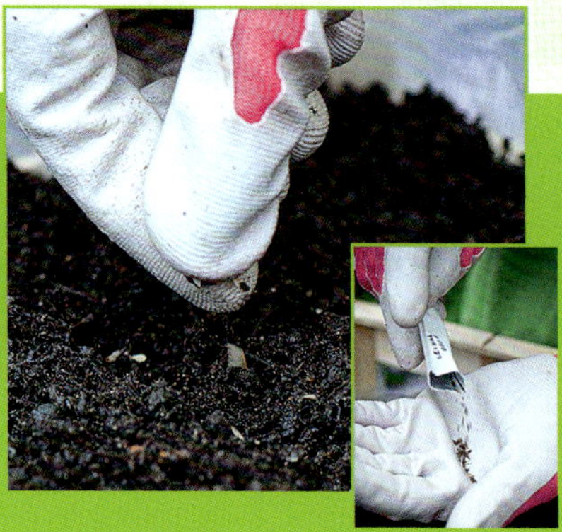

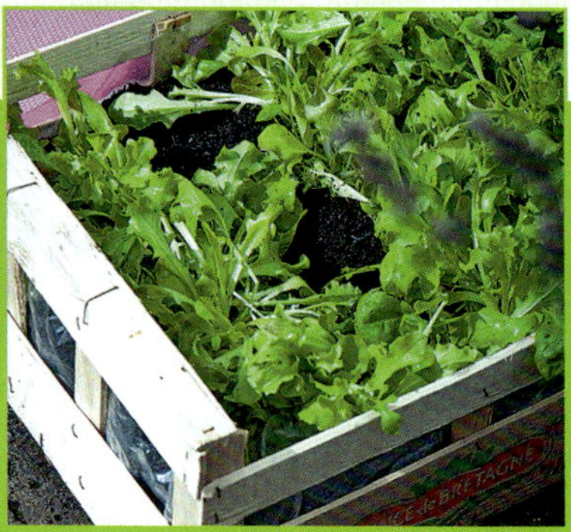

Tomaten konservieren

Wenn Sie nicht mehr wissen, wohin vor lauter Tomaten, dann rösten Sie sie langsam im Ofen und frieren Sie sie portionsweise ein. Sie werden sich über den Vorrat freuen, wenn das Baby erst einmal da ist. Durch dieses Verfahren werden die Aromen des Sommers konzentriert und um eine karamellisierte Süße bereichert.

1. Heizen Sie den Ofen auf 140 °C vor. Waschen und trocknen Sie die Tomaten und trennen Sie sie vom Stängel. Entfernen Sie den Stielansatz und halbieren Sie sie.

2. Legen Sie die Tomaten nebeneinander mit der Schnittfläche nach oben auf Backbleche und streuen Sie etwas Meersalz, braunen Zucker, schwarzen Pfeffer und getrockneten Oregano darüber. Beträufeln Sie sie mit kaltgepresstem Olivenöl.

3. Stellen Sie sie für 2–3 Stunden in den Ofen. Die Tomaten sind fertig, wenn sie auf etwa ⅔ ihrer Originalgröße geschrumpft sind. Sie sollten gedörrt, aber noch feucht sein.

4. Verteilen Sie die Tomaten nach dem Abkühlen auf Gefrierbeutel, die mit Datum und Bezeichnung beschriftet werden. Geben Sie in jede Tüte genug für eine Familienmahlzeit und frieren Sie sie ein. Zum Verwenden auftauen und unter Pastagerichte oder warme Salate rühren oder knuspriges Brot damit belegen.

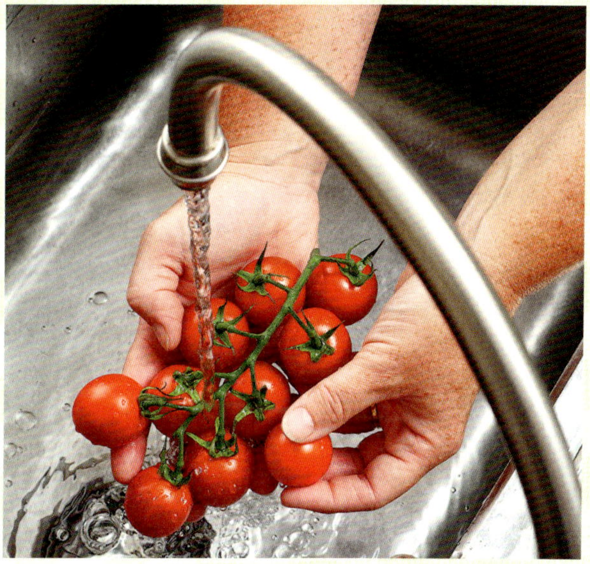

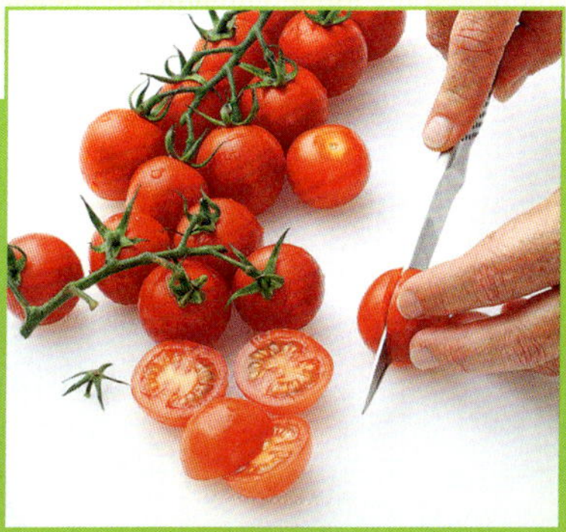

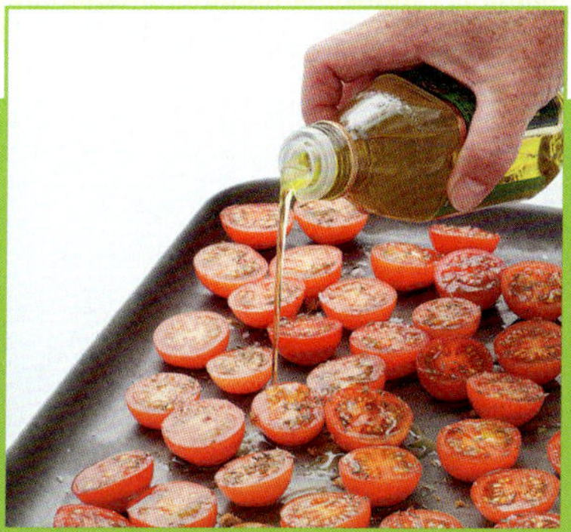

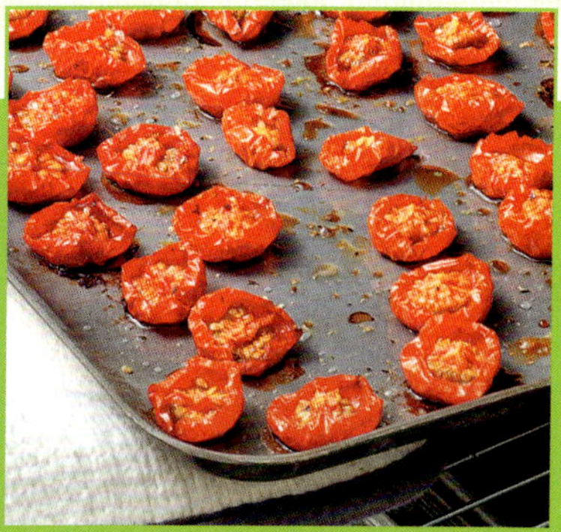

Knoblauch

In einer altägyptischen medizinischen Abhandlung, die um 1550 v. Chr. geschrieben wurde, wird zum ersten Mal eine Verbindung zwischen Knoblauch und Schwangerschaft hergestellt. Darin wird er als hilfreich für die Geburt geschildert. Knoblauch wurde von griechischen Hebammen der Antike auch geschätzt, weil er vor Infektionen schützte, Wunden heilte und Kraft verlieh. Heute wird eine tägliche Portion Knoblauch während der Schwangerschaft empfohlen, um gegen Erkältungen und Infektionen sowie gegen Krampfadern und Blasenentzündung vorzubeugen. Zwei bis vier Zehen pro Tag sind die optimale Erwachsenendosis. Kochen Sie jeden Tag damit.

Gut für Sie und Ihr Baby

Knoblauch ist ein ausgezeichneter Mangan- und ein guter Lieferant für Vitamin B_6 und C, Selen, Kalzium und Phosphor, er enthält zudem Eiweiß und begünstigt die Vitaminaufnahme. Die für den durchdringenden Geruch verantwortlichen Bestandteile – organische Schwefelverbindungen wie Allicin, Alliin und Ajoen – sind zugleich die Ursache für die zahlreichen positiven gesundheitlichen Effekte. Sie bewirken eine Entspannung und Erweiterung der Blutgefäßwände und verbessern den Blutfluss, zugleich agieren sie als Gerinnungshemmer und verringern das Risiko von Krampfadern ebenso wie von Herzinfarkten und Schlaganfällen. Knoblauch wirkt ähnlich auf das »gute« HDL-Cholesterin und reduziert Ablagerungen in den Arterien.

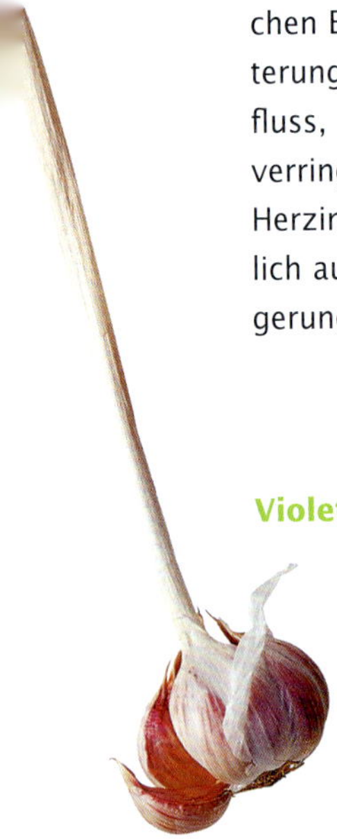

Violetter Knoblauch

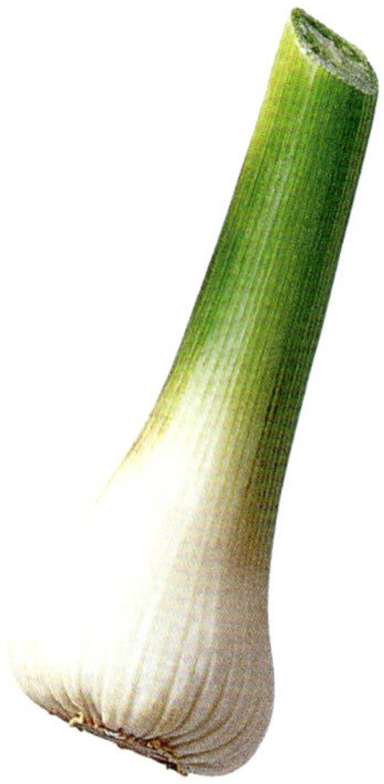

Junger Knoblauch

Knoblauch ist entzündungshemmend, und Allicin, das freigesetzt wird, wenn die Zehen zerdrückt oder kleingeschnitten werden, hat eine starke antimikrobielle, antibakterielle, antivirale und pilztötende Wirkung – es schützt vor Erkältungen, Magen-Darm-Infekten und Soor und hat sich sogar als effektives Bekämpfungsmittel von antibiotika-resistenten Keimen erwiesen. Eine Studie zeigte, dass Menschen, die Knoblauch zu sich nahmen, signifikant seltener an Erkältungen im Winter litten als die, die nur ein Placebo bekamen. Auch ihre Symptome verschwanden schneller. Knoblauch ist ein gutes Heilmittel gegen Husten und wirkt schleimlösend. Manche Untersuchungen belegen, dass Knoblauch gegen Erschöpfung hilft.

Schränken Sie Ihren Knoblauchverzehr in den Wochen vor der Geburt jedoch ein, um exzessive Blutungen aufgrund seiner blutverdünnenden Eigenschaft zu vermeiden.

Einkaufstipps

Drücken Sie die Knollen; sie sollten fest sein und die Schale intakt. Mustern Sie weiche oder ausgetriebene aus. Kaufen Sie jungen, rosafarbigen Knoblauch, wenn Sie welchen sehen: Er ist eine echte Köstlichkeit. Knoblauchprodukte aus dem Reformhaus haben nicht die gleiche gesundheitliche Wirkung wie frische Zehen.

Schnelle und einfache Gerichte

- Zerdrücken Sie ein paar Zehen und vermischen Sie sie mit einem Sardellenfilet und Olivenöl; belegen Sie ein Brot damit und grillen Sie es.

Tipps zum Anbauen und Ernten

Wählen Sie tiefe Töpfe mit mindestens 15 cm Breite als Pflanzbehälter. Brechen Sie im Herbst pralle Zehen aus einer Knolle und drücken Sie jede etwa 4 cm tief mit dem spitzen Ende nach oben in gut durchfeuchtete Blumenerde (eine Zehe pro Topf). Lassen Sie sie dann stehen (gießen Sie bei Trockenheit). Die Knollen mögen die Kälte und treiben den Winter hindurch frische grüne Stängel aus.

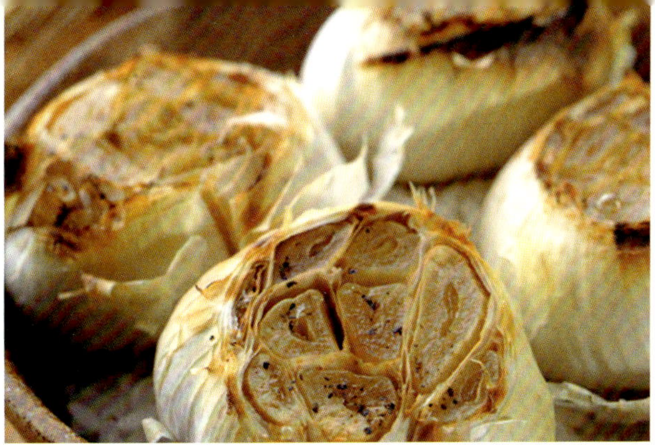

Von der Sommermitte an, wenn die Blätter gelb werden, können die Knollen geerntet werden. Bereits ab Frühling können Sie die grünen Triebe abschneiden und essen.

Früh geerntete Knollen – »grüner« Knoblauch – sind besonders saftig und kräftig. Arbeiten Sie beim Ausgraben vorsichtig mit einer Gabel, damit die Knollen im Ganzen herauskommen. Legen Sie sie etwa eine Woche lang in der Sonne zum Trocknen aus oder hängen Sie sie im Haus an einem luftigen Ort auf. Feuchten Sie die Blätter an und flechten Sie sie zum Aufhängen zu einem Zopf zusammen.

Was Sie beim Kochen beachten sollten

- Die grünen Spitzen von Knoblauch können geschnitten und in Salaten wie Schnittlauch verwendet werden.
- Warten Sie nach dem Zerdrücken oder Schneiden der Zehen ein paar Minuten, damit ein Maximum des Allicins freigesetzt wird.
- Die antibakterielle Wirkung ist bei rohem Knoblauch am besten: Mischen Sie ihn zerdrückt in eine Vinaigrette mit Balsamico-Essig und Honig.
- Rösten Sie ganze Zehen 30 Minuten lang in einer Pfanne, um ihre natürliche Süße zu unterstreichen. Drücken Sie das herausquellende Püree auf Toast aus.
- Pochieren Sie rohen Knoblauch in Wasser oder Milch, um den Geschmack zu mildern, wenn Sie ihn roh zu heftig finden.
- Verarbeiten Sie Knoblauch nicht in der Mikrowelle, das zerstört seine blutverdünnenden Eigenschaften.

Frühlingszwiebeln und Schnittlauch

Die Zwiebelfamilie erhöht den Nährwert und gesundheitlichen Nutzen einer jeden Mahlzeit und beugt gegen Husten und Erkältungen vor. »Grüne Zwiebeln« werden mehr wegen ihrer Blätter als wegen der winzigen Knollen geschätzt. Knoblauch-Schnittlauch (oder Chinesischer Schnittlauch) ist dicker und schmeckt durchdringender nach Knoblauch als normaler Schnittlauch. Seit dem Mittelalter und in verschiedenen Kulturen heißt es, dass Zwiebeln die Milchproduktion bei stillenden Müttern anregen. Die kleineren Mitglieder der Zwiebelfamilie sind leicht in Pflanzbehältern zu ziehen.

Gut für Sie und Ihr Baby

Zwiebeln sind gute Chrom- und Vitamin-C-Lieferanten und versorgen uns außerdem mit Mangan, Vitamin B_6, Kalium, Folsäure, Phosphor und Kupfer. Die Zwiebelfamilie ist reich an Ballaststoffen. Das Flavonoid Quercetin schützt den Darm und wirkt antioxidativ und entzündungshemmend.

Viele Vorzüge von Knoblauch (siehe S. 50) gelten auch für Zwiebeln, denn sie besitzen die gleichen antimikrobiellen, antibakteriellen und gerinnungshemmenden organischen Schwefelverbindungen. Diese gehen beim Kochen nicht verloren. Zwiebeln stimulieren außerdem die Magensäfte, das fördert die Verdauung und senkt den Blutzuckerspiegel.

Einkaufstipps

Wählen Sie feste Zwiebelknollen mit knackigen grünen Blättern. Lassen Sie Lauchzwiebeln mit weichen weißen oder gelblichen Spitzen liegen. Schnuppern Sie vor dem Kauf daran: Stärker riechende Sorten haben mehr gesunde sekundäre Pflanzenstoffe.

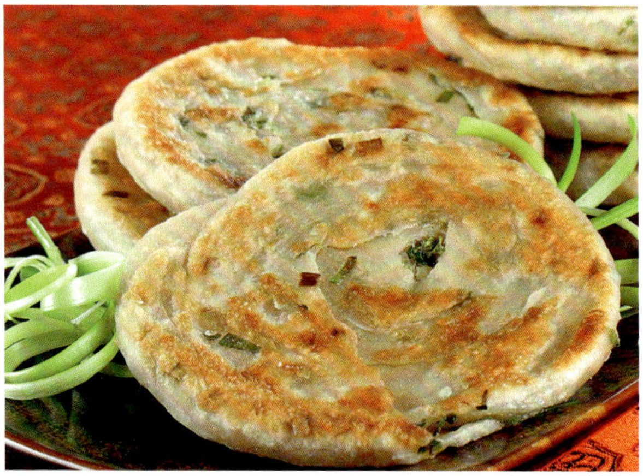

Tipps zum Anbauen und Ernten

Frühlingszwiebeln gedeihen gut in Behältern, die so schmal wie Dachrinnen sind. Am besten zieht man sie aus Samen in Komposterde. Säen Sie vom Frühjahrs- bis Sommeranfang alle 2–3 Wochen dünn aus (um fortlaufend ernten zu können) und essen Sie die ausgedünnten Zwiebeln. Sie lieben einen sonnigen Platz. Es ist einfacher, Schnittlauch als Jungpflanzen zu kaufen, als ihn aus Samen zu ziehen, oder ein vorhandenes Büschel zu teilen.

Schnelle und einfache Gerichte

- Hacken Sie Frühlingszwiebeln sehr fein und vermischen Sie sie mit Tomaten, Zitronensaft und Koriander zu einer Salsa.

Frühlingszwiebeln sind etwa 12 Wochen nach der Aussaat erntereif. Holen Sie die Zwiebeln vorsichtig mit einer Pflanzgabel heraus, um die Knolle nicht zu beschädigen. Schneiden Sie Schnittlauch nach dem ersten Jahr ganz kurz zurück, um eine zweite Wachstumsperiode zu fördern, und warten Sie, bis er wieder austreibt.

Was Sie beim Kochen beachten sollten

- Schneiden Sie Lauchzwiebeln diagonal in Stücke (verwenden Sie die Blätter und die Knollen) und geben Sie sie zu Pfannengemüse; schneiden Sie Schnittlauch mit der Schere.
- Rühren Sie Schnittlauch in Kartoffelsalate und Kartoffelbrei.
- Schnittlauch und Frühlingszwiebeln verleihen Fischsoßen eine pikante Würze und passen auch gut zu Omelettes.
- Verwenden Sie Schnittlauchknospen und -blüten als Salatdekoration.
- Bewahren Sie ihn bis zu drei Tage im Gemüsefach des Kühlschranks auf.

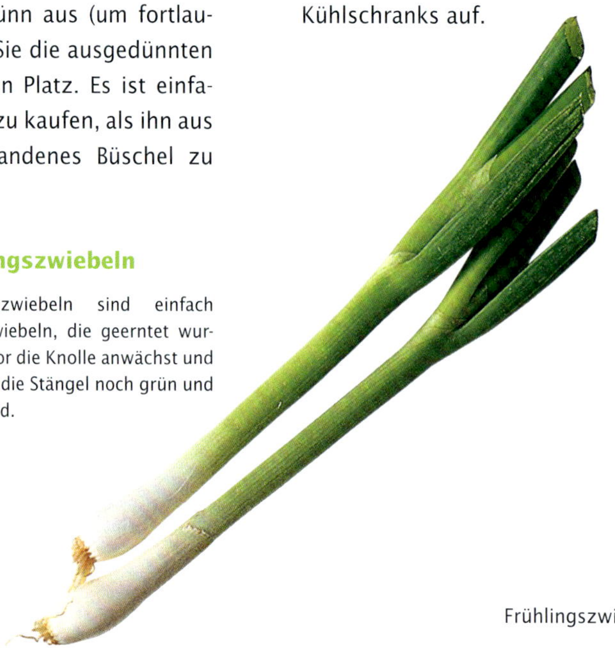

Frühlingszwiebeln

Frühlingszwiebeln sind einfach junge Zwiebeln, die geerntet wurden, bevor die Knolle anwächst und während die Stängel noch grün und frisch sind.

Zitronen

Das fröhliche Sonnengelb dieser Früchte und ihre Zitrusfrische heben bestimmt Ihre Stimmung, wenn alles wehtut und Sie Ihre Füße seit Wochen nicht mehr gesehen haben. Beginnen Sie den Tag mit frisch gepresstem Zitronensaft, aufgegossen mit heißem Wasser und Honig (und wenn möglich Ingwer), falls Sie zu morgendlicher Übelkeit neigen, und tragen Sie immer Zitronenbonbons bei sich für den Fall, dass Ihnen den Tag über schlecht wird.

Zitronen

Der Duft frisch geschnittener Zitronen soll morgendliche Übelkeit lindern (oder versuchen Sie es mit zwei Tropfen essenziellem Zitronenöl auf einem Stoff).

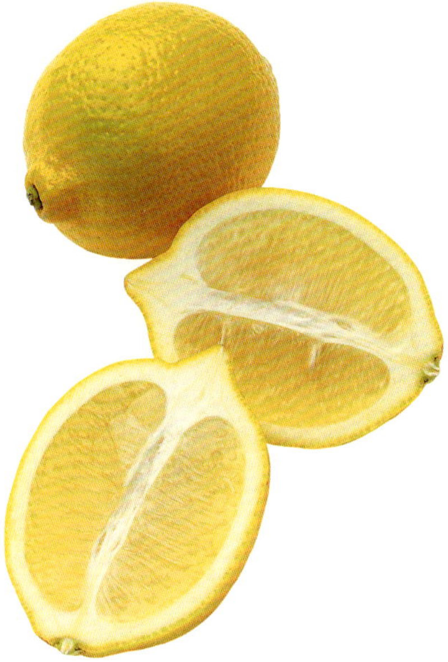

Gut für Sie und Ihr Baby

Zitronen sind einer der besten Vitamin-C-Lieferanten und versorgen uns außerdem mit Kalium. Flavonoide schützen die DNA und wirken antibakteriell, während die sekundären Pflanzenstoffe – Limonoide und Limonin – die Entgiftungssysteme des Körpers anregen und das Cholesterin senken. Eine österreichische Untersuchung zeigt, dass die antioxidative Wirkung umso größer ist, je reifer die Frucht ist. Eine Studie aus dem Jahr 1987 belegte, dass Zitronensaft die Eisenaufnahme fördert.

Natürliches ätherisches Zitronenöl kann von Aromatherapeuten für Schwangerschaftsmassagen zur Behandlung von Verdauungsproblemen und Stresssymptomen oder als Muntermacher eingesetzt werden. Überlassen Sie die Behandlung aber einem Profi; denn dieses Öl wirkt stark hautreizend und lichtsensibilisierend.

Einkaufstipps

Wählen Sie vollreife, dünnschalige Früchte (für mehr Saft), die für ihre Größe schwer sind. Am sichersten sind ungewachste biologisch angebaute Zitronen: Sie haben weniger chemische Beschichtungen, das ist wichtig, wenn Sie die Schale verwenden. Aber kaufen Sie frische, denn sie schrumpeln und verderben schneller als gewachste Produkte. Halten Sie auf Bauernmärkten Ausschau nach kleineren, süßeren Sorten mit stärkerem Duft wie Meyer's, eine Hybride zwischen Zitrone und Orange, oder nach Spezialitäten wie superherben sizilianischen oder großen, süßen Zitronen aus Sorrent.

Tipps zum Anbauen und Ernten

Zitronenbäume kann man in Kübeln mit Blüten und bereits wachsenden Zitronen kaufen. Vergewissern Sie sich, dass Ihr Pflanzgefäß in einem kühleren Klima im Haus oder unter Glas überwintern kann. Zitronenbäume brauchen saure Erde wie die Erikagewächse (mit einem pH-Wert unter 7), Wasser und vertragen keine Staunässe. Düngen Sie im Winter mit einem Pflanzendünger, der viele Spurenelemente enthält, damit die Blätter glänzend und die farbenfrohen Früchte am Baum bleiben. Pflanzen Sie den Baum in einen größeren Kübel um, wenn er wächst.

Widerstehen Sie der Versuchung, die Frucht zu pflücken, bevor sie vollreif ist. Der betörende Duft der Blüten ist im Winter wie im Sommer eine Freude.

Schnelle und einfache Gerichte

- Mischen Sie Zitronensaft unter Sprudelwasser als gesunde Alternative zu Limonaden & Co.
- Verrühren Sie Zitronensaft mit Olivenöl, Knoblauch, frischem Majoran, Salz und Pfeffer und marinieren Sie Huhn oder gehacktes Lammfleisch damit.
- Kombinieren Sie Zitronensaft und Olivenöl zu einem leichten Dressing.

Was Sie beim Kochen beachten sollten

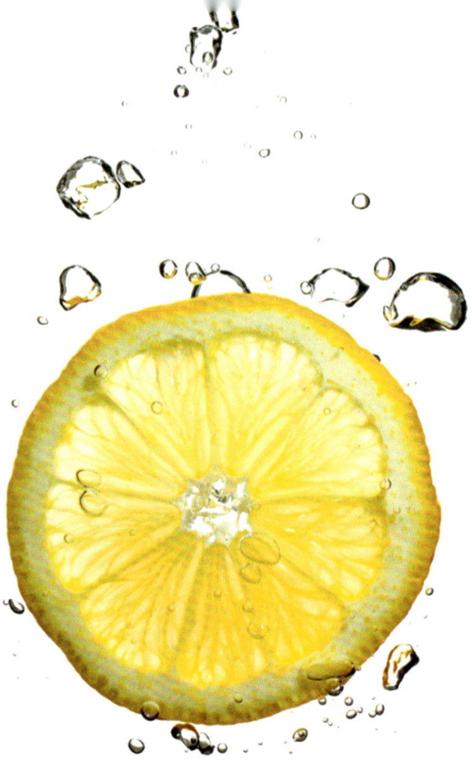

- Wärmen Sie die Frucht zwischen Ihren Handflächen, um so viel Saft wie möglich auszupressen.
- Verwenden Sie die (Bio-)Schale, in der Limonoide und Limonin konzentriert sind. Achten Sie darauf, die weiße Haut nicht mit zu reiben, wenn Sie die Schale verwenden, denn sie ist bitter.
- Probieren Sie einen Spritzer Zitronensaft als Aromaverstärker bei Fisch und Kichererbsengerichten.
- Verwenden Sie Zitronensaft, um aufgeschnittene Früchte wie Äpfel oder Artischocken am Oxidieren zu hindern.
- Schneiden Sie große Zitronen aus Sorrent in feine Scheiben, falls Sie welche ausfindig machen, und servieren Sie sie mit einem Hauch guten Olivenöls und etwas Meersalz als Beilage zu gegrilltem Fleisch.

Erdbeeren und Blaubeeren

Erdbeeren haben mehr Vitamin C als Zitronen und sind ein perfekter Genuss während der Schwangerschaft. In einer (in *Epidemiology* veröffentlichten) Studie hatten Frauen, die viele Vitamin-C-reiche Nahrungsmittel aßen, ein geringeres Risiko für eine Präeklampsie. Auch Blaubeeren sind unglaublich gesund während der Schwangerschaft. In Tests rangierten Kulturblaubeeren an vierter Stelle im Gehalt von Antioxidantien von Obst und Gemüse (wilde standen an zweiter); sie sind wirkungsvoller als Rotwein.

Gut für Sie und Ihr Baby

Erdbeeren und Blaubeeren sind ausgezeichnete Vitamin-C-Lieferanten und enthalten außerdem Mangan. Erdbeeren liefern zudem Jod und Kalium, große Mengen Folsäure plus B-Vitamine, Omega-3-Fettsäuren, Magnesium und Kupfer, während Blaubeeren zusätzlich Vitamin E haben. Erd- wie Blaubeeren sind gute Ballaststoffquellen. Die Phenolverbindungen der Anthocyane sind für die prächtigen Farben dieser Beeren und ihre zellschützenden antioxidativen Eigenschaften verantwortlich. 20 Erdbeeren genügen bereits, um eine erhöhte antioxidative Aktivität im Blut festzustellen. Phenole wirken außerdem entzündungshemmend.

Blaubeeren unterstützen das Gefäßsystem. Die darin enthaltene Ellagsäure und das Pektin sind gesund für den Magen-Darm-Trakt. Ihre Tannine schützen die Harnwege, denn sie wirken ähnlich wie Cranberrys gegen Entzündungen.

Werden Sie während der Schwangerschaft (und wenn möglich schon davor) zur Erdbeerliebhaberin. Eine einzige Portion von acht mittelgroßen Beeren liefert fast neun Prozent der täglich benötigten Folsäuremenge.

Einkaufstipps

Monster-Erdbeeren sind eher geschmacklos. Das meiste Aroma bieten »altmodische« Walderdbeeren, sie sind winzig, haben aber einen intensiven Geschmack.

Erdbeeren sind zwar das ganze Jahr über erhältlich, doch nichts kommt an den Duft einer Erdbeere heran, die während der Saison an Ort und Stelle gepflückt wurde. Pflücken Sie selbst auf Erdbeerfarmen. Kaufen Sie für den sofortigen Verzehr anstatt zum Aufbewahren. Nehmen Sie keine Schalen mit einer einzigen fauligen oder matschigen Frucht. Grüne Früchte schmecken immer sauer. Kaufen Sie Bio-Früchte, denn Erdbeeren gehören zu den am meisten pestizidbelasteten Nahrungsmitteln.

Reife Blaubeeren sind tief schwarzblau. Rot oder grün getönte schmecken sauer. Die Früchte werden mit der Zeit schrumplig, wählen Sie also glatte, pralle Beeren. Denken Sie daran, dass tiefgefrorene Blaubeeren die besten Nährstofflieferanten außerhalb der regionalen Erntezeit sind.

Schnelle und einfache Gerichte

- Mixen Sie Erdbeeren mit Joghurt und Banane zu einem Frühstücks-Smoothie.
- Vermischen Sie Blaubeeren mit cremigem griechischem Joghurt und einer ausgekratzten Vanilleschote.
- Füllen Sie Pfannkuchen mit Beeren und belegen Sie Waffeln damit.

Tipps zum Anbauen und Ernten

Erdbeeren sind so leicht in Pflanzbehältern anzubauen, dass es einen speziellen Topf dafür gibt. Achten Sie darauf, dass der Boden nährstoffreich und die Lage sonnig ist. Erdbeertöpfe sind so konzipiert, dass die Früchte nicht den Boden berühren. Beginnen Sie mit einer Schicht Scherben, füllen Sie dann bis zur ersten Löcherebene mit Komposterde auf. Setzen Sie eine Pflanze in jede Öffnung. Füllen Sie weiter bis zur nächsten Löcherebene mit Erde auf und wiederholen Sie den Vorgang, bis Sie oben ankommen. Stellen Sie den Topf an einen sonnigen Ort und gießen Sie.

Blaubeeren mögen saure Böden und große Behälter; halten Sie den Boden feucht. Schneiden Sie nicht-fruchttragende ältere (dunklere) Zweige im Winter aus.

Pflanzen Sie frühe und späte Sorten, um fortlaufend Früchte ernten zu können. Selbstbefruchtende Blaubeeren sind unverzichtbar, wenn Sie keinen Platz für verschiedene Sorten haben. Die Pflanzen sind sehr ergiebig, Sie können wochenlang Beeren pflücken.

Ernten Sie die Erdbeeren, sobald sie reif sind, sonst holen sie sich die Vögel. Blaubeeren sind für diese dagegen weniger attraktiv, am Busch befestigte CDs schrecken sie ab. Blaubeeren sind fertig, wenn sie dunkel und fest sind und einen silbrigen Schimmer haben.

Erdbeeren

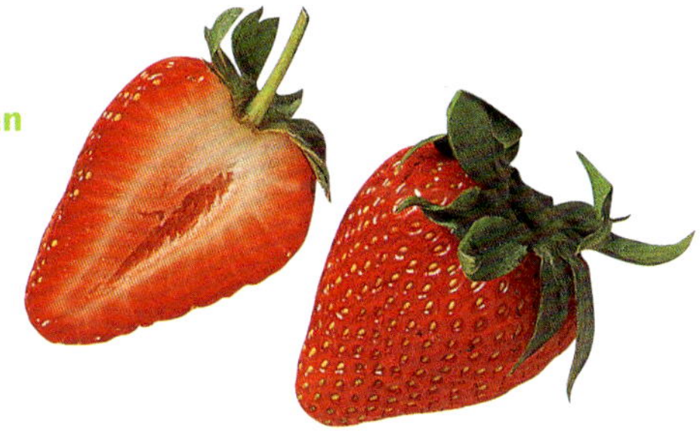

Blaubeeren

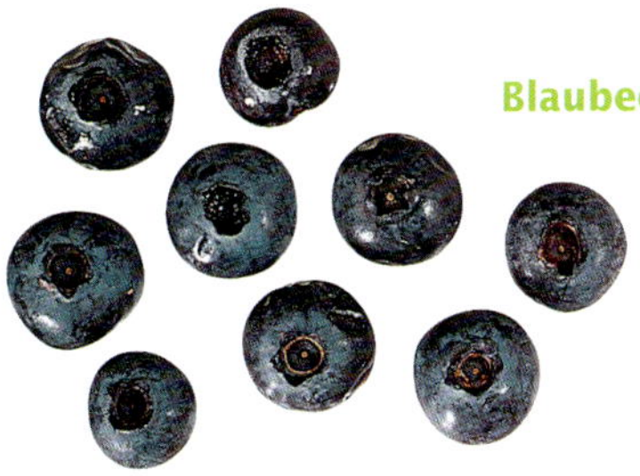

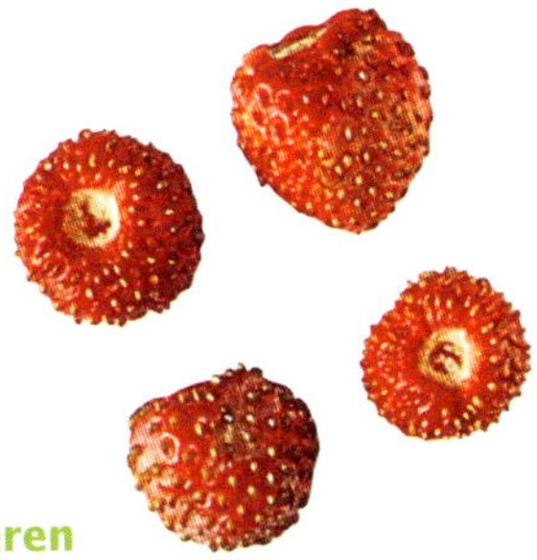

Walderdbeeren

Was Sie beim Kochen beachten sollten

- Essen Sie die Beeren roh – Anthocyane gehen bei allen Verarbeitungsmethoden außer Einfrieren verloren – und so frisch wie möglich; durch Lagern schwinden die Folsäure und das Vitamin C.
- Je reifer die Beere ist, desto höher ist der Gehalt an Antioxidantien.
- Waschen Sie Blaubeeren nicht, wenn Sie die Bezugsquelle kennen und darauf vertrauen, dass sie biologisch und selbst angebaut sind, denn das beschädigt sie.
- Verstärken Sie das Aroma von Erdbeeren mit einem Hauch frisch gemahlenem schwarzem Pfeffer.
- Fügen Sie einen Spritzer Zitronensaft hinzu, um das fruchtige Aroma von Beeren zu intensivieren.

Energiedrink für die Wehen

Blaubeeren sind eine einheimische amerikanische Pflanze. Schon die Indianer brauten einen Tee aus den Pflanzenwurzeln, um die Geburt zu beschleunigen. Versuchen Sie das nicht mit ihren eigenen Wurzeln, es ist wahrscheinlich nicht die richtige Sorte. Trinken Sie stattdessen während der Wehen dieses süße Stärkungsgetränk, um Ihre Energiereserven aufzufüllen und gegen Dehydrierung, Übelkeit und Kopfschmerzen vorzubeugen.

250 g Blaubeeren
Saft einer halben Zitrone
1-2 Esslöffel Honig

Zupfen Sie die Blaubeeren ab und geben Sie sie in einen Topf. Kochen Sie sie bei schwacher Hitze, bis sie ihren Saft abgeben. Schütten Sie sie in einen Mixer, geben Sie Zitronensaft und Honig hinzu, überprüfen Sie die Süße (fügen Sie mehr Honig hinzu, falls nötig) und servieren Sie das Ganze auf gestoßenem Eis, nach Belieben aufgefüllt mit Wasser.

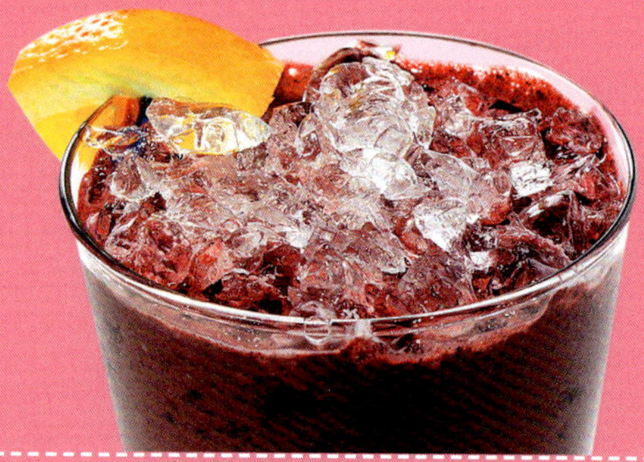

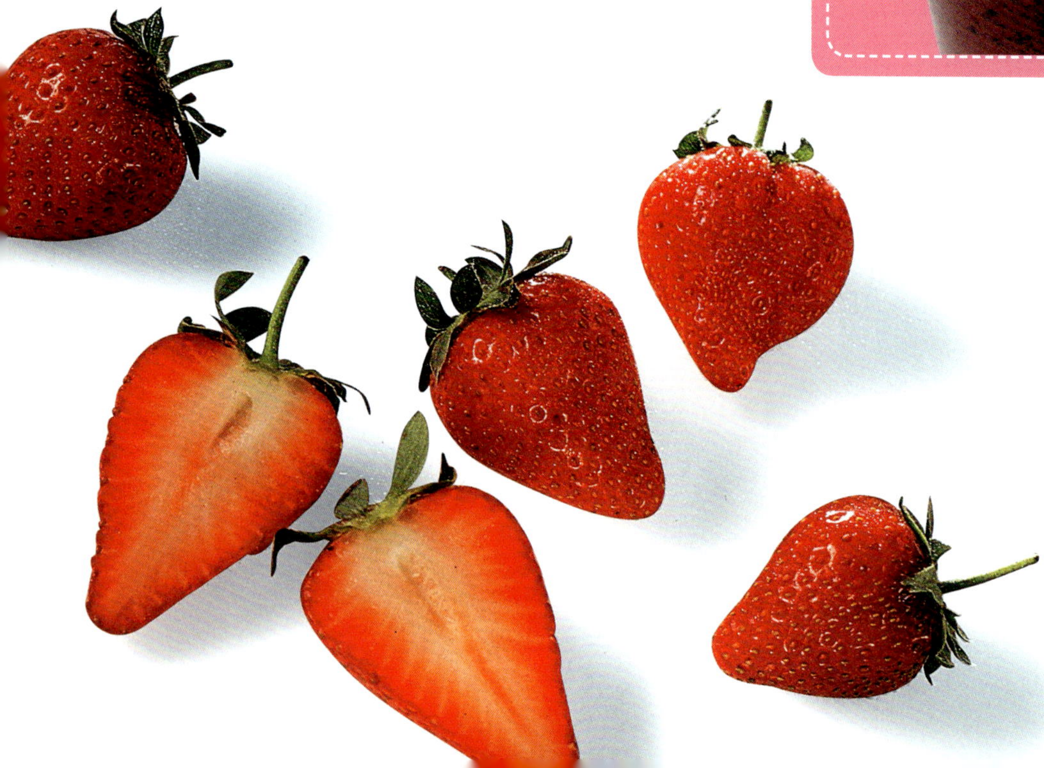

Einen Ingwersirup zubereiten

In der traditionellen chinesischen, indischen und arabischen Medizin wurde diese Wurzel seit alters her zur Behandlung von Übelkeit und Erbrechen geschätzt – und moderne klinische Versuche haben bewiesen, dass sie in der Schwangerschaft unbedenklich und wirksam ist. Eine köstliche Methode, um dieses Heilmittel einzunehmen, besteht darin, ein wenig Sirup davon in ein Getränk oder ins Frühstück zu geben. Sie benötigen eine sterilisierte Flasche mit Verschluss.

Sie brauchen:

- 250 g frischen Ingwer
- 1 ungewachste Bio-Zitrone
- 250 g Muscovado-Zucker (alternativ brauner Rohrzucker)

1. Waschen Sie den Ingwer, reiben Sie die Wurzel dann fein in einen großen Topf (lassen Sie die Schale dran). Reiben Sie die Zitronenschale in den Topf (oder benutzen Sie einen Zestenreißer), pressen Sie dann den Saft aus. Fügen Sie den Zucker und 750 ml Wasser hinzu.

2. Lassen Sie alles aufkochen und rühren Sie um, bis der Zucker sich aufgelöst hat. Lassen Sie es dann bei mittlerer Hitze ohne Deckel ca. 30 Minuten köcheln, bis der Sirup eingedickt und etwas reduziert ist.

3. Passieren Sie die Flüssigkeit durch ein Tuch oder ein feines Sieb, um den Ingwer und die Zitronenschale zu entfernen, gießen Sie sie anschließend in eine Flasche und schließen Sie den Deckel. Lassen Sie sie vollständig abkühlen und bewahren Sie sie dann bis zu 2 Wochen im Kühlschrank auf.

4. Geben Sie ein wenig von dem Sirup in heißen oder kalten Tee (mit oder ohne Milch) oder geben Sie 1–2 Esslöffel in ein Glas und füllen Sie es mit Sprudelwasser auf. Benutzen Sie ihn beim Frühstück zum Süßen eines Naturjoghurts oder gießen Sie ihn über Waffeln und Arme Ritter.

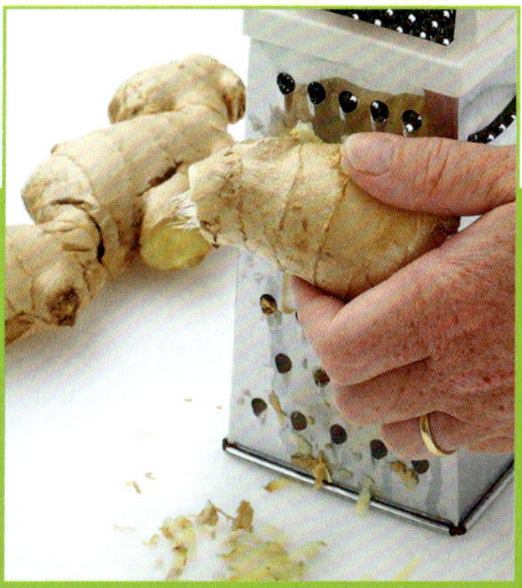

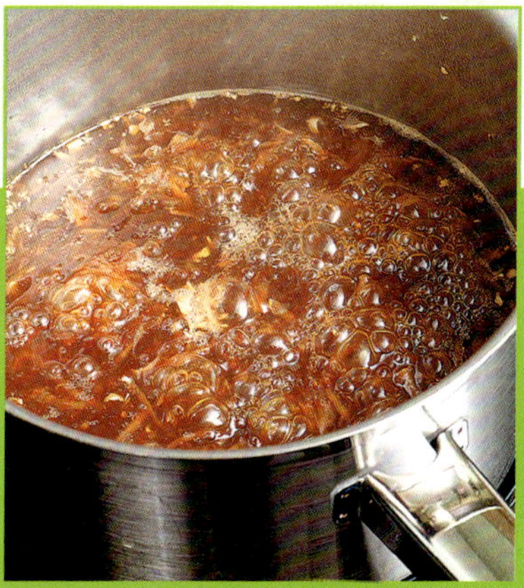

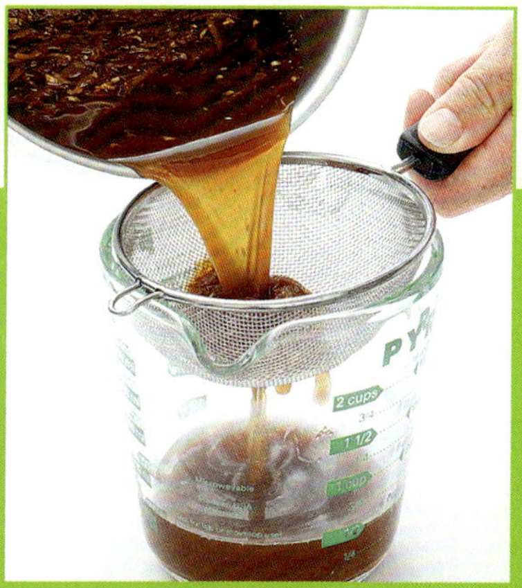

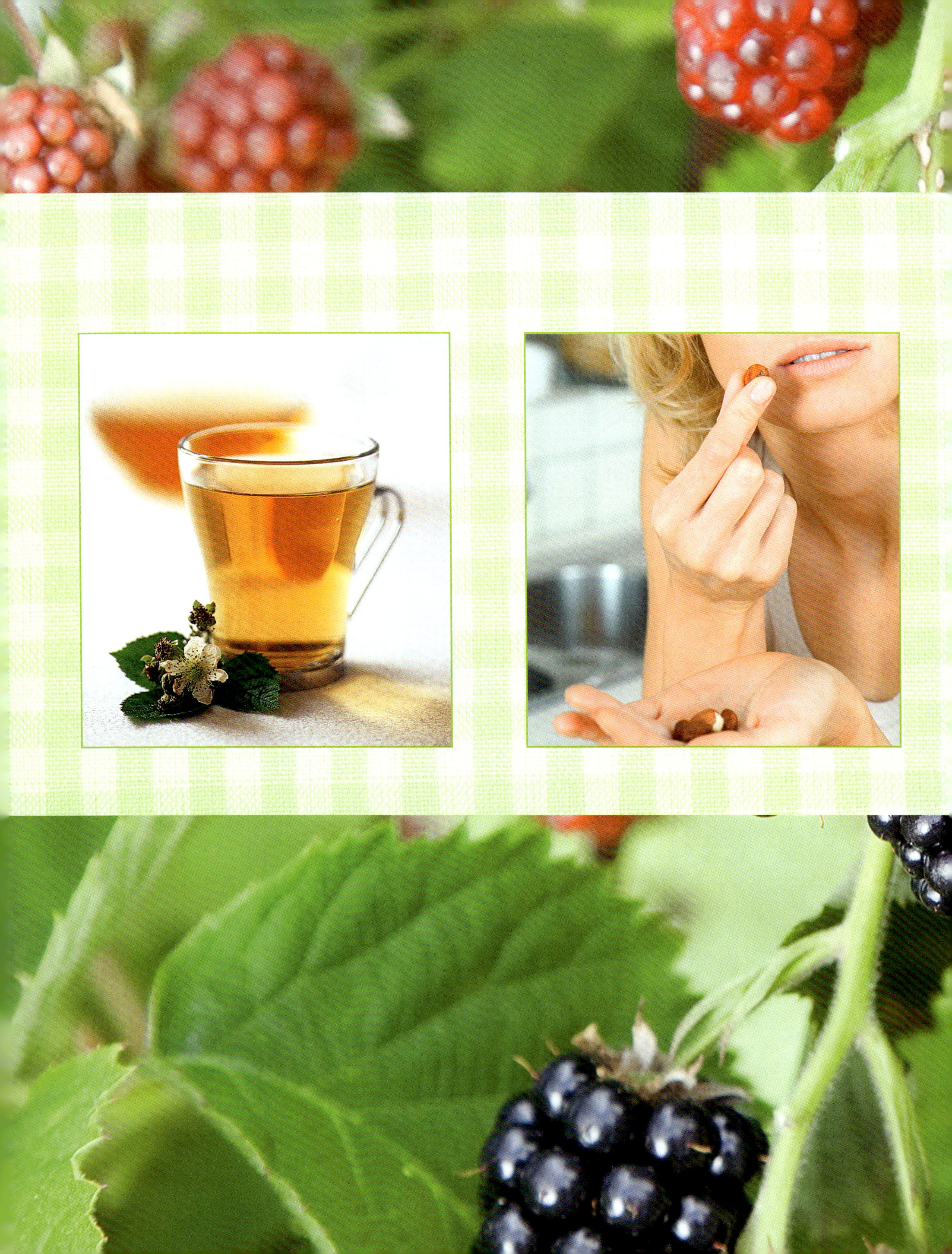

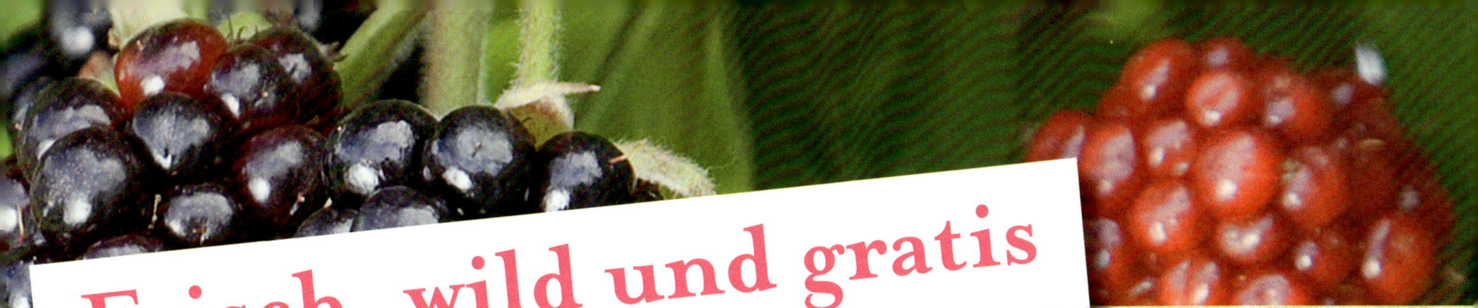

Frisch, wild und gratis

Vor Ihrer Haustür verstecken sich frische Nahrungsmittel voller Nährstoffe und bioaktiver Wirkstoffe, die traditionell als Stärkungsmittel in der Schwangerschaft verwendet wurden. Es ist daher höchste Zeit, dass Sie Ihre Einstellung ändern: Lassen Sie Brennnesseln und Dornengestrüpp herein und hören Sie auf, Löwenzahn aus dem Rasen zu stechen.

Brennnesseln
▪
Löwenzahn
▪
Haselnüsse
▪
Brombeeren

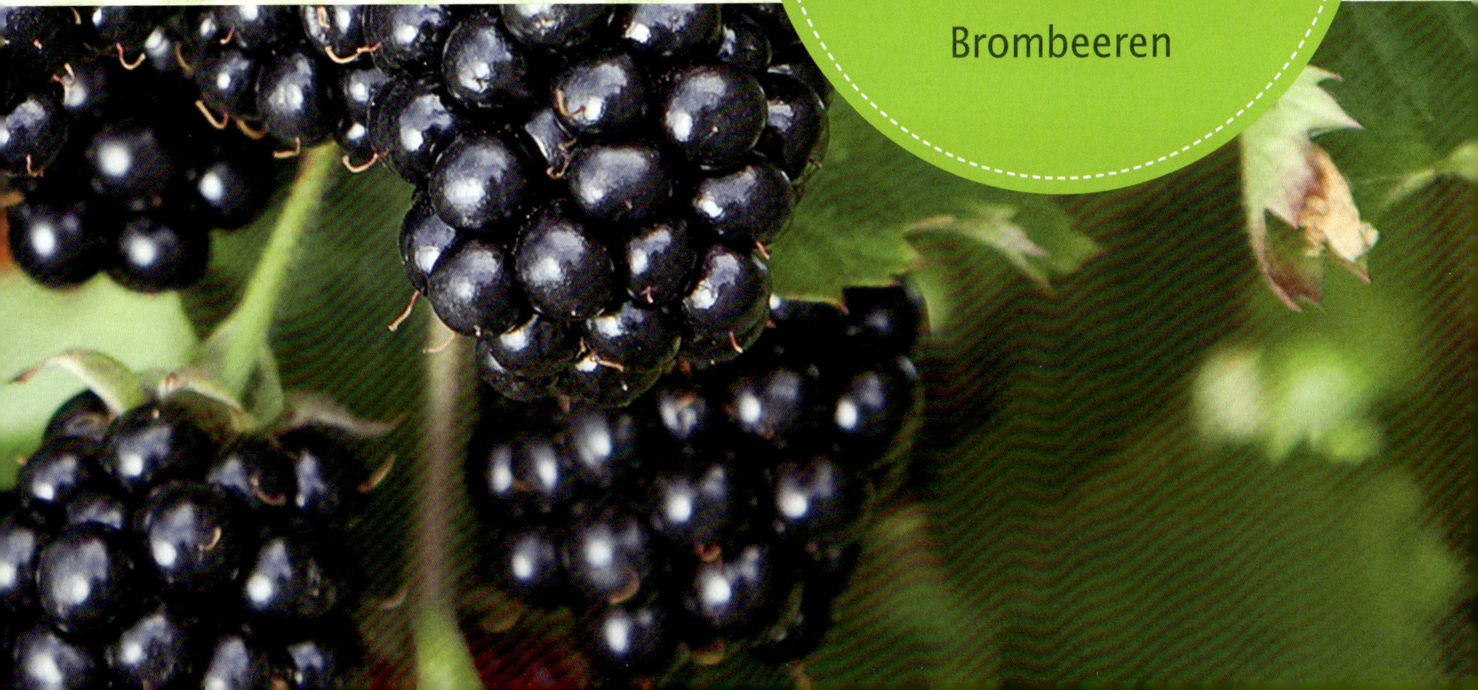

Brennnesseln

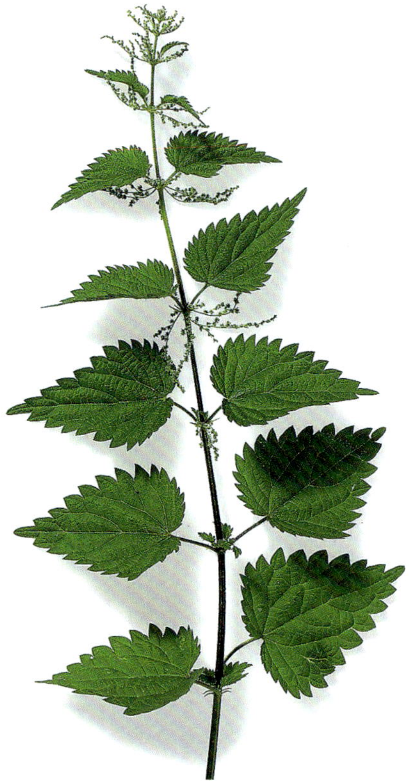

Brennnesseln gehören, obwohl als Nahrungsmittel vernachlässigt, zu den nährstoffreichsten Pflanzen der Natur und sind ein traditionelles Schwangerschaftsheilmittel, das von vielen Naturheilkundlern und Hebammen empfohlen wird. Brennnesseln werden jedoch von der »Datenbank für Naturmedizin« in den Vereinigten Staaten als »wahrscheinlich bedenklich« während der Schwangerschaft eingestuft, sprechen Sie also vor dem Verzehr mit Ihrer Hebamme oder Ihrem Arzt und konsultieren Sie einen Kräuterkundler bezüglich spezieller Beschwerden. Heben Sie sich dieses wertvolle Kraut im Zweifelsfall für die Zeit nach der Geburt auf, wenn es beim Kräftetanken, Reinigen und dem Aufbau eines guten Milchflusses hilft.

Sehen Sie sich nach 100 Prozent Bio-Brennnesseltee oder Schwangerschaftsteemischungen auf Brennnesselbasis um, wenn Sie lieber nicht selbst Brennnesseln pflücken wollen.

Gut für Sie und Ihr Baby

Brennnesseln enthalten die am leichtesten verwertbare pflanzliche Form von Eisen und außerdem Vitamin C, das ebenfalls die Eisenresorption fördert. Sie liefern Kalium, Kalzium und das knochenfördernde Beta-Carotin sowie Vitamin K plus das Spurenelement Boron, das die Knochen bei der Kalziumspeicherung unterstützt. Die Blätter sind extrem eiweißreich.

Brennnesseln wirken entwässernd (vielleicht aufgrund der enthaltenen Flavonoide und des Kaliums) und können bei Anfälligkeiten für Harnwegsinfektionen oder Wassereinlagerungen hilfreich sein. In Untersuchungen linderten Brennnesseln Heuschnupfen- und Allergiesymptome, sie reduzierten den Schnupfen und milderten Juckreiz. Die Pflanze kann lokal umgrenzte Blutungen stillen und wird von Kräuterheilkundigen zur Behandlung von Hämorrhoiden und zur Vorbeugung gegen schwere Blutungen verwendet. Sie scheint auch bei der Behandlung von Magen-Darm-Problemen wirksam zu sein. Brennnesseln sind ein traditionelles Schmerzmittel während der Geburt (sie beeinflussen die Art der Schmerzübertragung im Körper). Danach helfen sie, wieder zu Kräften zu kommen, und fördern die Milchproduktion.

Verwenden Sie nie konzentrierte Extrakte. Brennnesseln stimulieren die Menstruation und können eine Fehlgeburt begünstigen. Vermeiden Sie Brennnesseln, wenn Sie blutverdünnende Medikamente oder Diuretika, Medikamente gegen Bluthochdruck, Diabetes oder entzündungshemmende Mittel einnehmen.

Eisenreicher Stilltee

Trinken Sie diesen Tee nach der Geburt. Brennnesseln und Hagebutten sind reich an Eisen, und das Vitamin C der Hagebutte fördert dessen Aufnahme. Pfefferminze verleiht noch mehr Geschmack.

1 Beutel Bio-Brennnesseltee
1 Beutel Bio-Hagebuttentee
1 Beutel Pfefferminztee

Legen Sie die Teebeutel in eine Kanne und gießen Sie 500 ml kochendes Wasser darüber. Lassen Sie alles 10 Minuten ziehen, trinken Sie es anschließend mit Honig gesüßt.

Schnelle und einfache Gerichte

- Mischen Sie Brennnesseln mit Fetakäse, Rosinen und Pinienkernen in einen Pastetenteig.
- Geben Sie 20 g getrocknete Blätter in eine Teekanne und übergießen Sie sie mit 500 ml kochendem Wasser, um einen Tee zuzubereiten; lassen Sie den Aufguss 10 Minuten ziehen. Oder geben Sie 1 Teelöffel getrocknete Blätter in ein Teesieb in einen Becher, gießen Sie kochendes Wasser darüber und lassen Sie es 5 Minuten ziehen. Brennnesseln sind harntreibend, trinken Sie also ein Glas Wasser zum Tee.

Erntetipps

Brennnesseln wachsen jedes Jahr an der gleichen Stelle wieder. Suchen Sie im Frühling an feuchten, schattigen Orten mit fruchtbarem Boden einschließlich Flussufern danach. Die Pflanzen können im Herbst neu austreiben. Als Heilpflanze wird Urtica dioica, die Große Brennnessel, verwendet: Sie können sie an ihren vielen winzigen scharfen Härchen am Stängel und an der Unterseite der Blätter erkennen.

Pflücken Sie im Frühjahr junge Triebe (bis zu 15 cm Höhe) vollständig ab, um sie als Gemüse zu verwenden. Für einen Tee pflücken Sie nur die jungen Blätter (reißen Sie sie nach unten weg), bevor die Pflanze ein paar Wochen später zu blühen beginnt. Lassen Sie sie nach der Blüte stehen und machen Sie einen Bogen um Pflanzen an vielbefahrenen Straßen, die von Feinstaub belastet sein könnten. Ziehen Sie dicke Handschuhe an. Vorsicht: Die Haare können durch dünne Baumwolle durchstechen. Schneiden Sie mit einer Küchenschere. Um die Blätter zu trocknen, hängen Sie den ganzen Strunk an einen trockenen, luftigen Ort, bis sie verdorrt sind, und bewahren Sie sie dann an einer kühlen, dunklen Stelle in luftdicht verschlossenen Behältern auf.

Was Sie beim Kochen beachten sollten

- Machen Sie sich keine Sorgen wegen der Härchen, sie werden beim Kochen oder Trocknen zerstört.
- Waschen Sie die Blätter gründlich, um Erde und Ungeziefer zu entfernen.
- Kochen Sie die Stängel mit, solange die Pflanzen jung sind.
- Essen Sie nur junge Blätter; sie werden mit der Zeit bitter und faserig. Tragen Sie Handschuhe zum Schneiden frischer Blätter.
- Dämpfen Sie die Blätter im Waschwasser; mehr Wasser zerstört Nährstoffe und Geschmack.
- Verwenden Sie junge Blätter in warmen Gerichten wie Spinat oder Grünkohl. Probieren Sie eine Brennnessel-Lasagne oder Gnocchi mit Brennnesseln und kochen Sie dabei nach einem Spinatrezept.
- Ersetzen Sie das Basilikum im Pesto durch blanchierte, kleingehackte Brennnesseln.
- Geben Sie eine Zitronenscheibe in den Brennnesseltee und sehen Sie zu, wie er sich rosa verfärbt!

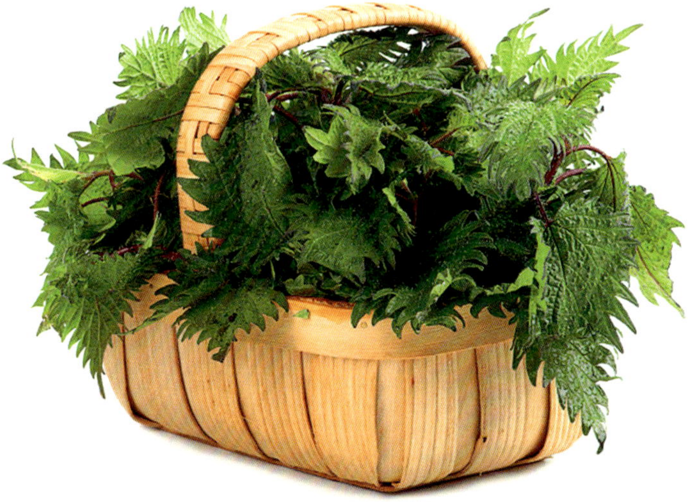

Löwenzahn

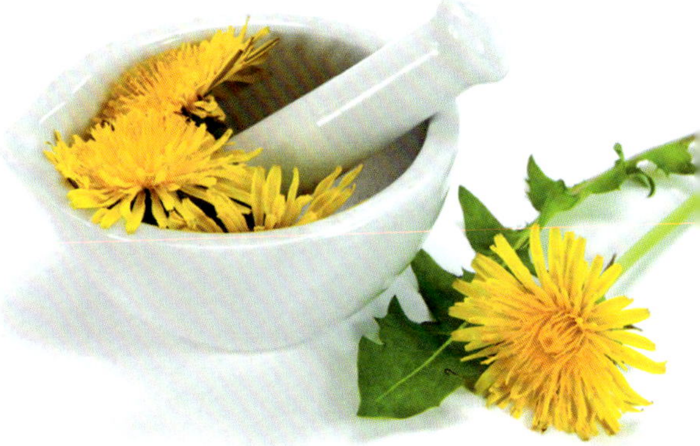

Obwohl sie als unausrottbare Pest gelten, verleihen die nussig schmeckenden jungen Blätter Salaten eine herzhafte Geschmacksnuance. Sie können Löwenzahnkaffee probieren, wenn Sie normalen oder entkoffeinierten Kaffee einschränken wollen. Er wird aus der gerösteten Wurzel hergestellt.

Schnelle und einfache Gerichte

- Probieren Sie frische Blätter in einem dünn geschnittenen Vollkornsandwich mit Butter, Dressing und einem Spritzer Zitronensaft.
- Machen Sie einen Salat aus frischen Löwenzahnblättern, einem hartgekochten Ei und rohem Schinken. Geben Sie eine warme Vinaigrette darüber.
- Dämpfen Sie die Blätter und servieren Sie sie mit Knoblauch oder etwas Muskatnuss als Gemüse.
- Für einen Tee geben Sie einen Teelöffel getrocknete Blätter in ein Teesieb in einem Becher, gießen Sie kochendes Wasser darauf und lassen Sie den Aufguss 5 Minuten ziehen.

Erntetipps

Pflücken Sie die Blätter jung, bevor die Pflanze blüht, um sie zu essen; ältere Blätter sind härter und bitterer.

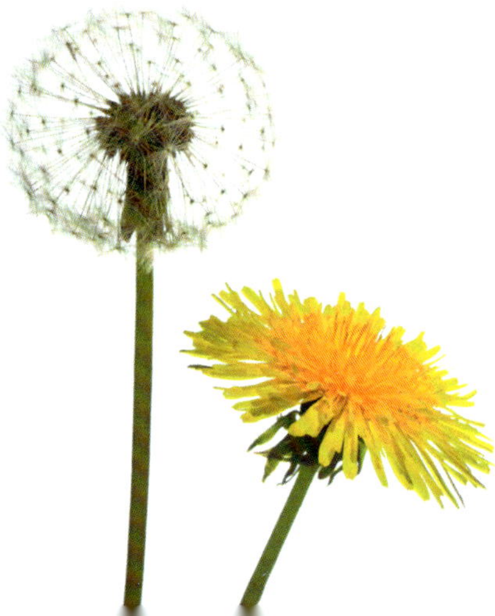

Gut für Sie und Ihr Baby

Löwenzahn ist ein guter Lieferant von Kalium, Eisen, Kalzium, Zink, Beta-Carotin – er enthält mehr davon als Karotten – sowie Vitamin B, C und D. Die Pflanze wirkt entwässernd (ohne wie konventionelle Medikamente einen Kaliumverlust zu fördern) und ist ein mildes Abführmittel. Naturheilkundler verwenden Löwenzahnextrakt zur Verdauungsförderung, zum Aufbau einer gesunden Darmflora und zur Appetitstimulierung. Er kann außerdem den Blutzuckerspiegel regulieren. In der Schwangerschaft können Sie ihn gegen morgendliche Übelkeit und bei Verdauungsbeschwerden nehmen, aber sprechen Sie zuvor mit Ihrem Arzt oder Ihrer Hebamme. Die Pflanze unterstützt die Leberfunktion und wird auch zur Behandlung von Bluthochdruck eingesetzt. Suchen Sie in Kräuterläden nach dem botanischen Namen Taraxacum officinale und Teebeuteln aus biologischem Anbau. Genießen Sie Löwenzahn in maßvollen Mengen, denn er hat einen hohen Vitamin-A-Gehalt. Meiden Sie ihn, wenn Sie gegen die Gänseblümchenfamilie oder Jod allergisch sind.

Was Sie beim Kochen beachten sollten

- Waschen Sie die Blätter gründlich, um Erde und Ungeziefer zu entfernen.
- Zupfen Sie die Blätter wie Blattsalat klein, damit die Ränder nicht oxidieren.

Haselnüsse

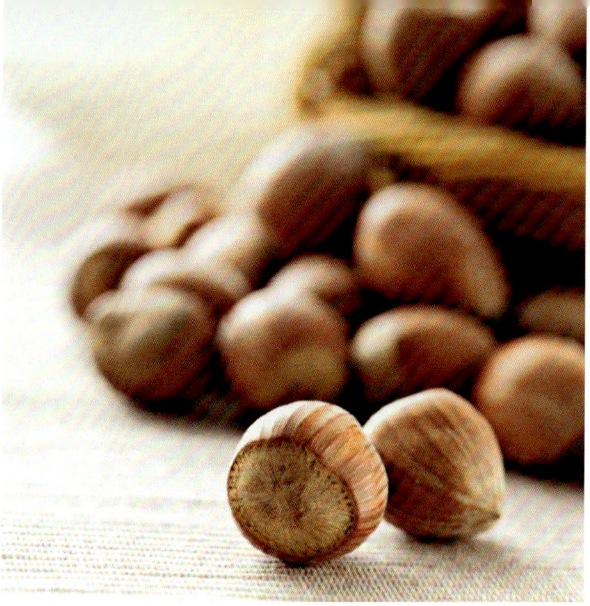

Diese baumartigen Sträucher wachsen wild in Europa und den Vereinigten Staaten. Haselnüsse sind uralte Symbole für Fruchtbarkeit, vielleicht weil sie die ersten Sträucher sind, die im Frühling zu neuem Leben erwachen und deren Früchte im Winter gegessen werden können. Viele Blütenkätzchen verheißen einem englischen Sprichwort zufolge viele Babys. Machen Sie während der Blütezeit einen Spaziergang und merken Sie sich, wo Sie im Herbst mühelos Ihre Nüsse sammeln können.

Gut für Sie und Ihr Baby

Haselnüsse gehören zu den besten Vitamin-E-, Mangan- und Kupferlieferanten und enthalten bemerkenswerte Mengen an B-Vitaminen und Folsäure sowie Phosphor, Magnesium und Eisen. Sie haben mehr Folsäure als alle anderen Baumnüsse und versorgen uns mit Proteinen und Ballaststoffen. Haselnüsse enthalten Proanthocyanidine – mehr als alle anderen Baumnüsse –, die die Blutgerinnung verbessern und das Risiko für Harnwegsinfektionen reduzieren. Haselnüsse sind darüber hinaus sehr gute Fettlieferanten: Fast 75 Prozent davon sind einfach ungesättigte Fettsäuren, und sie haben mit den niedrigsten Anteil an gesättigten Fetten unter allen Nüssen (weniger als vier Prozent). Ihr Öl wird wegen seiner feinen Konsistenz und seines süßen Geruchs beim Massieren geschätzt (machen Sie zuvor einen Test, wenn Sie an Nussallergien leiden).

Erntetipps

Beginnen Sie im Spätsommer mit dem Einsammeln, damit Sie die Nüsse vor den Eichhörnchen ergattern. Schlendern Sie an Hecken entlang und halten Sie auf dem Boden Ausschau nach herabgefallenen Nüssen. Dann sind sie erntereif. Ziehen Sie Äste mit einem Stock nach unten, um die Nüsse leichter sammeln zu können (steigen Sie nicht auf Leitern).

Alternativ können Sie sie im Sommer auf Bauernmärkten oder im Supermarkt finden, wo sie »grün« erhältlich sind und so saftig schmecken wie Erbsen in der Schote, oder im Herbst und Winter, wenn sie hart und trocken verkauft werden. Grüne Nüsse haben eine Art gerüschte Krause an der Oberseite – die frischesten sehen feucht aus. Ganze ungeschälte Haselnüsse halten länger frisch als Nüsse ohne Schale. Bewahren Sie sie an einem kühlen, trockenen Ort in einem luftdichten Behälter auf – Licht lässt das Fett ranzig werden und Feuchtigkeit führt zu Oxidation.

Was Sie beim Kochen beachten sollten

- Die natürliche Süße von Haselnüssen kommt durch Rösten stärker zur Geltung. Verteilen Sie die Nüsse mit der Haut gleichmäßig auf einem Backblech und rösten Sie sie etwa 10 Minuten bei 180 °C. Rütteln Sie sie dabei gelegentlich. Um die Häute zu entfernen, die bitter sein können, wickeln Sie die Nüsse ein paar Minuten in ein Geschirrtuch und rubbeln dann die Haut ab.
- Mischen Sie sie kleingehackt ins Müsli oder geben Sie sie auf Joghurts und Eis.
- Kombinieren Sie Haselnüsse mit dunkler Schokolade – das ist eine erprobte Geschmackskombination.
- Mischen Sie gehackte Haselnüsse unter Plätzchen- und Kuchenteig.
- Mahlen Sie sie (oder kaufen Sie sie gemahlen) und ersetzen Sie damit Mehl in Kuchen, oder verdicken Sie Wintereintöpfe und Suppen damit.

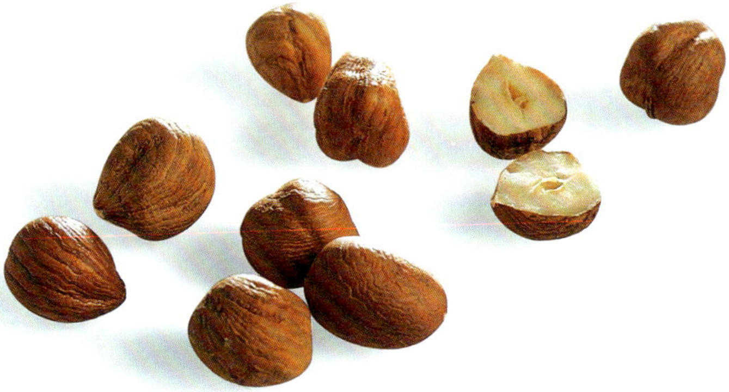

Schnelle und einfache Gerichte

- Rösten Sie die Nüsse und mischen Sie sie in einen Salat aus jungen Spinatblättern und Birnenscheiben.
- Peppen Sie gekochten Reis mit einer Handvoll Nüsse auf, die Sie mit gehackten Zwiebeln, Pilzen und Sellerie in etwas Butter, Pflanzen- oder Haselnussöl gegart haben.
- Servieren Sie weißen oder grünen Spargel mit einer Soße aus gerösteten und kleingehackten Haselnüssen, Haselnussöl, Zitronensaft, Salz und Pfeffer. Streuen Sie geriebenen Parmesan darüber.

Brombeeren

Brombeeren sind das ultimative Gratisnahrungsmittel – sie wachsen in Unmengen und lange Zeit im Jahr wild und können als Nahrungsmittel während der Schwangerschaft wertvoller sein als viele hochgepriesene Anbauerzeugnisse und Produkte, die um die halbe Welt geflogen werden. Ein Spaziergang im Frühsommer ist eine gute Methode, um spätere Pflückorte auszukundschaften – halten Sie nach rosa-weißen Blüten Ausschau.

Kultursorten sind nicht so aromatisch und so herb im Geschmack wie wilde Brombeeren. Einmal geerntet, können sie nur sehr kurz gelagert werden (einen Tag etwa), deshalb ist es besser, sie selbst zu pflücken und am gleichen Tag zu essen bzw. einzufrieren (die Nährstoffe gehen dabei nicht verloren).

Brombeeren gehören zu den Rosengewächsen und mit zu den gesündesten Nahrungsmitteln während der Schwangerschaft.

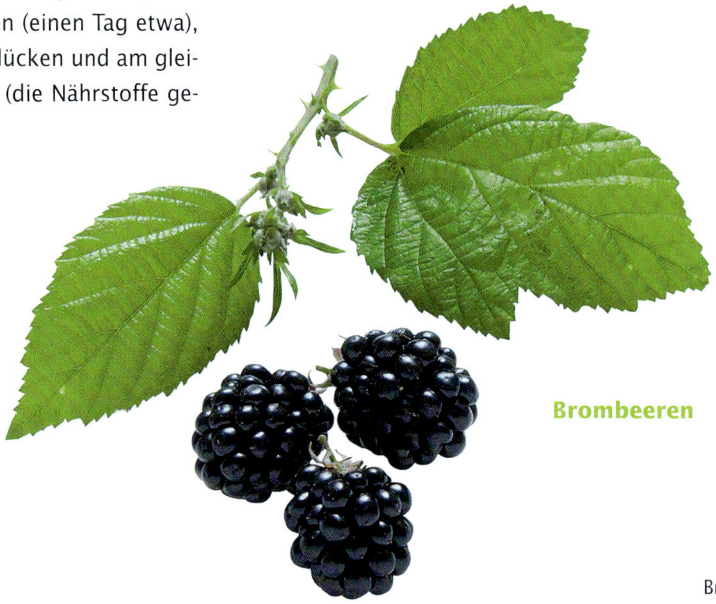

Brombeeren

Gut für Sie und Ihr Baby

Brombeeren sind ausgezeichnete Lieferanten von Vitamin C und E, Beta-Carotin, Kalium und Kalzium und enthalten mehr Folsäure als die meisten Früchte, abgesehen von Erdbeeren. Sie haben auch mit den höchsten Ballaststoffanteil (bis zu 20 Prozent des Gewichts). Die purpurschwarze Farbe weist auf die Anwesenheit von Anthocyanen hin, eine der vielen gesunden Bestandteile der Frucht (Brombeeren haben am meisten von allen Beeren davon). Sie liefern weiter die gegen Viren und Bakterien wirksame Ellagsäure, die auch durch Erhitzen nicht zerstört wird. Diese machtvollen Antioxidantien sind gut für das Gefäßsystem und haben entzündungshemmende Eigenschaften.

Brombeerkonzentrat ist ein traditionelles Heilmittel gegen rauen Hals und Atemwegserkrankungen, und ein Tee aus den Blättern wird von indianischen Stämmen gegen Erbrechen eingenommen.

Erntetipps

Man kann die Früchte von der Sommermitte bis erstaunlich spät in den Herbst ernten. Eine Beere ist reif, wenn sie sich leicht von dem weißen Fruchtansatz lösen lässt. Tragen Sie zum Schutz vor Kratzern immer dicke Handschuhe und lange Ärmel.

Schnelle und einfache Gerichte

- Geben Sie gezupfte und halbierte Brombeeren in einen Mixer und pürieren Sie sie. Passieren Sie das Püree durch ein feines Sieb, um die Samen zu entfernen. Rühren Sie nach Belieben Puderzucker unter und geben Sie das Püree auf Eis und Pfannkuchen.
- Mischen Sie leicht gesüßte Brombeeren und zerbrochene Baiserstückchen für ein schnelles Dessert unter Schlagsahne.

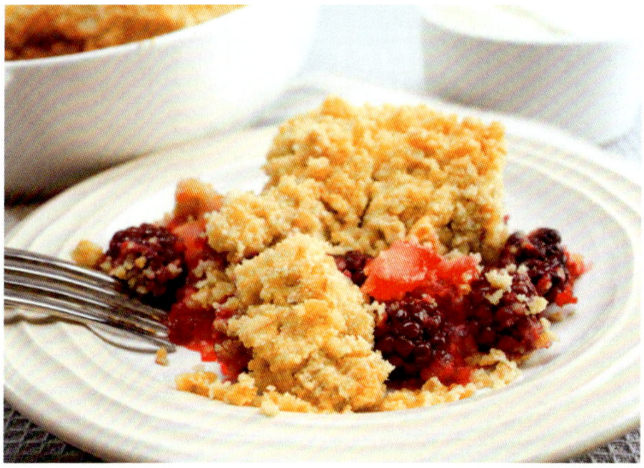

Was Sie beim Kochen beachten sollten

- Die erste Beere an der Ranke schmeckt am besten; verwenden Sie die folgenden zum Kochen und die letzten für Marmelade.
- Geben Sie eine pektinreiche Frucht wie Äpfel, Zitronen oder Himbeeren hinzu, wenn Sie Marmelade oder Gelee kochen, das hilft beim Gelieren.
- Bereiten Sie zur Bekämpfung von Erkältungen und Halsschmerzen einen Sirup aus Brombeeren.
- Verwenden Sie Brombeeren freigiebig in Nachspeisen und Marmeladen. Denn Vitamin E und Ballaststoffe werden durch Erhitzen nicht zerstört.
- Kombinieren Sie die Herbheit gewinnbringend mit Äpfeln.
- Frieren Sie kleine Beutel ein – genug, um in einem Crumble oder einer Tarte die Aromen (und Nährstoffe) der Erntezeit im Winter wieder lebendig werden zu lassen.

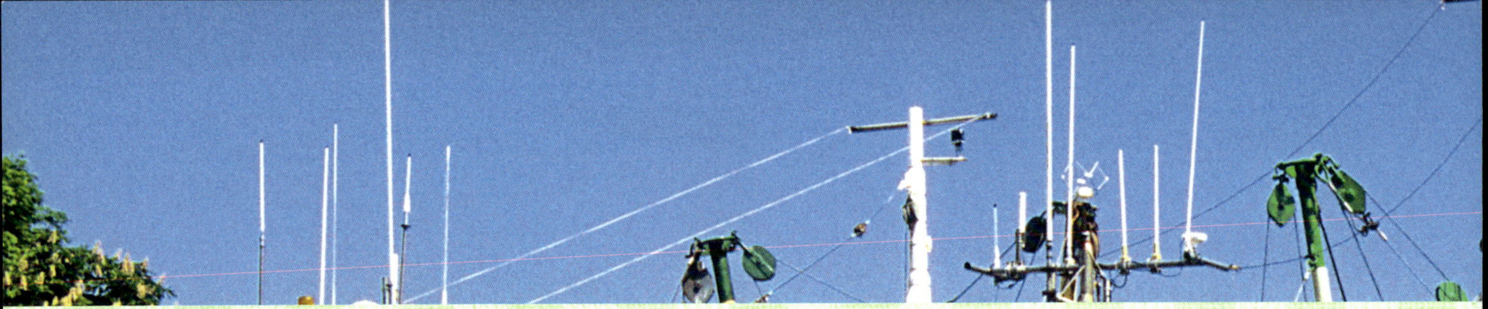

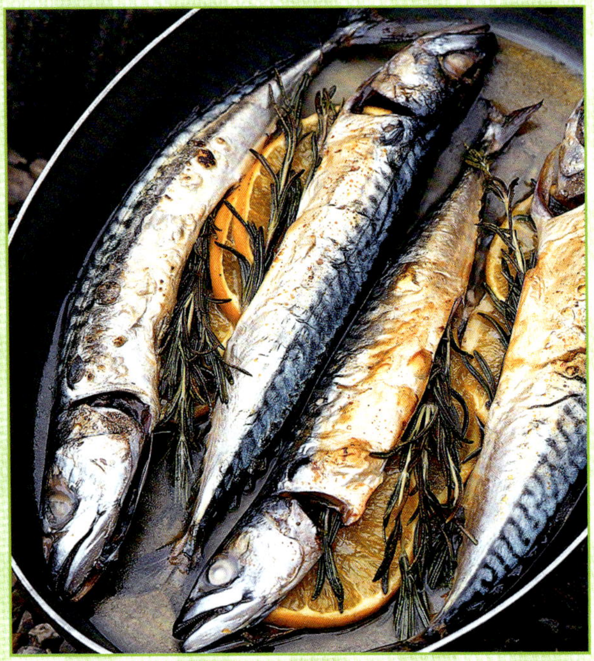

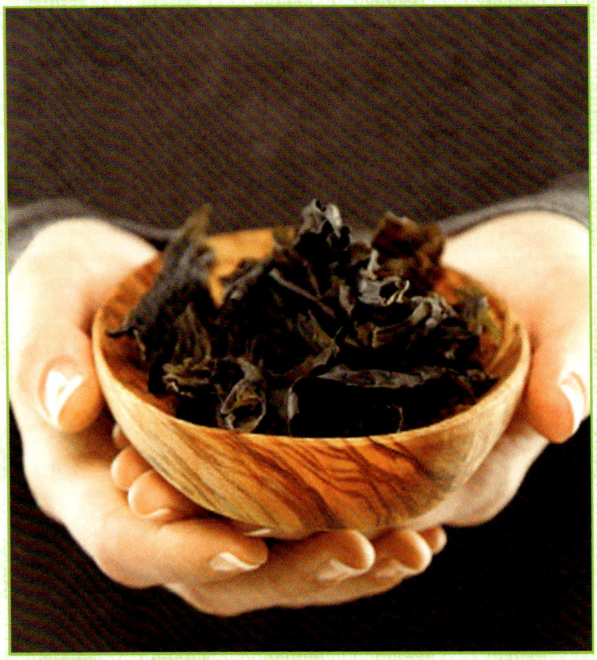

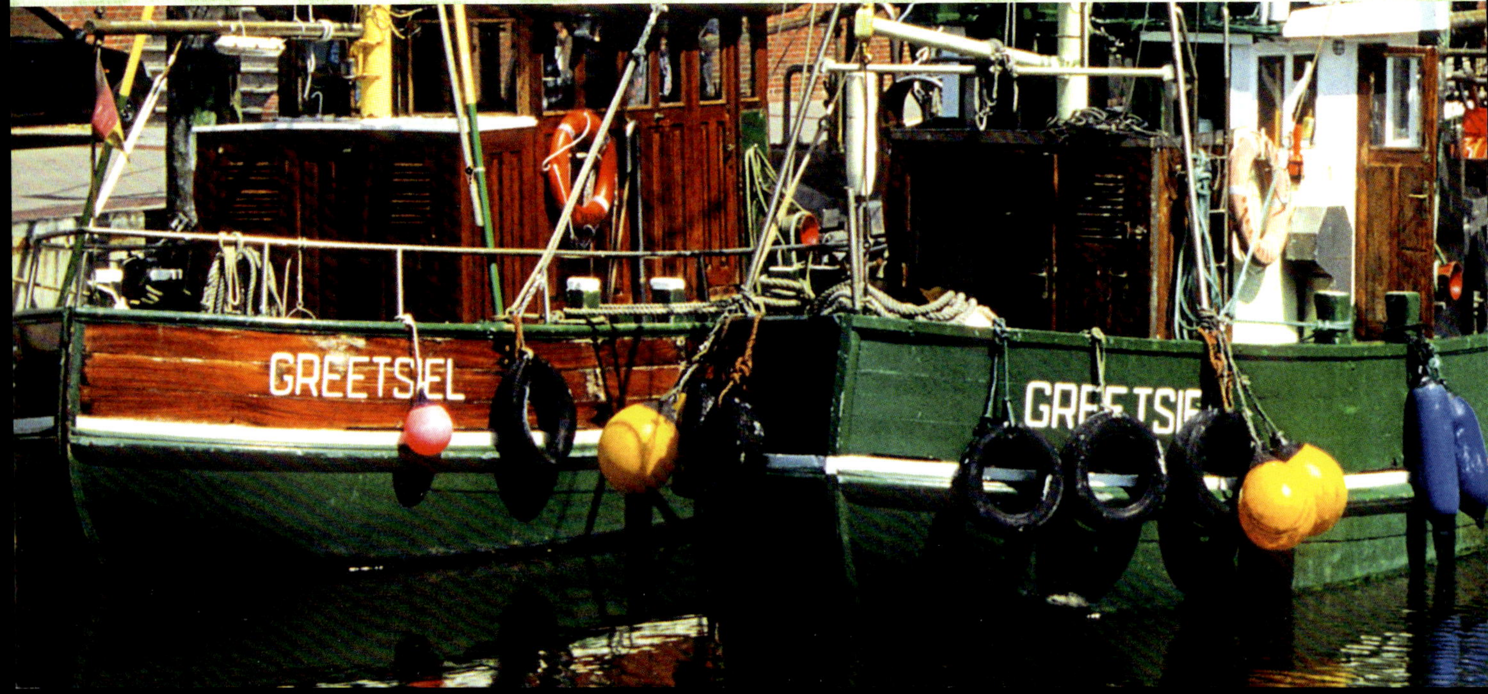
GREETSIEL

Gutes aus Meer und See

Fisch und andere Meeresfrüchte sind besonders gesund während der Schwangerschaft, weil sie reich an Omega-3-Fettsäuren sind – den Bausteinen für das Gehirn, die Augen und das Nervensystem Ihres Kindes. Auch Algen, ein weiteres Produkt der Meeresküste, sind wegen ihres reichen Gehalts an Vitaminen und Mineralien einschließlich Jod gut und wichtig für die Gehirnentwicklung. Freunden Sie sich mit einem Fischhändler an, der am sichersten weiß, welcher Fisch von Monat zu Monat am besten geeignet ist und wie man ihn zubereitet. Oder erkundigen Sie sich nach Fischlieferanten, dem stressfreiesten Weg von der Angel zum Teller.

Fetter Fisch
▪
Meeresfrüchte
▪
Algen

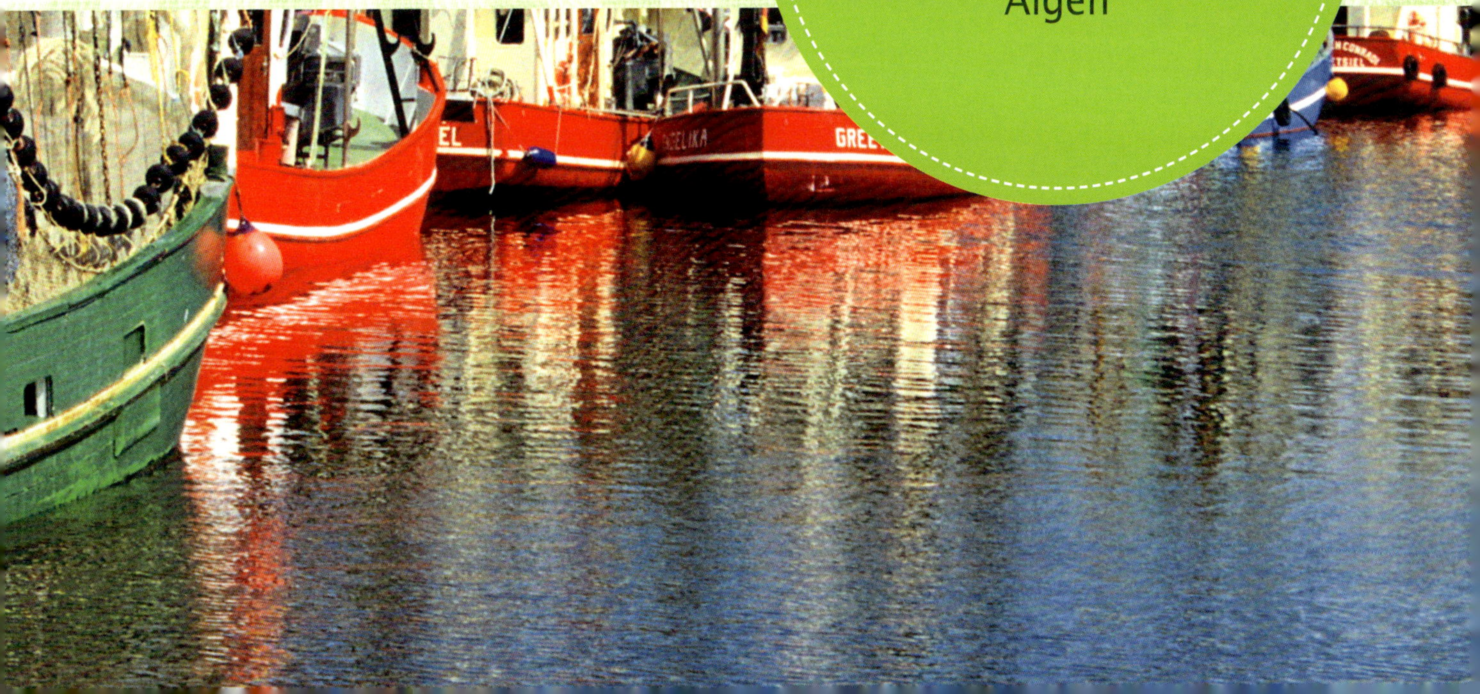

Fetter Fisch

Untersuchungen zeigen, dass Kinder von Müttern, die während der Schwangerschaft viel fetten Fisch aßen, intelligenter sind. Diese Babys schlafen auch gut, und ihre Mütter erholen sich schnell von der Geburt und fühlen sich wohl. Sie haben vielleicht Horrorgeschichten über Pestizide in Fisch gehört: Lassen Sie sich dadurch nicht aus der Ruhe bringen, denn Sorgen sind nicht gut für die Entwicklung Ihres Babys, und nach Ansicht von Forschern, die die Auswirkungen auf Mütter und Kinder überprüft haben, überwiegen die Vorzüge von fettem Fisch bei Weitem die Risiken.

Makrelen, Heringe, Forellen, Sardinen und Lachs sind die besten Lieferanten von Omega-3-Fettsäuren.

Gut für Sie und Ihr Baby

Fetter Fisch ist der beste Lieferant von Omega-3-Fettsäuren, die die Entwicklung des Gehirns, der Augen und des Nervensystems Ihres Babys fördern; er enthält zudem Vitamin B und D, Beta-Carotin, Magnesium, Kalzium und sehr gut verdauliches Protein. In einer großen dänischen Studie zeigte sich, dass die motorischen und kognitiven Fähigkeiten der Kinder von Müttern, die am meisten Fisch gegessen hatten, am besten entwickelt waren; bei denjenigen, deren Mütter sehr wenig Fisch gegessen hatten, waren sie am schlechtesten entwickelt.

Besonders gut ist es, den Verzehr im letzten Schwangerschaftsdrittel zu erhöhen. Eine Untersuchung der *Laval University* in Quebec weist darauf hin, dass das die kognitive, sensorische und motorische Entwicklung eines Babys fördert. Eine im *Journal of Clinical Nutrition* veröffentlichte Studie ergab zudem, dass Babys von Müttern, die das taten, besser schliefen. Eine Untersuchung aus dem Jahr 2004 zeigte, dass der Verzehr von fettem Fisch das Geburtsgewicht erhöht und einen gesundheitlichen Schutz im späteren Leben gewährt. Fetter Fisch verringert auch das Risiko von nachgeburtlicher Niedergeschlagenheit, Stimmungsschwankungen und Schwangerschaftsdepressionen. Essen Sie weiter fetten Fisch, solange Sie stillen: Omega-3-Fettsäuren reichern die Muttermilch mit Nährstoffen für die Gehirnentwicklung an.

Das Gute am Fisch ist eben sein Fettgehalt. Zugleich aber liegt darin auch das Problem: Im Fett reichert sich Methylquecksilber an, das die Fische aus verschmutztem Wasser und ihrer Nahrung, kleineren Fischen, aufnehmen. Wenn Sie Fisch essen, sammelt sich dieses Quecksilber in Ihrem Körper an, und es braucht mindestens ein Jahr, um wieder abgebaut zu werden. Quecksilber kann bekanntermaßen Fehlbildungen beim Embryo auslösen, es überwindet die Blutschranke der Plazenta und schädigt in größeren Mengen die Entwicklung des Gehirns und des Nervensystems. Fetter Fisch kann auch mit anderen Umweltgiften wie etwa Dioxinen und Polychlorierten Biphenylen (PCB) kontaminiert sein. Trotzdem überwiegen die gesundheitlichen Vorteile des Fischverzehrs bei Weitem die Gefahren.

Essen Sie nicht mehr als zwei Portionen pro Woche, und zwar verschiedene Fischarten, die weit unten in der Nahrungskette stehen, um maximal von den positiven Eigenschaften zu profitieren und sich dennoch zu schützen (Dosenthunfisch zählt nicht dazu). Essen Sie nicht mehr als zwei Thunfischsteaks oder vier mittelgroße Dosen Bonito pro Woche. Am besten vermeiden Sie Weißen Thun, er könnte höhere Mengen an Quecksilber enthalten.

Meiden Sie rohen Fisch. Einige Experten warnen außerdem vor dem Genuss von Räucherlachs wegen der Gefahr von Listerien.

Einkaufstipps

Den frischesten Fisch kauft man natürlich am Hafen. In Ermangelung dessen sollten Sie einen Fischhändler ausfindig machen, der bei Fischern und auf deren Märkten einkauft. Sie müssen dazu nicht an der Küste leben; suchen Sie nach einem Online-Händler, der direkt vor die Haustür liefert.

Lachs

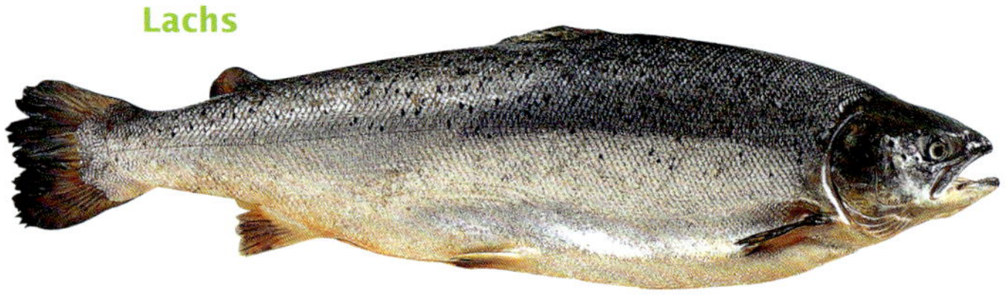

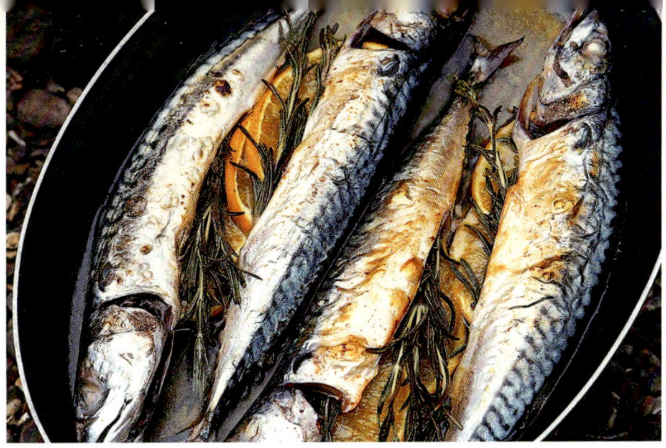

Makrelen gibt es das ganze Jahr über, sie schmecken am besten im Ofen gegart, gegrillt oder gedämpft. Marinieren Sie den Fisch in Essig und Gewürzen, um den Fettgehalt des Fleisches auszugleichen.

Wählen Sie Fisch aus nachhaltigem Fischfang, wenn Sie ihn im Supermarkt kaufen: Achten Sie auf einzeln gekennzeichnete, wild geangelte Ware oder wählen Sie Fische mit dem Siegel MSC (*Marine Stewardship Council*). Mit der Angel gefangene wilde Fische sind nicht nur für die Umwelt besser, weil dadurch traditionelle Fangmethoden und der Fischnachwuchs geschützt werden, sie haben auch ein festeres Fleisch als Zuchtfische. Kaufen Sie frischen Fisch, der auf Eis in einer Kühlauslage angeboten wird. Tasten Sie bei tiefgekühltem Fisch die Packung ab, ob alles komplett gefroren ist, besonders wenn sie obenauf liegt. Meiden Sie beschädigte oder mit Eiskristallen überzogene Packungen.

Sardellen (Anchovis), Heringe (z.B. Sardinen), Makrelen, Wildlachs (ohne Wachstumsbeschleuniger und künstlichen Farbstoff gezüchtet) sowie Lachse und Forellen aus biologischen Zuchtfarmen haben einen geringen Schadstoffgehalt und sind nicht überfischt. Meiden Sie Raubfische wie Schwertfisch, Hai und Marlin, die weit oben in der Nahrungskette stehen und daher das meiste Quecksilber aufnehmen.

Frischer Fisch riecht nicht fischig, sondern nur nach einer frischen Meeresbrise. Die frischesten Fische haben glänzende Augen und Schuppen sowie rosige, feinblättrige Kiemen. Drücken Sie das Fleisch; es sollte zurückfedern (ganz frisch gefangener Fisch fühlt sich hart an). Filets sollten frisch und durchscheinend aussehen.

Durch Dosenkonservierung werden die Gräten kleiner Fische wie Sardellen und Sardinen leichter verdaulich. Sardinen verlieren durch das Konservieren nichts von ihrem Omega-3-Fettsäure-Gehalt, Thunfisch in der Dose dagegen schon.

An Bord eines Fangschiffs schockgefrosteter Fisch kann frischer sein als der »frische« Fisch in einem Kühlregal.

Was Sie beim Kochen beachten sollten

- Bereiten Sie Fisch an dem Tag zu, an dem Sie ihn kaufen.
- Tiefgefrorener Fisch, der trocken, weiß oder farblos ist, leidet an Gefrierbrand; verwenden Sie ihn nicht.
- Backen Sie Fisch in Folie, wenn Ihnen bei dem Geruch übel wird.
- Fetter Fisch lässt sich gut auf den Grill legen. Grillen Sie ihn beidseitig.
- Achten Sie darauf, dass der Fisch vollständig gegart ist; er sollte nirgends glasig sein und die Flossen sollten sich lösen, wenn Sie mit dem Messer hineinstechen.
- Zermahlen Sie die Gräten von kleinen Fischen und Lachs aus der Dose, um eine Extraportion Kalzium und Phosphor zu erhalten.

Schnelle und einfache Gerichte

- Zerdrücken Sie Sardinen aus der Dose auf Vollkorntoast, würzen Sie sie mit ein paar Spritzern Essig, etwas schwarzem Pfeffer und grillen Sie das Ganze, bis es knusprig ist.
- Mischen Sie für ein besonderes Frühstück oder einen Brunch Lachs unter Rühreier. Servieren Sie das Ganze mit etwas schwarzem Pfeffer auf Vollkorntoast.

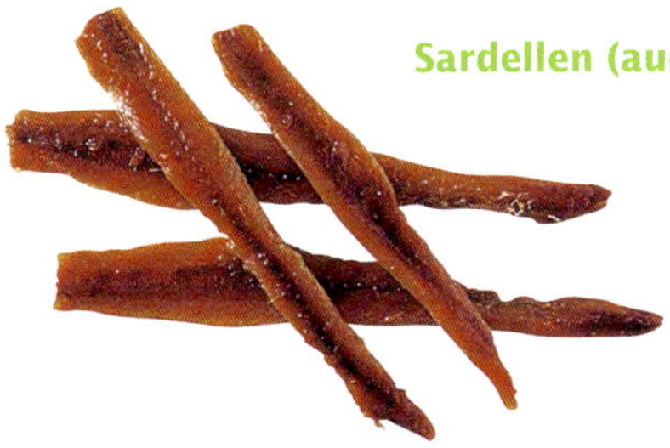

Sardellen (auch Anchovis)

Sardinen

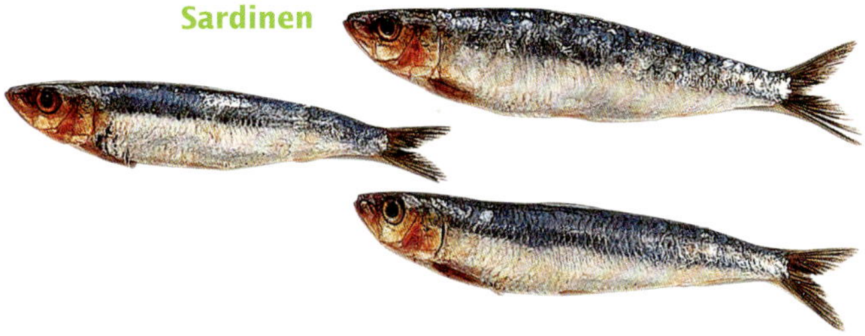

Meeresfrüchte

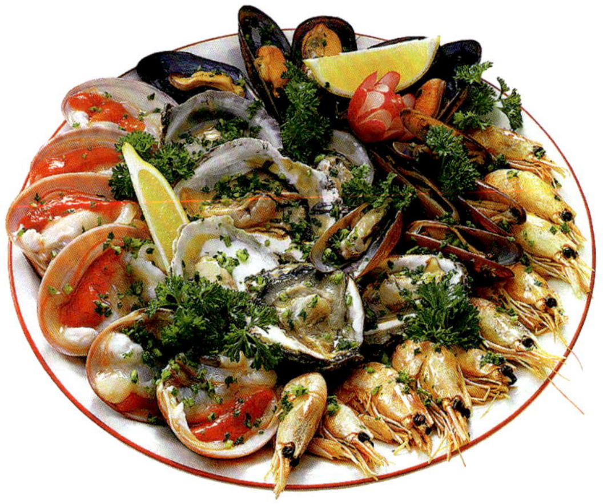

Meeresfrüchte sind ein leckeres Mittel, um während der Schwangerschaft lebenswichtige Nährstoffe zu sich zu nehmen, wenn man sich bei vielen Nahrungsmitteln unangenehm voll fühlt. Meeresfrüchte müssen gründlich gegart oder gefroren sein (das tötet Bakterien und Parasiten wie den Bandwurm ab). Während der Schwangerschaft wird das Immunsystem abgeschwächt, das macht Sie anfälliger für Lebensmittelvergiftungen.

Gut für Sie und Ihr Baby

Krustentiere aller Art sind ausgezeichnete Lieferanten von Kalzium, Jod, Selen, Eisen, Zink und Eiweiß und versorgen uns außerdem hervorragend mit Omega-3-Fettsäuren. Allerdings deuten einige Studien darauf hin, dass Krebse einen ebenso hohen Gehalt an Umweltgiften, darunter PCB und Dioxin, aufweisen wie fetter Fisch (siehe S. 68). Essen Sie also nicht mehr als zwei Portionen braunes Krebsfleisch pro Woche.

Rohe Meeresfrüchte sind ein Nährboden für verschiedene Bakterien einschließlich Salmonellen; bei Venusmuscheln, Austern und Miesmuscheln aus verschmutztem Wasser besteht das größte Risiko einer Lebensmittelvergiftung. Ein Erhitzen auf mehr als 63 °C zerstört jedoch die Bakterien.

Garnelen sind Proteinlieferanten mit wenig Fett und reich an Kalium und Zink. Sie enthalten außerdem Omega-3-Fettsäuren.

Einkaufstipps

Kaufen Sie während der Schwangerschaft bei einem zuverlässigen Händler ein, um besonders sicherzugehen. Langusten und Garnelen, Austern, Venusmuscheln, Miesmuscheln und Jakobsmuscheln sind allesamt empfehlenswerte Nahrungsmittel während der Schwangerschaft.

Kaufen Sie Muscheln lebend, das ist sicherer und schmeckt besser. Ein Fischhändler führt eher Lebendware als ein Supermarkt, Sie können aber auch nach einem Händler suchen, der Lebendprodukte mit Datumsstempel innerhalb von 24 Stunden nach dem Fang direkt vor die Haustür liefert. Kommerziell gezüchtete Muscheln sollten aus Sicherheitsgründen mit ultraviolettem Licht behandelt werden. Erkundigen Sie sich nach der Herkunft der Meeresfrüchte und ob sie aus garantiert sauberen Gewässern stammen, wenn Sie auf Märkten einkaufen.

Kaufen Sie frische Jakobsmuscheln samt Schale anstelle von bereits geöffneten und angerichteten. Wählen Sie im Korb gefangene Langusten. Garnelen aus dem Nordatlantik gelten als die geschmacksintensivsten. Nehmen Sie nur Venus-, Miesmuscheln und Austern mit geschlossenen Schalen; werfen Sie sie weg, wenn sie sich nicht schließen, wenn Sie fest daran klopfen. Verwenden Sie sie noch am gleichen Tag. Tintenfische hingegen verlieren durch Einfrieren nichts von ihrem Nährstoffgehalt, und die Fasern können dadurch weniger zäh werden. Wählen Sie Garnelen samt Schale, wenn Sie tiefgefrorene kaufen. Frische sollten hervorspringende Augen sowie eine glänzende, schön gefärbte Schale haben. Lassen Sie

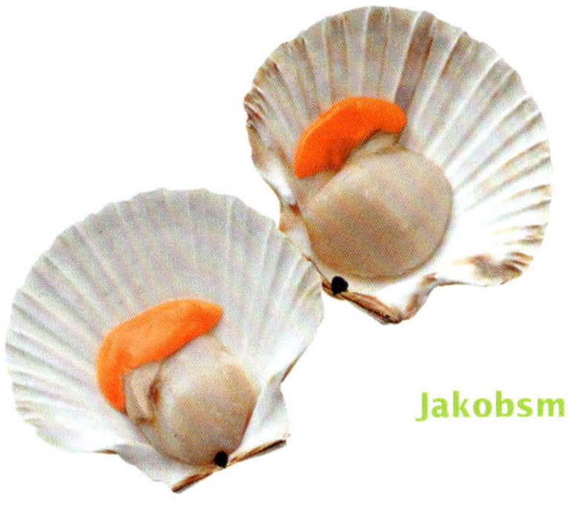

Jakobsmuscheln

gefrorene oder aufgetaute Garnelen nie in einem warmen Raum herumliegen, denn durch das natürliche Bakterium, das sie enthalten, verderben sie sehr schnell und verursachen möglicherweise eine Vergiftung.

Was Sie beim Kochen beachten sollten

- Essen Sie keine rohen Muscheln während der Schwangerschaft.
- Garen Sie Meeresfrüchte immer vollständig durch. Ob gekocht, gegrillt oder pfannengerührt, Garnelen sollten eine rosa Farbe annehmen.
- Werfen Sie Venus-, Miesmuscheln und Austern nach dem Kochen weg, wenn die Schalen sich nicht geöffnet haben.
- Ziehen Sie die haarähnlichen Bärte zwischen den Schalenhälften von Miesmuscheln ab. Waschen Sie sie in kaltem Wasser und schrubben Sie sie mit einer kleinen, harten Bürste.
- Lassen Sie gesäuberte Miesmuscheln und Venusmuscheln 2–3 Stunden in einer Schüssel mit leicht gesalzenem kaltem Wasser liegen, und wechseln Sie das Wasser, wenn es verschmutzt ist. Eine Handvoll Haferflocken im Wasser kann die Aussonderung von Schmutz für die Schalentiere erleichtern.
- Mischen Sie Venusmuscheln unter Nudelgerichte mit Öl und Knoblauch.
- Kochen Sie Tintenfisch entweder sehr kurz bei großer Hitze (2–3 Minuten) oder schmoren Sie ihn langsam (mehr als 30 Minuten), damit er zart wird.

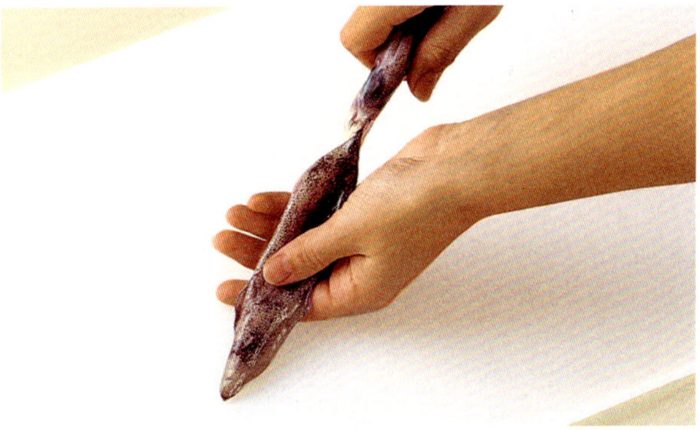

Achten Sie bei der Zubereitung von Tintenfischen darauf, den Kopf, den sogenannten Schulp im Innern und die durchscheinende Haut, die den Körper überzieht, zu entfernen. Die Tuben, die Tentakel, die Flossen und die Tinte sind allesamt essbar; man kann die Tinte sogar dazu verwenden, Risottos und Pasta zu färben und zu aromatisieren.

Schnelle und einfache Gerichte

- Dünsten Sie Miesmuscheln in Weißwein mit etwas Knoblauch und ein paar fein geschnittenen Schalotten (der Alkohol verdampft beim Kochen). Rühren Sie direkt vor dem Servieren Crème fraîche darunter. Servieren Sie knuspriges Brot dazu.
- Kochen Sie Riesengarnelen und servieren Sie sie mit einer süßen Chilisoße und einem Sesamsamendip. Servieren Sie als Beilage zarte Spargelspitzen und mischen Sie für das Dressing Senf, Essig und braunen Zucker.
- Servieren Sie frisch gekochte, geschälte Garnelen auf einem Bett aus kleingeschnittenem Blattsalat mit einer würzigen Tomatensoße.

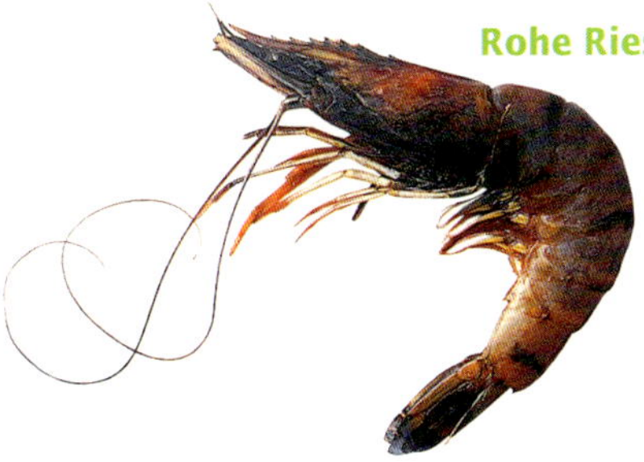

Rohe Riesengarnelen

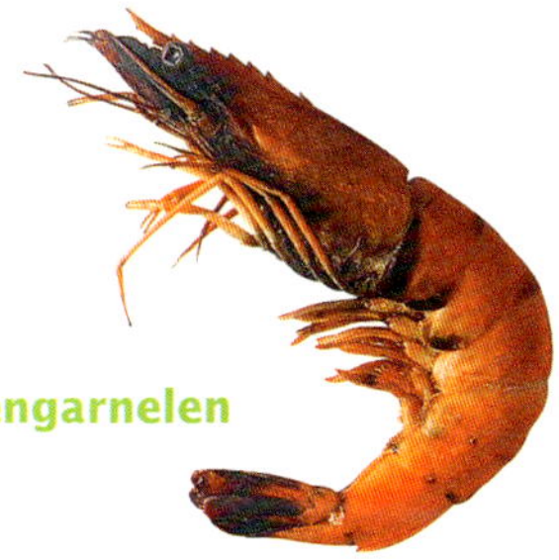

Gekochte Riesengarnelen

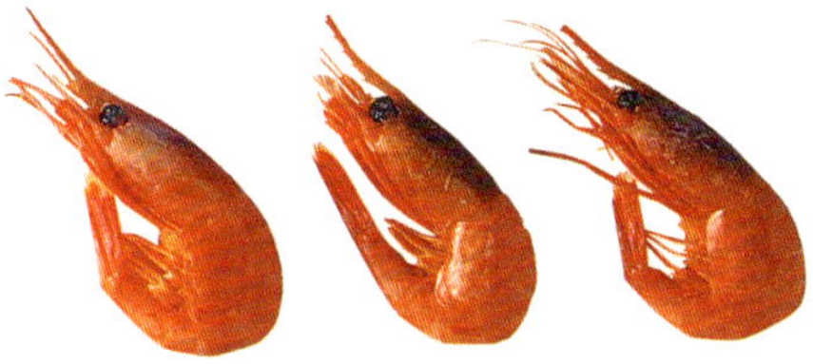

Frisch gekochte Garnelen

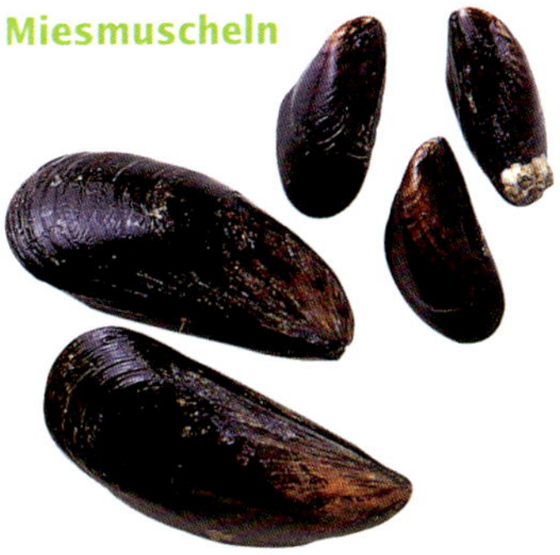

Miesmuscheln

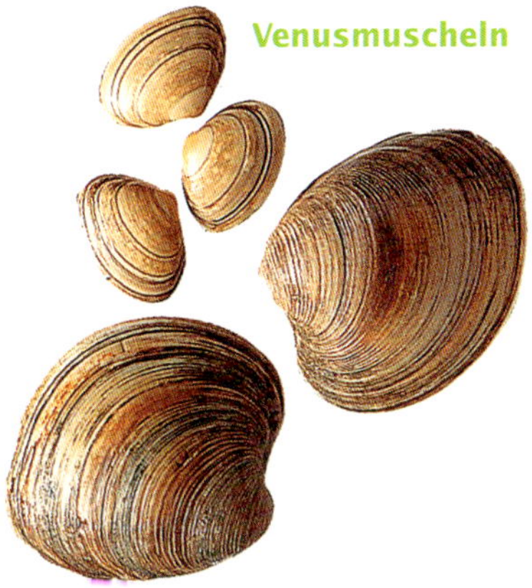

Venusmuscheln

Algen

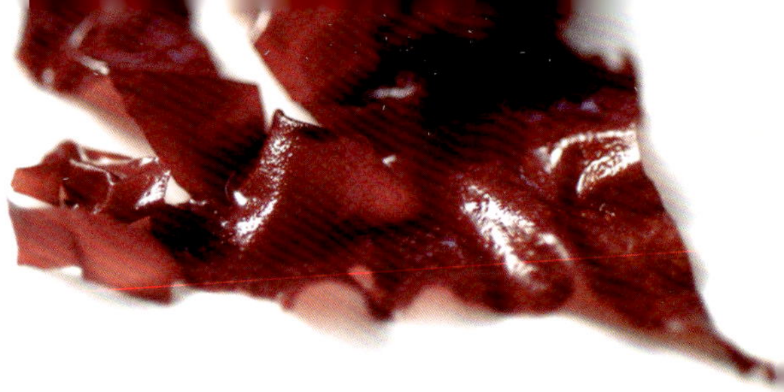

Dulse

Seit Generationen schätzen japanische Mütter traditionell Algen zur Steigerung der Fruchtbarkeit und sie schwören, dass das Baby einen Schopf glänzender Haare haben wird, wenn man genug davon isst. Algen nehmen einen reichhaltigen Cocktail von Vitaminen und Mineralstoffen aus dem Meer auf, darunter auch Jod, das für eine gesunde Schilddrüse notwendig ist (diese muss während der Schwangerschaft noch mehr leisten). Naturheilkundler empfehlen Algen während der Schwangerschaft für eine bessere Verdauung und gegen Verstopfung, zur Reinigung und Stärkung des Kreislaufs, zur Linderung von Depressionen und als Energiespender, gegen Schmerzen und Anämie.

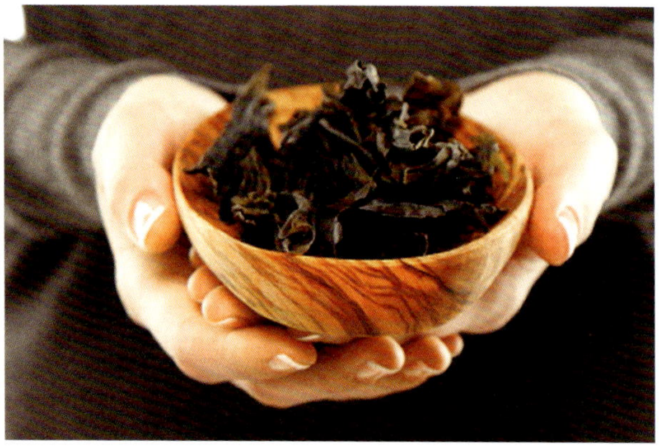

Kaufen Sie getrocknete japanische Algen in Reformkostläden oder in Asialäden. Weichen Sie sie nach Packungsanweisung ein. Kapseln haben weder den gleichen Nährstoffgehalt noch schmecken sie so gut wie getrockneter oder frischer Tang.

Blätter aus schwarzen Nori eignen sich am besten zum Rollen von Sushi, während Kombu Suppen eine Algennote verleiht. Dunkelgrüne Wakame sind milder und werden schneller gar. Süße Arame passen zu Gemüsepfannen, während Agar als Geliermittel verwendet wird.

Gut für Sie und Ihr Baby

Algen gehören zu den vitamin- und mineralstoffreichsten Pflanzen, die es gibt; sie enthalten Beta-Carotin, Vitamin C, E, K, Folsäure und viele B-Vitamine – und sind außerdem einer der besten Lieferanten von Vitamin B_{12}. Sie enthalten 23 Mineralstoffe, darunter Jod, Kalzium, Selen, Magnesium, Zink, Kupfer und Mangan, dazu Fluor für gesunde Zähne und Knochen. Algen stecken voller Ballaststoffe und sind wichtige Eiweißlieferanten für Vegetarier. Sie versorgen uns außerdem mit Omega-3-Fettsäuren. Die sekundären Pflanzenstoffe in Algen wirken als starke Antioxidantien, sie enthalten Polysaccharide und Peptide, die das Immunsystem unterstützen, und Alginsäure, die den Körper beim Ausstoßen von Schwermetallen und anderen Umweltgiften aus dem Meer unterstützen soll. Naturheilkundler sprechen Algen eine reinigende und das Immunsystem stärkende Wirkung zu, sie werden außerdem zur Kräftigung von Haut und Haaren eingesetzt. Bedenken Sie, dass Algen einen hohen Kochsalzgehalt haben, wenn Sie auf Ihre Salzaufnahme achten müssen. Meiden Sie Hijiki, die Arsen enthalten können, sowie alle Algen, wenn Sie gegen Jod allergisch sind. Seetang und Blasentang können sehr viel Jod enthalten, fragen Sie Ihren Arzt, ob das problematisch ist.

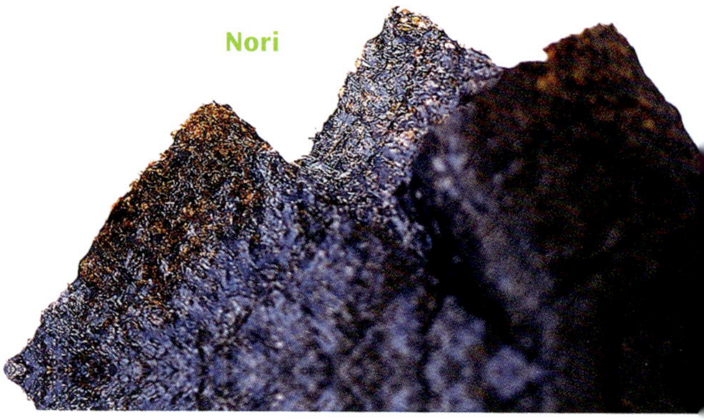

Nori

Was Sie beim Kochen beachten sollten

- Essen Sie nie rohen Tang aus dem Meer.
- Waschen Sie frische Algen unter mehrmaligem Wasserwechsel, um Salz und Sand zu entfernen.
- Trocknen Sie gewaschenen Seetang bei sehr niedriger Hitze im Ofen, bis er dunkelbraun und krümelig wird. Bewahren Sie ihn in einem luftdichten Behälter auf.
- Weichen Sie getrocknete Algen 30 Minuten ein, bevor Sie sie in Suppen und Pfannengerichte geben.
- Streuen Sie getrocknete Algen über Salate oder Reisgerichte oder verwenden Sie sie zum Würzen.
- Rösten Sie Nori vor der Verwendung. Halten Sie sie ein paar Sekunden über eine Flamme (mit einer Zange) oder legen Sie sie 30–60 Sekunden auf ein Backblech und schieben Sie sie in einen heißen Ofen.
- Frittieren Sie knusprigen Meersalat (auch Meerlattich) und essen Sie ihn als Snack.
- Dulse schmeckt köstlich in Salaten, Suppen, Eintöpfen oder blanchierten Gemüsegerichten.

Spülung für glänzendes Haar

Eine Algenspülung ist ein uraltes Rezept für glänzende Locken. Forscher der *University of Leeds* haben herausgefunden, dass Algen Methoden entwickelt haben, um sich vor Verwitterung zu schützen, und diese können auch Ihren Haaren im Kampf gegen die Elemente helfen.

2 Streifen Kombu, Nori oder Arame

1. Weichen Sie die Algenstreifen 30 Minuten in kochendem Wasser ein. Heben Sie sie mit einem Schaumlöffel heraus und bewahren Sie das Wasser auf.
2. Waschen und spülen Sie Ihre Haare wie gewöhnlich. Gießen Sie dann das Algenwasser über Ihr handtuchtrockenes Haar. Wickeln Sie die Haare in eine Plastiktüte und ein warmes Handtuch und entspannen Sie sich 30 Minuten.
3. Spülen Sie die Haare mit reichlich warmem, dann allmählich kälterem Wasser aus.
4. Trocknen und stylen Sie die Haare danach wie gewohnt.

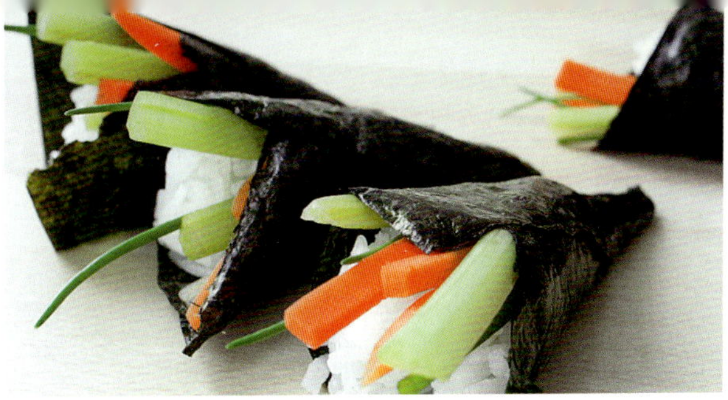

- Geben Sie Wakame in Suppen und Salate.
- Kaufen Sie Algen im Bio- oder Asialaden bzw. online.
- Wenn man Hülsenfrüchte mit Kombu kocht, verkürzt sich die Kochzeit. Geben Sie einfach etwas Tang in einen Topf mit Bohnen oder Erbsen und Wasser und kochen Sie sie wie sonst.

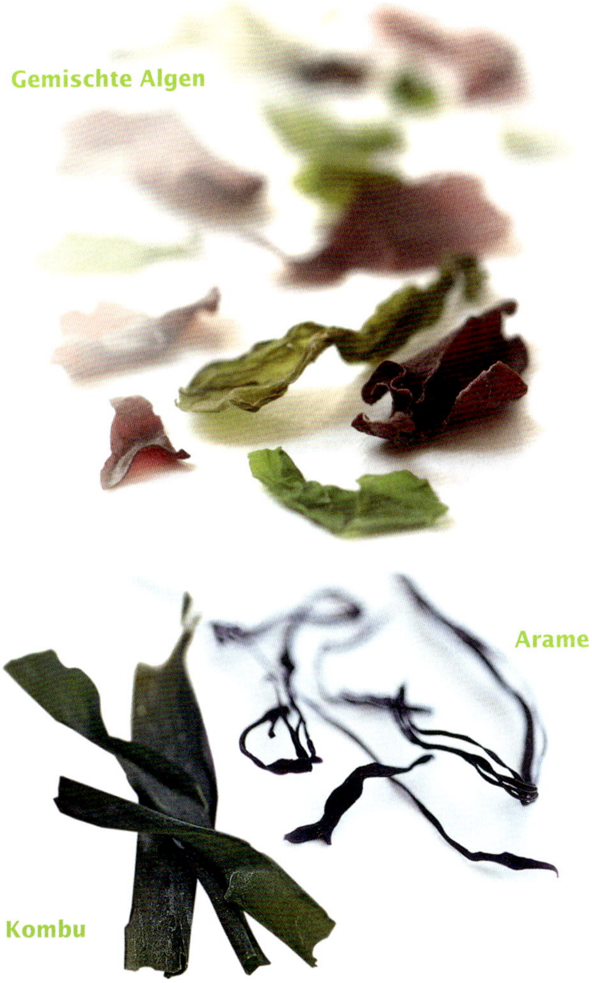

Algen sind in der fernöstlichen Küche seit Jahrhunderten extrem wichtig. Zahlreiche Sorten werden aufgrund ihrer Beliebtheit kommerziell kultiviert.

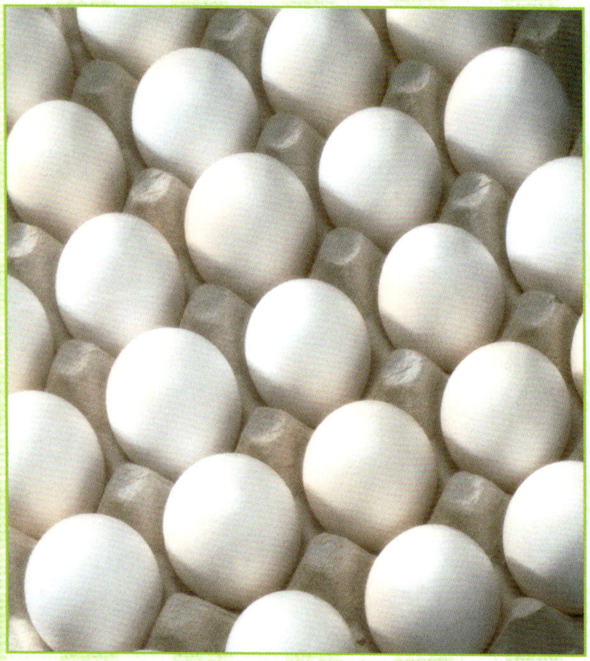

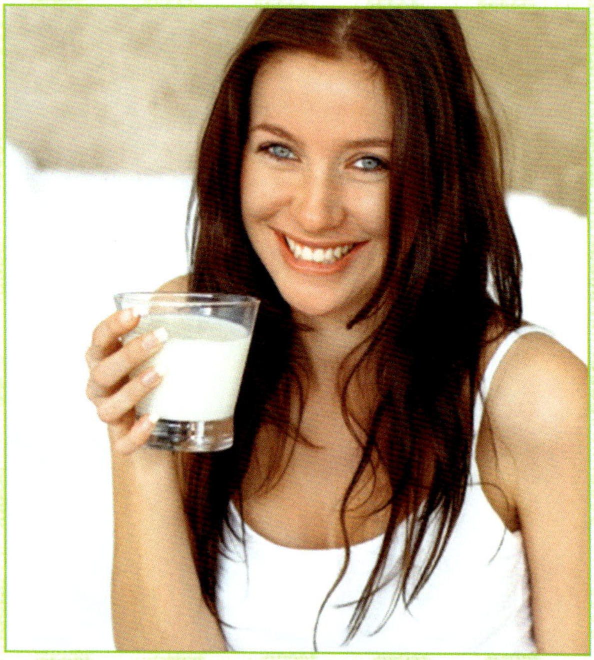

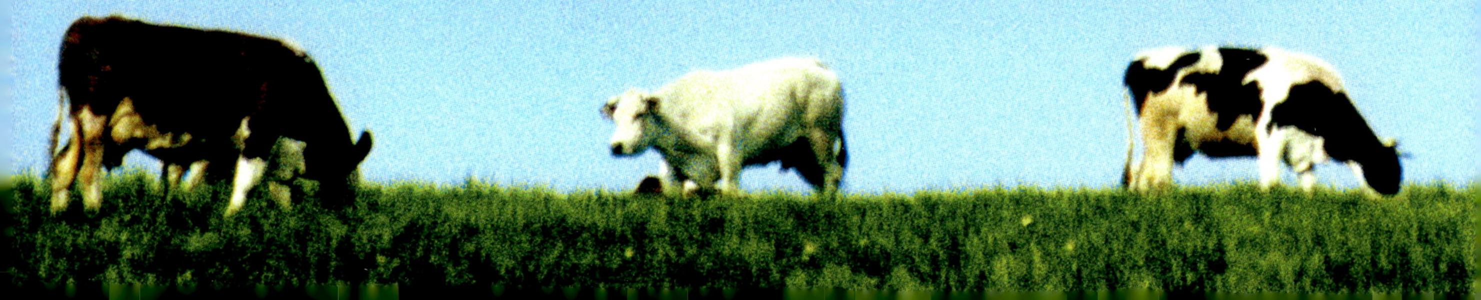

Leckeres Essen vom Bauernhof

Die gesündesten Fleisch- und Milchprodukte, deren Verzehr moralisch am ehesten vertretbar ist, stammen von Tieren aus Freilandhaltung, wo sie Sonne und Gras aufnehmen können und so leben, wie Mutter Natur es wollte. Tiere, die Gras fressen, haben zwei- bis viermal so viel Omega-3-Fettsäuren – die Bausteine für das Gehirn und das Nervensystem Ihres Babys – wie Tiere aus Massentierhaltung in Ställen, die mit einer unnatürlichen Kost auf Getreide- oder Sojabasis gemästet werden. Anbieter von Bio-Fleisch sollten in der Lage sein, Ihnen mitzuteilen, von welchem Lieferanten Ihre Erzeugnisse kommen.

Geflügel ▪ Kaninchen ▪ Fleisch ▪ Eier ▪ Joghurt ▪ Käse ▪ Milch

Geflügel

Huhn ist mit die angenehmste Art, sich die zusätzlichen B-Vitamine, Mineralien und Proteine zu verschaffen, die Sie während der Schwangerschaft brauchen. Braten Sie sich ein Hühnchen oder machen Sie eine Hühnersuppe, wenn Sie das Bedürfnis haben, sich etwas Gutes zu tun. Warum es nicht mit einer Gans, die noch mehr Eiweiß besitzt, als besonderen Leckerbissen versuchen? Besorgen Sie Geflügel aus biologischer oder Freilandaufzucht oder von Tieren, die artgerecht gefüttert wurden, um Fleisch von bester Qualität zu erhalten.

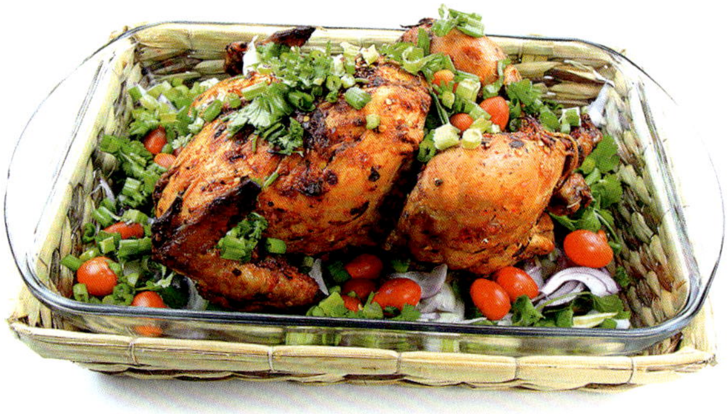

Gegrilltes oder im Ofen gebackenes Huhn mit einer Beilage aus Gemüse ergibt ein gesundes Gericht, das reich an Protein und Vitaminen ist.

Gut für Sie und Ihr Baby

Geflügel steckt voller B-Vitamine, Eisen, Zink, Selen und Phosphor und gehört zu den am leichtesten verwertbaren Proteinlieferanten. Achten Sie darauf, auch braunes (Muskel-)Fleisch zu essen, es enthält mehr Mineralstoffe. Huhn und Truthahn haben im Allgemeinen weniger Fett als rotes Fleisch. Durch das Entfernen der Haut sinkt der Anteil an gesättigten Fettsäuren weiter, gleichzeitig gehen aber auch Geschmack und Saftigkeit verloren, denn Aroma und Feuchtigkeit werden in Fettmolekülen transportiert. Hühner aus Massentierhaltung sind fetter als biologisch aufgezogene – Forscher an der *London Metropolitan University* fanden heraus, dass ein Huhn aus solch einer Intensivtierhaltung aufgrund von Bewegungsmangel, Ernährung und der auf maximale Größe zielenden Aufzucht durchschnittlich mehr Fett als Protein enthält. Veränderungen in der Ernährung haben seit 1980 auch zu einem dramatischen Rückgang der Omega-3-Fettsäuren in Hühnern geführt. Bio-Hühner enthalten mehr Protein.

Gänse sind weit weniger fett als Rind oder Lamm, obwohl sie oft als fett gelten, und sie enthalten mehr Protein als Hühner oder Pute. Sie fressen Gras und das ergibt einen Wildgeschmack ähnlich wie rotes Fleisch. Gänsefett eignet sich gut zum Braten und ist eines der gesündesten tierischen Fette; es enthält weniger gesättigte Fette und mehr einfach und mehrfach ungesättigte Fettsäuren als Butter oder Schmalz.

Kaninchen

Über Kaninchen heißt es oft, es schmecke wie ein Hühnchen aus früheren Zeiten; es ist eine nützliche Alternative. Es hat so wenig Fett wie Huhn, enthält jedoch mehr Eisen.

Einkaufstipps

Kaufen Sie Bio- oder Freilandtiere, der Besatz ist dann weniger dicht und die Tiere können frei herumlaufen und sich wie Hühner verhalten (und nicht wie Fleischmaschinen). Die Bezeichnungen »langsame Aufzucht«, »Bio«, »traditionelle Freilandhaltung« oder »freie Auslaufhaltung« zeigen, dass die Vögel im Freien groß geworden sind. »Freiland« allein bedeutet dagegen nicht so frei oder mit so viel Auslauf, wie es klingen mag. Es heißt auch nicht, dass die Besatzdichte ein normales Verhalten erlaubt. Wählen Sie Aufzuchtformen, bei denen die Tiere tagsüber draußen sind – informieren Sie sich beispielsweise online über den jeweiligen Fleischlieferanten. Besondere Hühnerrassen werden immer auf der Packung erwähnt (und bedingen einen höheren Preis).

Wählen Sie Hühner, die länger als die in der Massentierhaltung üblichen acht Wochen aufgezogen werden; 20 Wochen oder mehr lassen Geschmack und Nährstoffen genügend Zeit, sich zu entfalten.

Hühner aus Körnerfütterung schmecken besser – Hühner fressen traditionell Körner, nicht Soja oder Fischmehl. Die strengsten Maßstäbe bezüglich Besatzdichte und Futter werden bei biologischer Haltung angelegt.

Die größte Auswahl an Truthähnen – aus biologischer und Freilandhaltung – ist gewöhnlich an Weihnachten erhältlich, aber als Portionsteile gibt es sie das ganze Jahr über.

Gänse können nicht in Massentierhaltung aufgezogen werden. Sie können also sicher sein, dass der Vogel freien Auslauf hatte.

Meiden Sie Fertigprodukte mit Huhn – Pasteten, Currys, Wokgerichte – sie weisen einen hohen Gehalt an Fett und Nahrungsmittelzusätzen auf. Manches Huhn aus dem Supermarkt wurde »verbessert« – durch die Injektion von Hühnerbrühe oder Salzwasser und Zusätze wie Proteinen. Das ist noch wahrscheinlicher bei Hühnern, die industriell verarbeitet wurden, und bei Hühnern in Kantinen und Restaurants, die fast immer aus Massentierhaltung mit eiweißreicher, mit Antibiotika versetzter Fütterung stammen. Das Fleisch kann aus unkontrollierten Quellen außerhalb der EU kommen, die Verfälschungen erlauben. Überprüfen Sie, ob Natrium aufgeführt wird: Unverfälschtes Huhn ist immer 100 Prozent Huhn.

Schnelle und einfache Gerichte

- Rühren Sie Hühnerfleischstreifen mit kleingeschnittenen roten Paprika, Lauchzwiebeln und Brokkoliröschen in etwas Walnussöl in der Pfanne. Fügen Sie ein wenig Sojasoße hinzu und wickeln Sie alles in einen warmen Pfannkuchen.
- Zerteilen Sie ein ganzes Huhn und garen Sie es in einem Schmortopf mit Zwiebeln, Knoblauch, Ingwer, Tomaten und Gewürzen. Köcheln Sie es langsam eine Stunde lang und rühren Sie direkt vor dem Servieren Joghurt unter.
- Braten Sie Hühnerteile an und geben Sie dann etwas Bio-Brühe, Tomaten und eingeweichte getrocknete Steinpilze mit dem Einweichwasser hinzu; lassen Sie es bei geringer Hitze ziehen, bis es gar ist, und servieren Sie Polenta dazu.
- Marinieren Sie Hühner- oder Putenbrust über Nacht in Joghurt mit Knoblauch, Zwiebeln, süßer Paprika und etwas Pfefferminze, stecken Sie es dann auf Spieße auf und grillen Sie es; servieren Sie es mit einem Brunnenkressesalat.

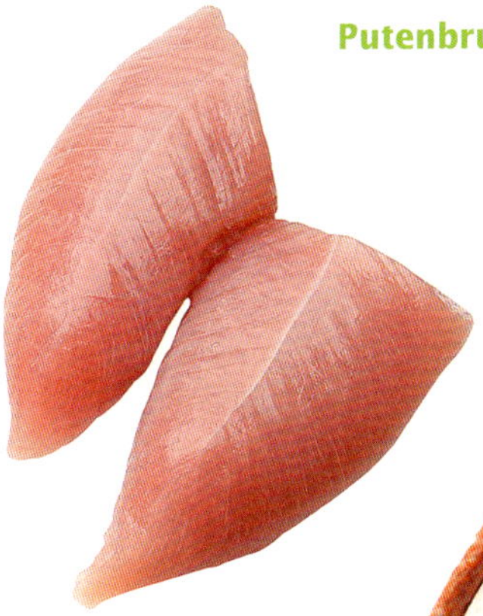

Putenbrustfilets

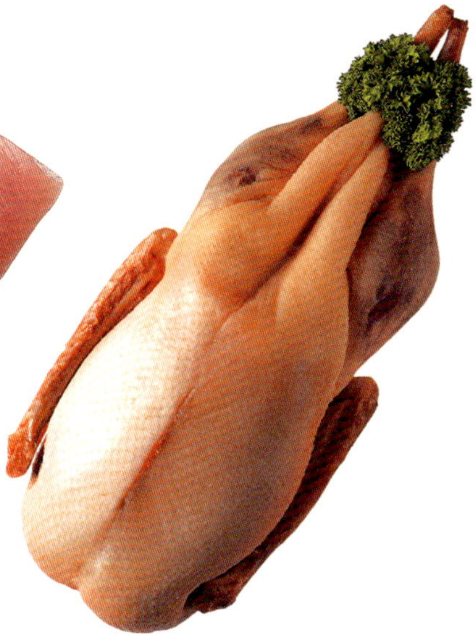

Gans

Was Sie beim Kochen beachten sollten

- Achten Sie auf Ammoniakverbrennungen an den Kniegelenken, um ein Huhn aus Massentierhaltung zu erkennen.
- Bewahren Sie rohes Geflügel in einem Behälter im Kühlschrank auf, sodass der Saft nicht mit anderen Lebensmitteln in Berührung kommt.
- Verwenden Sie ein extra Schneidebrett für rohes Fleisch und reinigen Sie es nach Gebrauch gründlich.
- Waschen Sie Ihre Hände und alle Arbeitsutensilien gut nach dem Umgang mit rohem Geflügel.
- Garen Sie Geflügel, bis ein klarer Fleischsaft austritt, wenn Sie mit einem Spieß hineinstechen. Wenn der Saft rosa ist, muss der Vogel noch länger garen. Alternativ können Sie ein Bratenthermometer verwenden.
- Stechen Sie die Haut von Gänsen vor dem Braten ein, damit das Fett austreten kann. Legen Sie sie dann auf einen Untersetzer oder einen Rost in einem Bräter, um das Fett aufzufangen, oder legen Sie sie nach der halben Kochzeit in einen anderen Bräter; heben Sie das Fett für Bratkartoffeln auf.
- Verwenden Sie übrig gebliebenes Brathühnchen in Salaten und Sandwiches.
- Werfen Sie das Knochengerippe nicht weg; bereiten Sie einen Fond daraus (siehe S. 147), um den Nährstoffgehalt und den Geschmack von Suppen und Reisgerichten anzuheben.

Fleisch

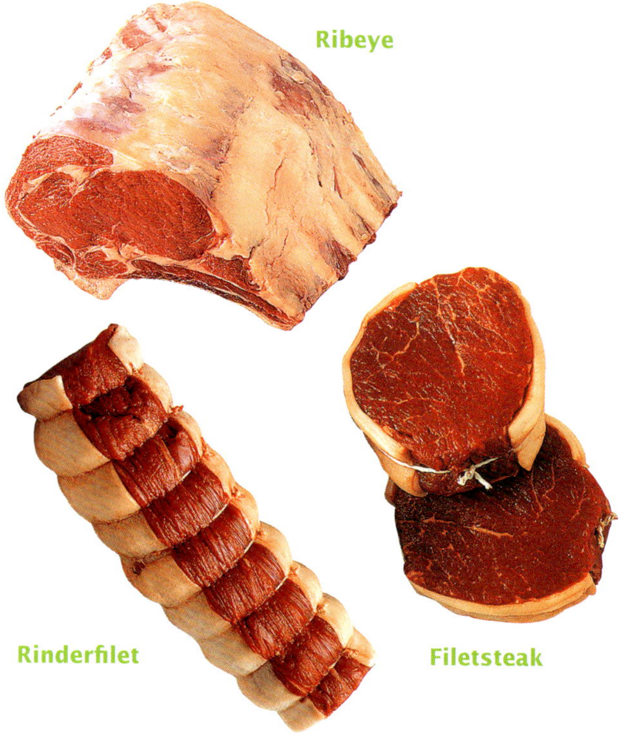

Ribeye

Rinderfilet

Filetsteak

Rotes Fleisch hat eine solche Nährstoffdichte, dass Sie nicht viel davon benötigen, um eine gute Ernährung zu gewährleisten – das ist hilfreich, wenn Ihr Magen von einem wachsenden Baby »gequetscht« wird. Aber nicht nur Sie verdienen das Beste in der Schwangerschaft, sondern auch die Tiere, die Sie mit diesen lebensnotwendigen Nährstoffen versorgen. Sie können beides garantieren, indem sie Fleisch aus artgerechter Tierhaltung wählen, das die natürliche Qualität von Gras und das ganze Aroma von Mutter Erde enthält. Tiere, die Gras fressen anstelle von Futtermitteln, produzieren ein Fleisch, das weniger gesättigte Fettsäuren und mehr Omega-3-Fettsäuren enthält; es hat eine bessere Konsistenz und auch mehr Geschmack. Tatsächlich ist das Fleisch von Gras fressenden Weidetieren beinahe so mager wie Wildfleisch.

In Nepal heißt es, Fleischgelüste während der Schwangerschaft würden einen Jungen ankündigen.

Gut für Sie und Ihr Baby

Rotes Fleisch wie das von Rind und Lamm ist der beste und am leichtesten verwertbare natürliche Lieferant von Eisen und Zink, B-Vitaminen und Protein. Rind enthält mehr Nährstoffe als Lamm, welches das meiste Fett unter allem roten Fleisch hat. Wild ist fettärmer als Rind, Lamm und sogar Huhn und reich an mehrfach ungesättigten Fettsäuren. Meiden Sie Leber während der Schwangerschaft, sie enthält zu viel Vitamin A, um unbedenklich zu sein.

Die Schwangerschaft macht Sie anfälliger für Lebensmittelvergiftungen und Magenbazillen, meiden Sie also rohes Fleisch und »rohe« Zubereitungsmethoden, die das Risiko einer Salmonellenvergiftung und einer Infektion mit dem Parasiten der Toxoplasmose erhöhen. Letzterer kann das Gehirn und die Augen des Babys schädigen. Meiden Sie Pasteten, wenn sie nicht pasteurisiert oder ultrahocherhitzt wurden, um Listerien abzutöten.

Einkaufstipps

Kaufen Sie Fleisch direkt von Bauern, die ihre Tiere artgerecht halten, wenn Sie können. Wie finden Sie das am besten heraus? Besuchen Sie den Hof online oder plaudern Sie mit Ihrem Metzger oder dem Bauern vom Bauernmarkt. Biologische Haltungsstandards sind am strengsten in Hinblick auf die Besatzdichte, die Zeit im Freien und das Futter. Vermeiden Sie zu engen Kontakt mit Schafen während der Lammungszeit, falls Sie aufs Land fahren. Die Tiere können Chlamydiose, Toxoplasmose oder Listeriose in sich tragen, die Infektionen und Fehlgeburten auslösen können.

Bevorzugen Sie Bauern, die ihre Herde auf Wiesen weiden lassen, denn Gras enthält mehr Vitamin E und Beta-Carotin als Heu oder Getreide. Tiere, die auf Grasland weiden, haben einen höheren Gehalt an Omega-3-Fettsäuren als mit Körnern und Soja gefütterte. Weidevieh liefert auch mehr B-Vitamine, Kalzium, Magnesium und Kalium – und weniger Fett. Das Schöne am Lamm ist, dass die Tiere frei auf Wiesen weiden können, auch wenn das Osterlamm des »neuen Jahrs« aus intensiverer Aufzucht stammen mag. Gute Tierhaltung kostet Geld, das Fleisch aus der besten Aufzucht ist daher nicht unbedingt das billigste. Übergehen Sie Vermittler, um mehr für Ihr Geld zu bekommen (und dem Bauern mehr zukommen zu lassen), indem Sie direkt in Hofläden und auf Bauernmärkten einkaufen. Viele liefern bis vor die Haustür.

Schnelle und einfache Gerichte

- Braten Sie Rindfleischwürfel mit gehackten Zwiebeln, Ingwer, Sternanis, schwarzem Pfeffer und Sojasoße kurz in der Pfanne; geben Sie am Ende Brokkoliröschen dazu.
- Für einen schnellen Eintopf braten Sie Rindfleischwürfel an und geben sie in einen Topf mit halbierten Zwiebeln, gewürfelten Steckrüben und Sellerie, grob gehackter Petersilie und Karotten, geviertelten Kartoffeln und Gemüsebrühe. Kochen Sie das Ganze mindestens eine Stunde bei schwacher Hitze und mischen Sie vor dem Servieren gehobelten Kohl darunter.
- Braten Sie Lammwürfel an; braten Sie in einem anderen Topf rote Zwiebeln mit Knoblauch, gewürfelten Auberginen und einigen Kreuzkümmelsamen an, gießen Sie ein wenig Wasser auf und schmoren Sie das Ganze, bis es weich ist. Vermischen Sie das Lamm und die Auberginen mit Joghurt, und servieren Sie es mit Harissa, falls Sie die Schärfe vertragen.
- Braten Sie Zwiebeln, Knoblauch und Ingwer mit ein paar Nelken an, geben Sie etwas Lammhackfleisch und ein wenig Kurkuma dazu, ein paar Eiertomaten sowie Kartoffelwürfel und lassen Sie das Ganze schmoren, bis die Kartoffeln gar sind.

Geschmackstests zeigen, dass Fleisch von mit Gras gefütterten Tieren (Weide im Sommer, Heu im Winter) das stärkste Aroma hat. Fragen Sie Ihren Metzger oder den Bauern, wie das Fleisch abgehängt wird und wie das den Geschmack und die Konsistenz beeinflusst. Achten Sie darauf, marmoriertes Fleisch (mit feinen Fettadern) zu kaufen, das zeigt, dass das Tier gut versorgt war und langsam und im Freien zur Schlachtreife heranwuchs. Traditionsbewusste Metzger packen Fleisch nicht in Plastik ein, weil sie wissen, dass es atmen muss. Kaufen Sie festes Fleisch, das schimmert, nicht nass aussieht oder nachgibt, wenn Sie mit dem Daumen daraufdrücken.

Verzichten Sie nicht auf Fleisch selbst, wenn Sie sich Sorgen wegen gesättigter Fettsäuren machen, sondern auf verarbeitete Fleischwaren: Burger, Pasteten, Fertiggerichte, die tendenziell mehr Fett und Zusätze enthalten, möglicherweise auch Separatorenfleisch (maschinell vom Knochen geschabtes Fleisch). Verarbeitete Wurst- und Fleischprodukte sind nicht empfehlenswert: Sie wissen nicht, wie lange und bei welcher Temperatur sie gelagert wurden; sie könnten Listerien enthalten.

Hotdogs und Würstchen können Nitrate beinhalten und sind daher am besten zu meiden. Bio-Würstchen und Bio-Fertiggerichte mit Fleisch enthalten weniger Zusätze.

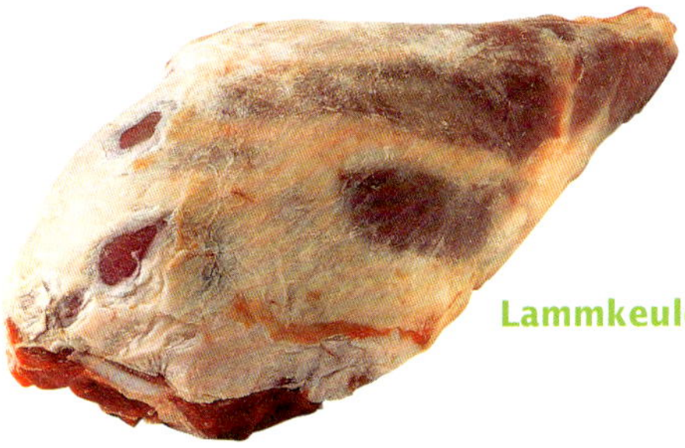
Lammkeule

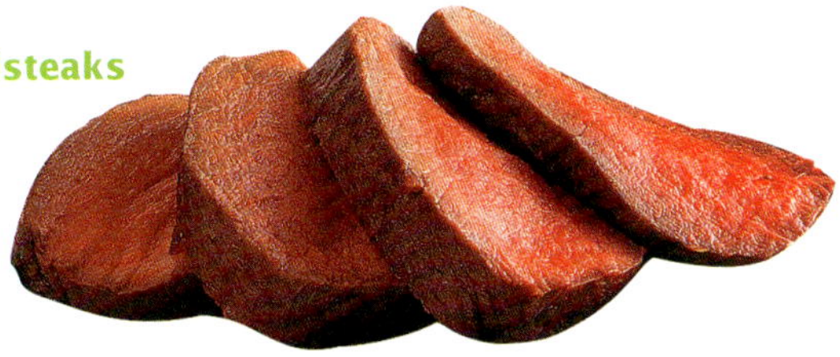
Wildsteaks

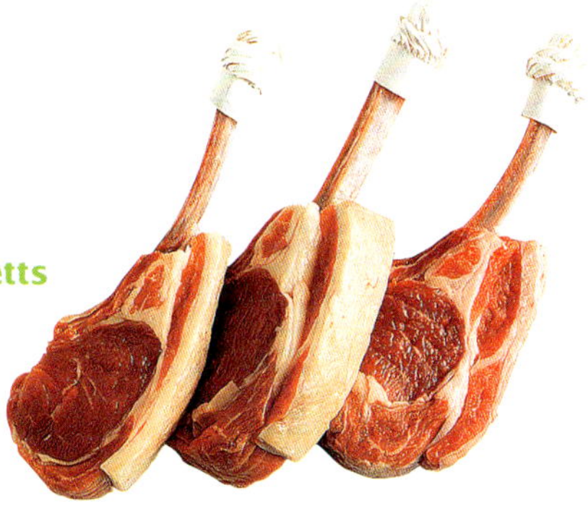
Lammkoteletts

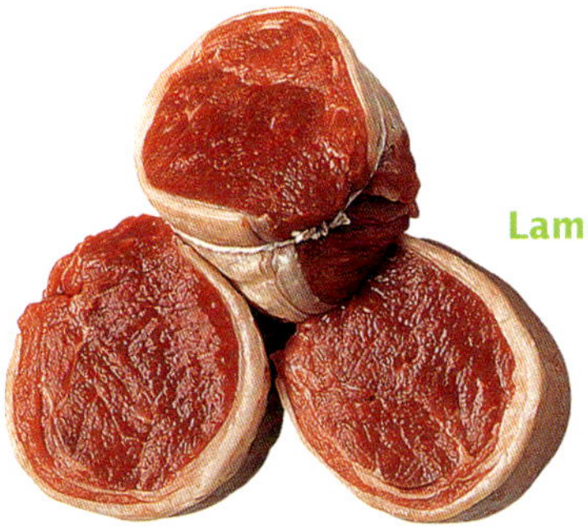
Lammnüsschen

Was Sie beim Kochen beachten sollten

- Bewahren Sie rohes Fleisch in einem Behälter im Kühlschrank auf, damit der Saft nicht mit anderen Lebensmitteln in Berührung kommt.
- Benutzen Sie für das Schneiden von rohem Fleisch ein spezielles Schneidebrett und reinigen Sie es nach dem Gebrauch gründlich.
- Waschen Sie Ihre Hände und alle Kochutensilien nach dem Verarbeiten von rohem Fleisch.
- Bestellen Sie im Restaurant Fleisch durchgebraten, egal, wie Sie es vor der Schwangerschaft am liebsten aßen.
- Grillen Sie lieber anstatt in Fett zu braten, um den Gesamtfettanteil zu reduzieren. Schneiden Sie das Fett nach dem Braten und nicht vorher ab, um Geschmack und Saftigkeit zu bewahren.
- Braten Sie Fleischstücke in etwas Öl an, bevor Sie sie schmoren, um den Geschmack zu konservieren.

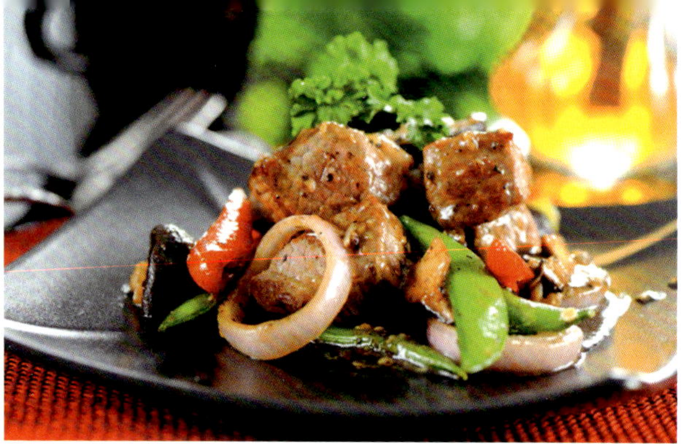

- Rinderbrühe ist eine traditionelle Wochenbettsuppe, um neue Kräfte zu tanken.
- Klingt seltsam, aber Sardellen bringen Lamm besonders zur Geltung. Probieren Sie auch, einen Lammbraten vorher mit Knoblauch und Rosmarin zu spicken.
- Aromen des Nahen Ostens wie Granatapfel, Joghurt und eingelegte Zitronen passen gut zu Lamm.
- Rote oder Schwarze Johannisbeeren sind eine traditionelle Beilage zu Wild, auch karamellisierte Pastinaken harmonieren gut damit.

Eier

Eier sind rings um den Globus ein Symbol für neues Leben, sie symbolisieren Mutter und Kind und gehören zweifellos zu den besten Nahrungsmitteln für die Ernährung eines neuen Lebens. In jüdischen Haushalten ist es Tradition, einem Neugeborenen ein Ei zu geben. Fangen Sie den Tag damit an: Eine Studie der *University of Massachussetts* ergab, dass Eier zum Frühstück ein um 50 Prozent höheres Sättigungsgefühl hinterließen als der Genuss von Körnermüsli.

Gut für Sie und Ihr Baby

In einer Eischale ist alles enthalten, was das Küken zum Wachsen braucht, kein Wunder also, dass Eier so fabelhafte Nährstofflieferanten für werdende Mütter sind. Eier enthalten Vitamin B_2, B_5, B_{12} und D, Selen, Jod, Phosphor und Cholin, ohne das Sie an einem Folsäuremangel leiden können (essen Sie den Dotter, darin steckt das Cholin). Die UNO hat erklärt, dass Eier bessere Proteinlieferanten sind als Milch, Fisch, Rind oder Gemüse. Sie enthalten außerdem mehr Carotinoide wie Lutein und Zeaxanthin – für die Gesundheit des Auges lebenswichtige Antioxidantien – als Spinat. Enteneier haben mehr Proteine als Hühnereier.

Meiden Sie während der Schwangerschaft rohe oder weichgekochte Eier, um das Risiko einer Salmonelleninfektion zu reduzieren. Das bedeutet auch: keine selbst gemachte Mayonnaise oder Baisers (gekaufte Varianten sind meistens okay; achten Sie darauf, dass sie pasteurisiert sind). Es ist zwar unwahrscheinlich, dass Salmonellen Ihr Baby schädigen, aber Sie könnten sehr krank davon werden, und während der Schwangerschaft ist das Immunsystem nicht so wachsam wie sonst.

Meiden Sie während der Schwangerschaft rohe und weichgekochte Eier, um das Risiko einer Salmonelleninfektion zu reduzieren.

Einkaufstipps

Kaufen Sie bevorzugt Eier von Vögeln, die sich von Gras ernähren: Sie enthalten bis zu zehnmal so viele Omega-3-Fettsäuren und bis zu sechsmal mehr Vitamin E als Eier von Hennen in Stallhaltung. Eine Studie aus dem Jahr 2007 ergab, dass Eier von Hennen, die auf Wiesen gehalten werden, ein Drittel weniger Cholesterin und ein Viertel weniger gesättigte Fettsäuren, aber dafür zwei Drittel mehr Vitamin A enthalten als Eier aus Stallhaltung.

Der Aufdruck »Freiland« und sogar »Bio« ist keine Garantie dafür, dass die Hühner auf Grasland aufgezogen wurden. Eier mit hohem Nährstoffgehalt machen Sie wahrscheinlich eher auf Bauernmärkten, in Hofläden und bei Leuten ausfindig, die nur ein paar Hühner halten.

Lassen Sie Schachteln mit angeschlagenen oder abgelaufenen Eiern liegen. Bewahren Sie Eier getrennt von anderen Nahrungsmitteln auf.

Was Sie beim Kochen beachten sollten

- Wenn Sie prüfen wollen, wie frisch ein Ei ist, dann legen Sie es ins Wasser. Je älter es ist, umso mehr schwimmt es (Eier verlieren beim Lagern Wasser und sammeln Luft an).
- Waschen Sie Ihre Hände, Kochgeräte und Arbeitsflächen, nachdem Sie Eier aufgeschlagen oder die Schale angefasst haben.
- Kochen Sie Eier 7 Minuten oder länger, um Salmonellenbakterien abzutöten.
- Pochieren Sie Eier während der Schwangerschaft, bis das Eiweiß vollständig weiß und der Dotter hart ist.
- Braten Sie Spiegeleier zur Sicherheit von beiden Seiten an.
- Nehmen Sie Eier sozusagen versteckt zu sich, indem Sie sich Pfannkuchen oder Kuchen auf Eierbasis (wie Panettone und Biskuit) zubereiten, wenn Sie sie ungern zum Frühstück essen.

Schnelle und einfache Gerichte

- Probieren Sie French Toast (Arme Ritter) als schnelles Frühstück. Weichen Sie Toastbrotscheiben mit einer Messerspitze Salz in verrührten Eiern und Milch ein. Braten Sie sie dann vorsichtig in etwas Butter. Servieren Sie sie mit einem Hauch Zimt oder etwas Puderzucker.
- Rühren Sie Streifen von Räucherlachs unter, wenn Sie Rühreier schlagen, erhitzen Sie sie gründlich und servieren Sie sie mit viel schwarzem Pfeffer und gehobeltem Parmesan.
- Braten Sie Knoblauchscheiben, rote Paprika und reife Tomaten sanft in Olivenöl an, bis sie weich sind und zu duften beginnen, fügen Sie dann kleingeschnittene Lauchzwiebeln und geschlagene Eier hinzu und verrühren Sie alles. Servieren Sie das Ganze mit knusprigem Brot, wenn die Masse gestockt ist.
- Für einen einfachen Pudding verschlagen Sie 2 ganze Eier mit 2 Eigelb, 2 Esslöffeln Zucker, 500 ml Vollmilch und 1 Teelöffel Vanilleessenz. Gießen Sie die Masse in kleine Auflaufförmchen, decken Sie sie mit Alufolie mit einem Loch in der Mitte zu und backen Sie sie bei geringer Hitze 2 Stunden im Ofen, bis sie gestockt sind. Lassen Sie sie abkühlen und servieren Sie sie mit gerösteten Mandelblättchen.

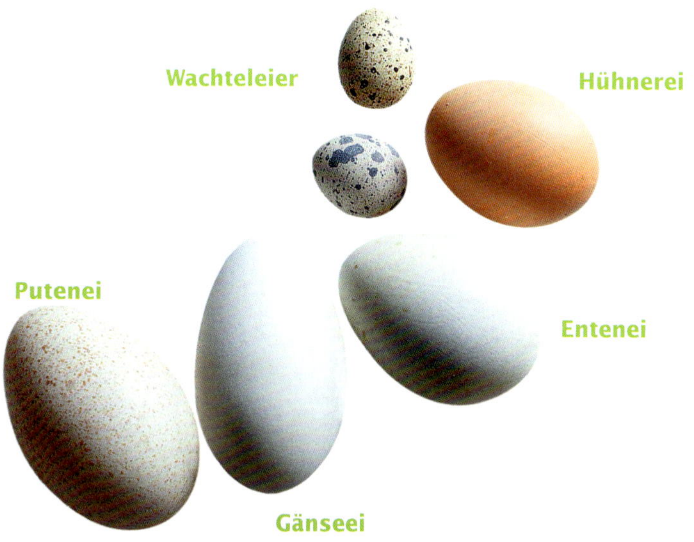

Eier sind von verschiedenen Vögeln erhältlich und reichern viele Gerichte mit Nährstoffen an. Wachteleier können als solche oder in Salaten gegessen werden, während Enteneier beim Backen Verwendung finden und in der orientalischen Küche beliebt sind. Puten- oder Gänseeier können für ein herzhaftes Frühstück verwendet werden.

Milch, Joghurt und Käse

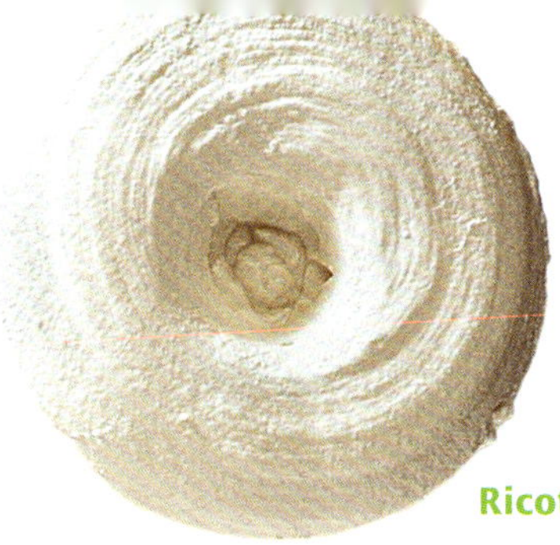

Ricotta

Kühe mit ihren Kälbern sind rund um den Globus ein Sinnbild für die Mutterschaft, und täglich Milch in irgendeiner Form ist während der Schwangerschaft unerlässlich für gesunde Knochen und Zähne. Käse konzentriert die positiven Eigenschaften von Milch in nährstoffreichen Portionen – Sie brauchen nur wenig, um Ihre tägliche Dosis Kalzium und Protein zu bekommen – und Joghurt hat so viele Vorzüge, dass es in vielen Ländern als Ursache für ein langes Leben gilt. In Indien gelten Milchprodukte als so aufbauend, dass Wöchnerinnen eine Mischung aus Milch, geklärter Butter und Honig erhalten, um wieder zu Kräften zu kommen.

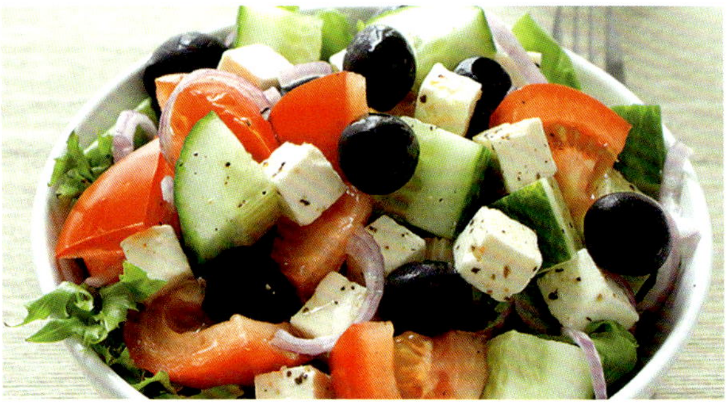

Gut für Sie und Ihr Baby

Milch ist ein fantastischer Lieferant von Kalzium, Vitamin D und Vitamin K – diese Kombination ist der Knochengesundheit besonders förderlich. Sie enthält außerdem Beta-Carotin und B-Vitamine, Jod, Kalium sowie Omega-3-Fettsäuren und ist sehr proteinreich. Eine Untersuchung aus dem Jahr 1999 stellte fest, dass die Milch von Kühen, die mit Gras gefüttert werden, am meisten Vitamine enthält. Vollmilch beinhaltet am meisten Beta-Carotin sowie konjugierte Linolsäure (CLA), aber auch mehr gesättigte Fettsäuren.

Joghurt hat die gleiche Vitamin- und Mineralstoffdichte wie Milch, liefert aber mehr Kalzium. Seine lebenden Bakterien – Lactobacillus bulgaricus oder acidophilus, Streptococcus thermophilus oder Bifidobakterien – produzieren nicht nur den typischen sauren Geschmack, sondern fördern das Immunsystem und beschleunigen die Genesung nach einer Infektion. Essen Sie täglich 6 Esslöffel Joghurt, wenn Sie für Scheidenpilzinfektionen während der Schwangerschaft anfällig sind (in einer Studie reduzierte sich dadurch die Infektionshäufigkeit auf ein Drittel). Joghurt lindert Entzündungen bei akuten Schüben von Reizdarmsyndrom (RDS) und hilft gegen Mundgeruch, ein Problem während der Schwangerschaft, wenn man nicht gut durch die Nase atmen kann oder Zahnfleischprobleme hat. In einer Untersuchung gingen die Symptome nach dem Verzehr von 90 g zuckerfreiem Joghurt (zweimal täglich, sechs Wochen lang) zurück. Forschungen über Probiotika während der Schwangerschaft stellten einen Zusammenhang zwischen Joghurt und der Vorbeugung gegen Neurodermitis bei Babys her. Die vaginale Anwendung von Joghurtkulturen reduziert das Risiko von Infektionen, die zu Frühgeburten führen können.

Schnelle und einfache Gerichte

- Rühren Sie einen Esslöffel flüssigen Honig in eine Schüssel Joghurt und streuen Sie geröstete Sonnenblumen- und Kürbiskerne darüber.
- Servieren Sie Joghurt vermischt mit kleingehackter Gurke, getrockneter Minze, Zitronensaft und schwarzem Pfeffer als Beilage zu gegrilltem Fleisch.
- Geben Sie dickflüssigen Joghurt, Schnittlauch und schwarzen Pfeffer auf eine Backkartoffel.
- Verteilen Sie sehr reife Tomaten für eine schnelle Pizza auf Stangenweißbrot, geben Sie ein wenig Kräuter der Provence und Mozzarellascheiben darüber. Grillen Sie das Ganze, bis es Blasen wirft.
- Schneiden Sie Feta in Würfel, bestreuen Sie ihn mit Oregano und kombinieren Sie ihn mit Gurkenstücken, reifen Tomaten und schwarzen Oliven.

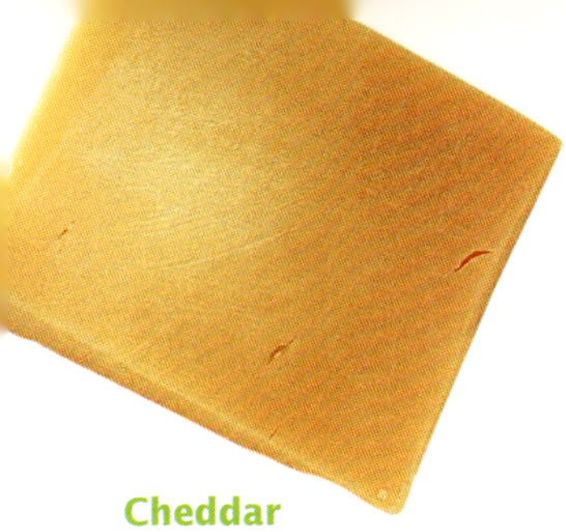

Cheddar

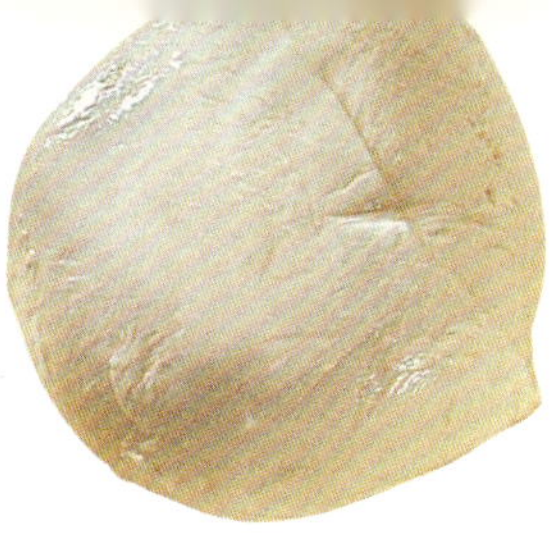

Mozzarella

Eine Untersuchung der *University of Aberdeen* ergab, dass Bio-Käse mehr Omega-3-Fettsäuren enthält als Bio-Milch. Während der Schwangerschaft ist es am sichersten, Käse aus pasteurisierter Milch anstatt Rohmilchkäse zu essen (sehen Sie auf dem Etikett nach) und Käse aus Edelpilzkulturen (Brie oder Camembert, Ziegenkäse mit weißer Rinde) sowie Schimmelkäse (Stilton, Gorgonzola und Roquefort) zu meiden. Schädliche Bakterien wie Listerien gedeihen eher in diesen Käsesorten. Zu den unbedenklichen Weichkäsearten gehören Feta, Ricotta, Mascarpone und Mozzarella.

Achten Sie auf das Etikett, bevor Sie Milch kaufen. Verschiedene Arten von Milch enthalten unterschiedliche Mengen von Kalorien, Proteinen, Fett sowie Vitamin A und B.

Einkaufstipps

Wählen Sie Bio-Produkte von Kühen aus Weidehaltung, das garantiert Ihnen den besten Geschmack, ein Maximum an Nährstoffen und ein gutes Gewissen bezüglich artgerechter Tierhaltung. Durch Bio-Milch sind Sie weniger durch fettlösliche Gifte wie Pestiziden gefährdet. Eine Untersuchung der *University of Aberdeen* erbrachte, dass Bio-Milch einen bis zu 71 Prozent höheren Gehalt an Omega-3-Fettsäuren aufwies als konventionelle Milch. Die Forscher führten diese Wirkung auf den Rotklee auf den Wiesen zurück (eine traditionelle Stärkungspflanze während der Schwangerschaft). Kleine regionale Milchbetriebe bieten eher Milch von Kühen an, die auf Wiesen weiden.

Studien aus dem Jahr 1998 fanden in französischer Milch doppelt so viel Linolsäure wie in amerikanischer und führten das darauf zurück, dass die Kühe auf Weiden gehalten werden. Milchbetriebe mit Weidehaltung produzieren auf der ganzen Welt Milch mit ähnlichen Vorzügen. Fruchtjoghurts enthalten viel Zucker und oft auch Verdickungsmittel und sonstige Zusätze. Es ist immer gesünder, Naturjoghurts zu kaufen und selbst frisches Obst darunterzumischen.

Ersetzen Sie Kuhmilch durch Ziegen- oder Schafmilch und Joghurts und Käsesorten daraus, wenn Sie Kuhmilch nicht vertragen. Sie sind oft besser bekömmlich.

Was Sie beim Kochen beachten sollten

- Streichen Sie mit Zusätzen vollgepfropfte Kakaogetränke; erwärmen Sie stattdessen einen Becher Milch, geben Sie 1–2 Teelöffel Kakaopulver und einen Löffel voll Honig hinein. Verrühren Sie alles gründlich.
- Mischen Sie Joghurt mit geringem Fettgehalt und Müsli.
- Nehmen Sie anstelle von Schlagsahne in Rezepten fettreichen griechischen Joghurt für Desserts.
- Mildern Sie scharfe Currys und andere mit Chili gewürzte Gerichte mit einer Portion Joghurt.
- Frieren Sie Joghurt als Alternative zu Eis ein.

Bananen-Smoothie

Bereiten Sie diesen köstlichen Smoothie für ein energiereiches Frühstück, und Sie starten gesund in den Tag.

1 reife Banane, geschält und in Scheiben geschnitten
300 ml Milch
1 Handvoll Eis
1–2 Esslöffel pasteurisierter Honig

Geben Sie alle Zutaten in einen Mixer und mixen Sie sie, bis eine glatte Masse entstanden ist. Gießen Sie den Smoothie in ein Glas und servieren Sie ihn sofort.

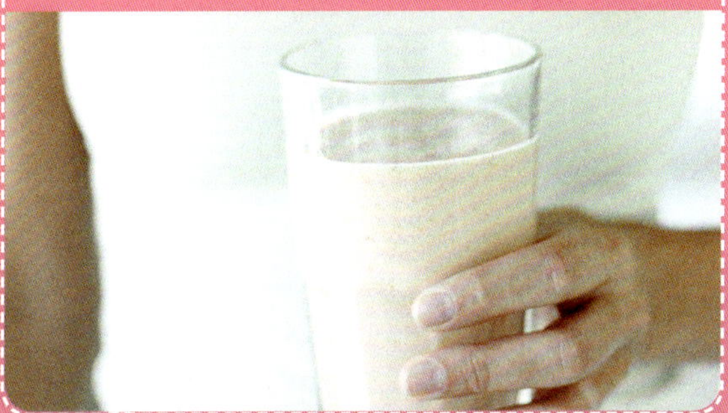

Wie Sie selbst Joghurt herstellen

Wenn Sie Ihren eigenen Joghurt herstellen, dann wissen Sie genau, woher die Zutaten kommen. Sie können ausschließlich Bio-Produkte aus artgerechter Produktion verwenden. Wenn Sie die erste Portion hergestellt haben, dann verwenden Sie innerhalb einer Woche 2–3 Esslöffel davon als Starter für eine neue Kultur. Achten Sie darauf, dass Ihre Gerätschaften, Arbeitsfläche und Hände ganz sauber sind, bevor Sie anfangen. Sie können Starterkulturen auch in Bio-Läden kaufen.

Sie brauchen:

- 1 l Vollmilch
- 4 Esslöffel Milchpulver
- 2–3 Esslöffel Joghurt oder 1 Päckchen Joghurtstarter (ohne Geschmacks- und Süßungsmittel)
- 6–8 Gläser (á 150 ml) mit luftdichten Verschlüssen oder Klarsichtfolie

1. Sterilisieren Sie zuerst alle Gerätschaften (Kochthermometer, Metalltopf mit dickem Boden und Deckel, Metalllöffel, Becher, Gläser und Deckel, falls verwendet), indem Sie sie in der Spülmaschine bei maximaler Hitze spülen oder gründlich mit einem Spülmittel in heißem Wasser abwaschen und dann bei geringer Hitze im Ofen trocknen.

2. Erhitzen Sie die Frischmilch und das Milchpulver in einem Metalltopf mit dickem Boden auf 85–90 °C. Halten Sie diese Temperatur unter Rühren 10 Minuten, ohne dass die Milch kocht. Das sterilisiert die Milch und tötet die Bakterien ab.

3. Kühlen Sie die Milch jetzt schnell ab, indem Sie sie in eine große Schüssel tauchen, die in Eiswasser steht (lassen Sie dabei kein Wasser in die Milch hineinlaufen). Nun den Topf stehen lassen, bis die Temperatur auf 50 °C gesunken ist.

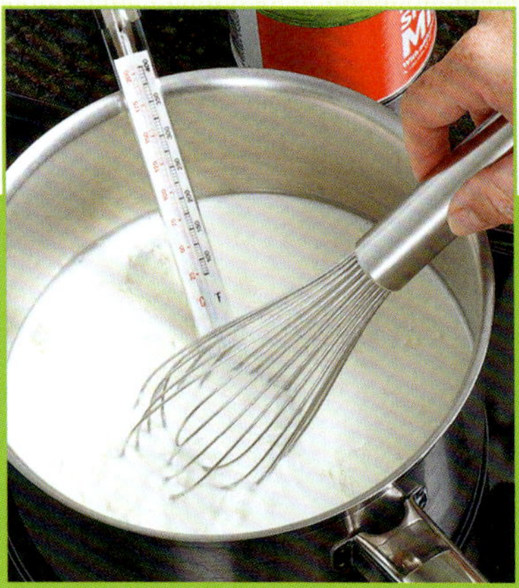

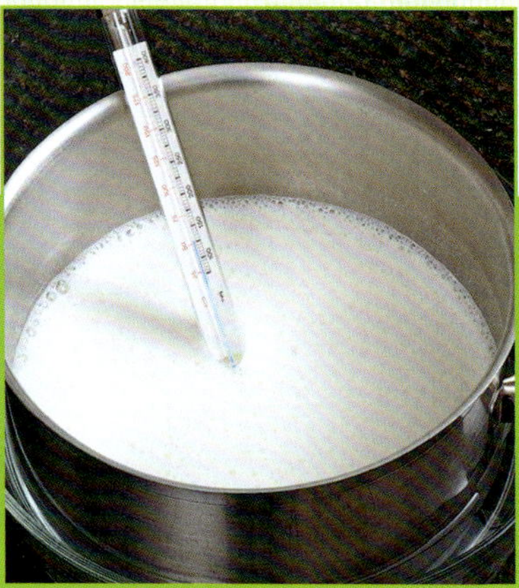

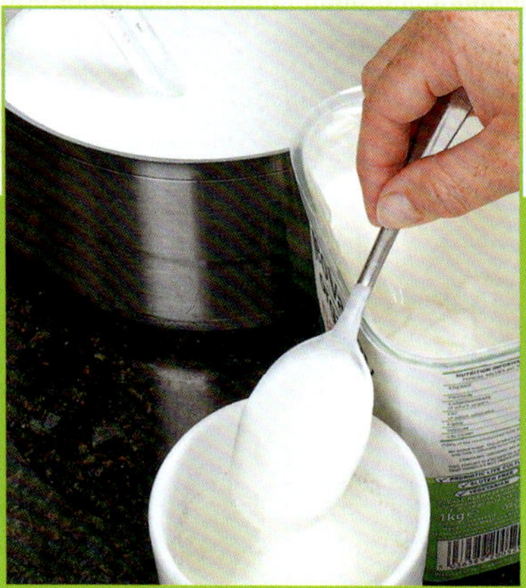

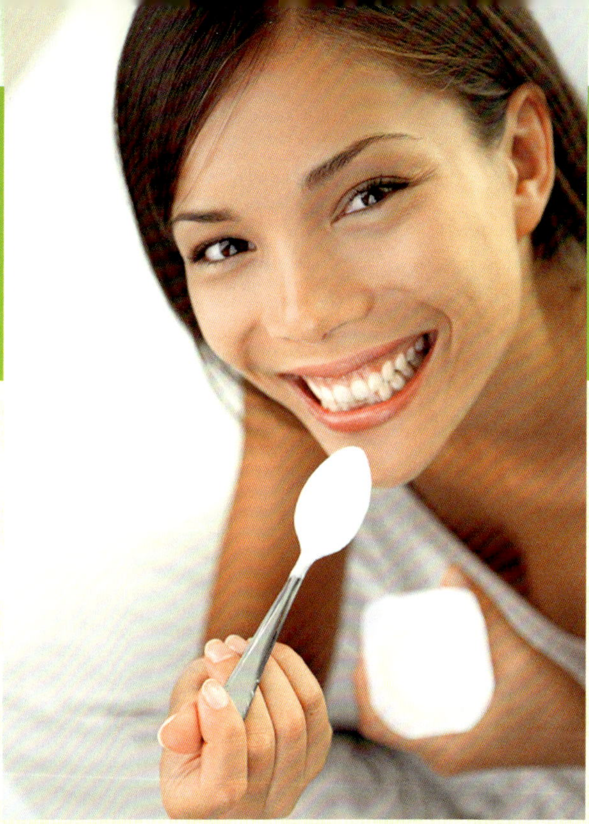

4. Nehmen Sie den Topf aus dem Wasser und messen Sie einen Viertelliter Milch mit einem Becher ab. Rühren Sie den Joghurt hinein. Danach die Mischung in den Topf mit Milch geben, beides gut vermengen. Verteilen Sie den Inhalt auf die sterilisierten Gläser und verschließen Sie sie sofort mit Deckeln oder mit Klarsichtfolie.

5. Stellen Sie die Gläser in ein Wasserbad, das 5–6 Stunden auf 50 °C erhitzt wird. Lassen Sie das Wasser nicht über die Deckel oder Folien eintreten. Überprüfen Sie die Temperatur regelmäßig (Joghurt-Bakterien wachsen nicht gut unter 37 °C und werden bei mehr als 55 °C abgetötet). Füllen Sie das Wasser auf, falls erforderlich.

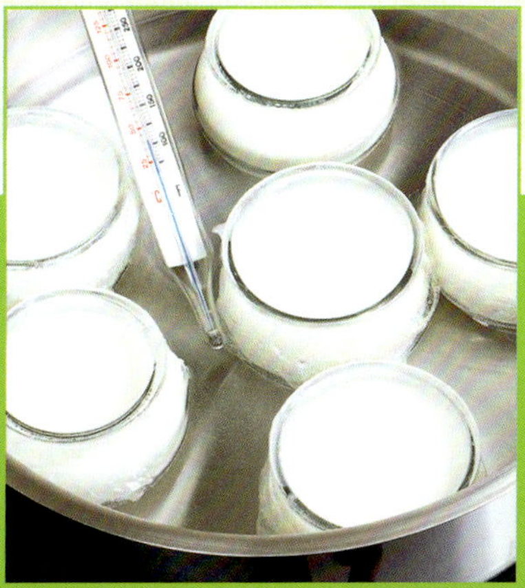

Sobald der Joghurt verdickt und fest ist, lassen Sie ihn abkühlen. Stellen Sie ihn dann in den Kühlschrank. Er sollte sich bis zu zehn Tage halten. Rühren Sie vor dem Essen Obst, Marmelade oder pasteurisierten Honig unter, wenn Sie möchten.

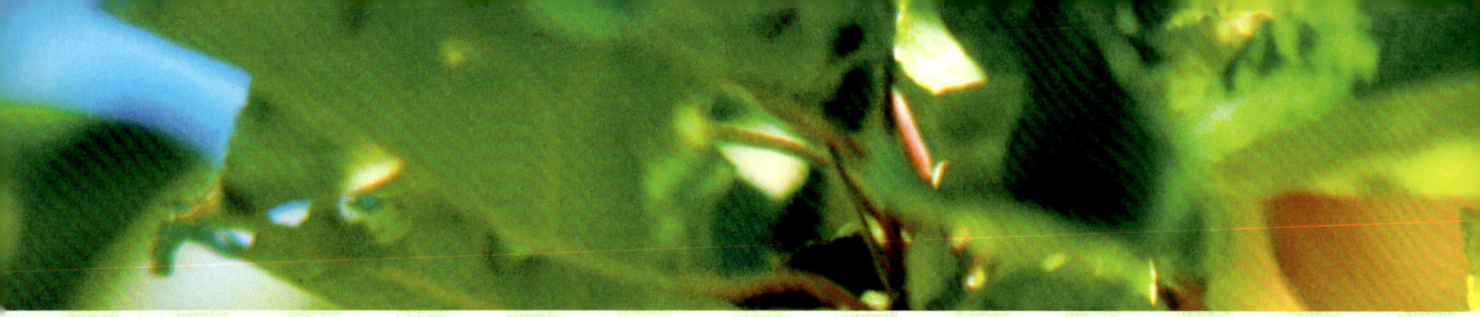

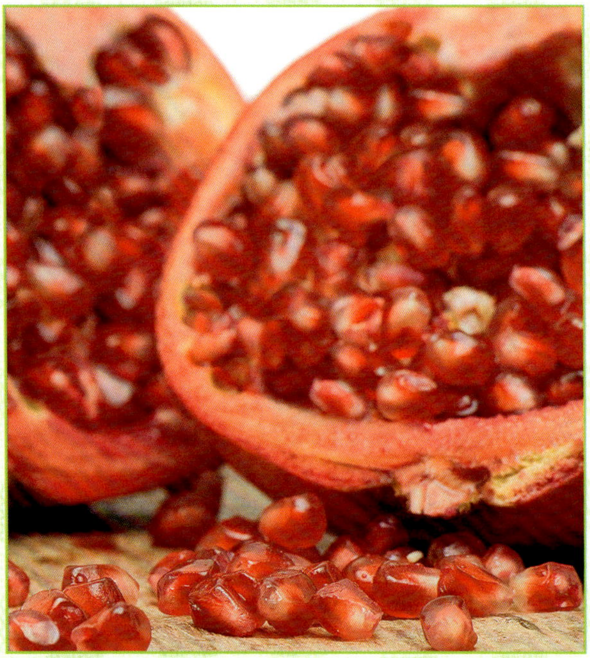

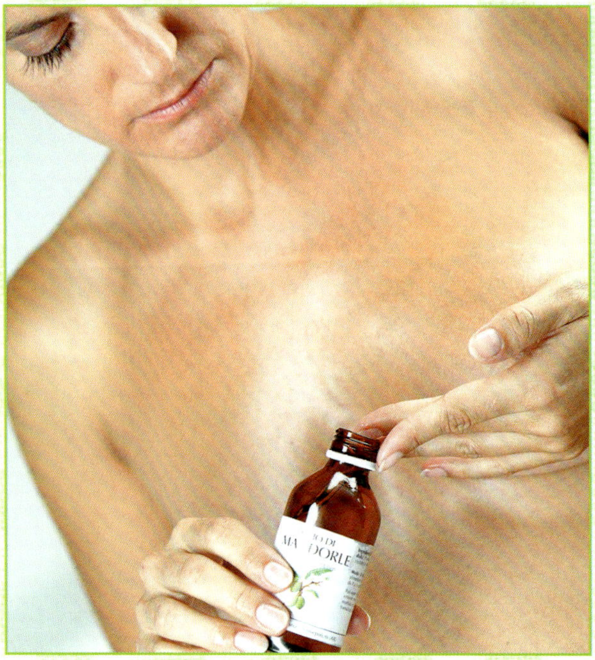

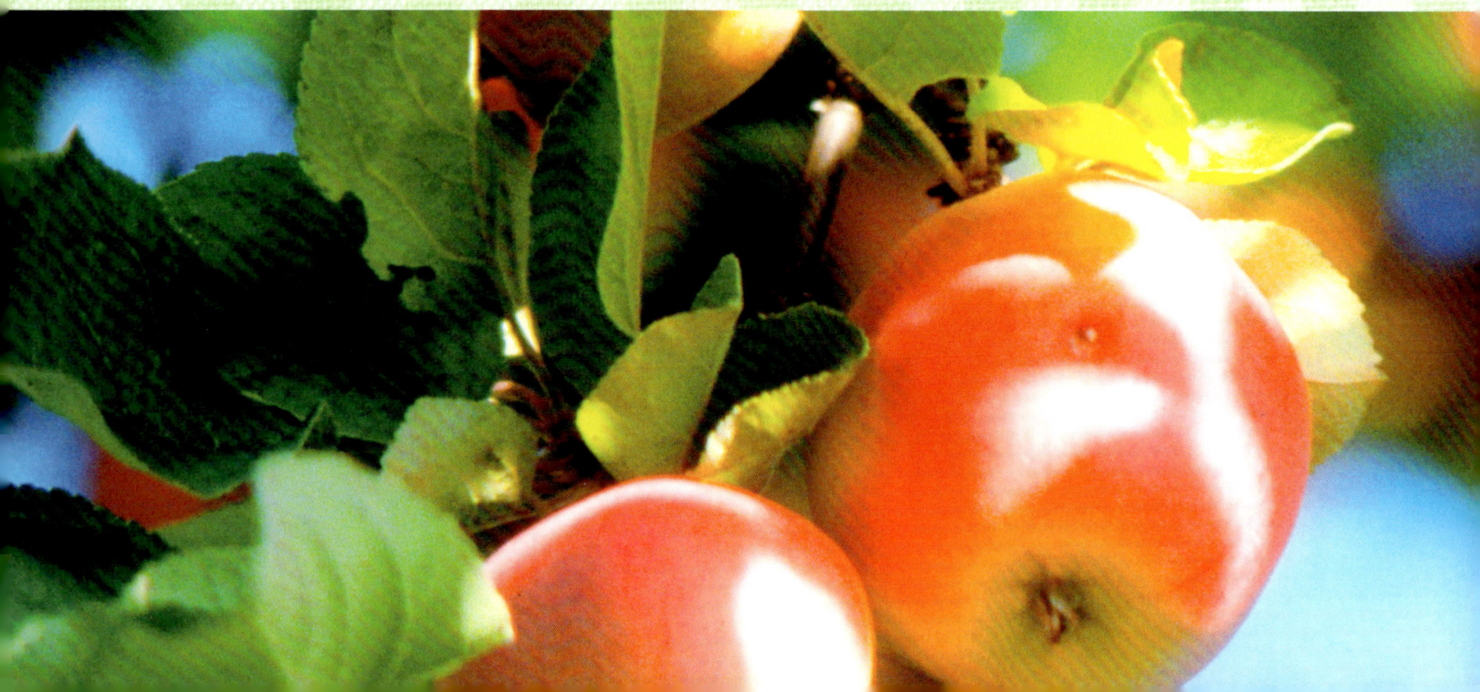

Reiche Gaben aus dem Obstgarten

Obst und Nüsse sind ein perfekter Snack für zwischendurch, sie befriedigen Ihren erhöhten täglichen Bedarf an Nähr- und Ballaststoffen sowie schnellen Energiespendern. Wenn Sie selbst Bäume pflanzen – manche gedeihen sogar in Kübeln und auf dem Balkon –, dann können Sie je nach Geschmack oder Wuchsform alte Sorten wählen, deren Früchte es nicht im Supermarkt zu kaufen gibt. Traditionell pflanzt man einen Apfelbaum für einen Jungen und einen Birnbaum für ein Mädchen.

Äpfel ▪ Aprikosen ▪ Granatäpfel ▪ Feigen ▪ Walnüsse ▪ Mandeln ▪ Avocados ▪ Oliven

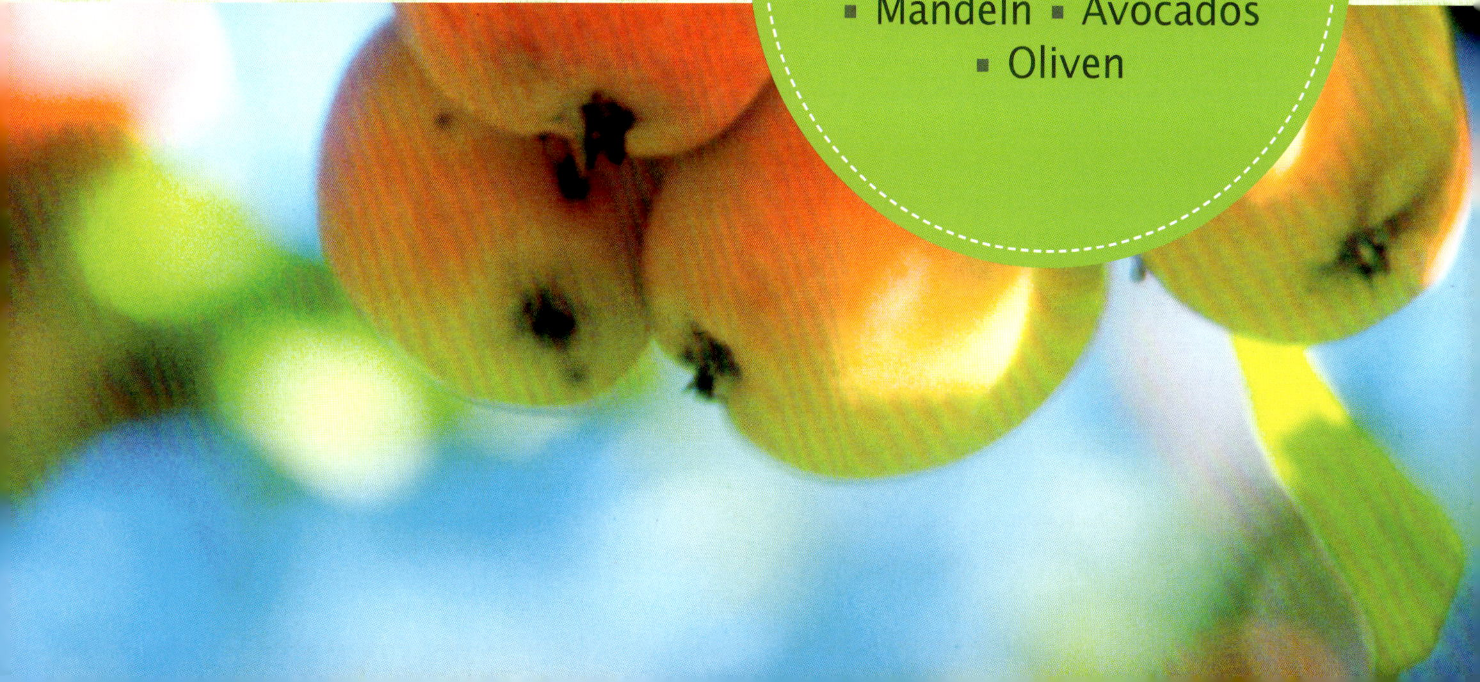

Äpfel

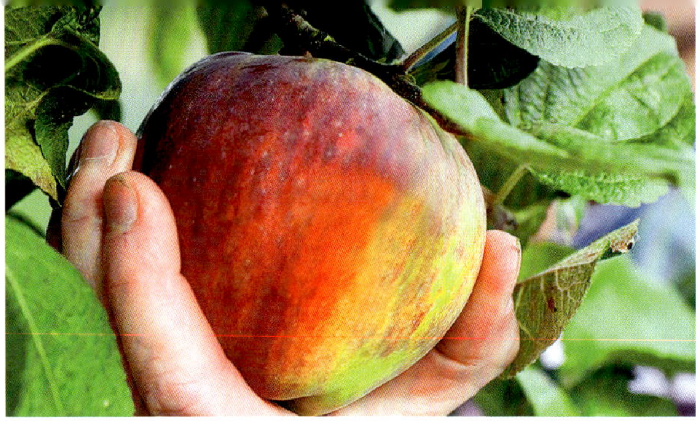

Der unscheinbare Apfel nimmt sowohl geschmacklich wie auch gesundheitlich eine Spitzenposition unter den Früchten ein. Von Italien bis Bulgarien wird er mit Empfängnis und den wundersamen Schwangerschaften der Jungfrau Maria und ihrer Mutter, der heiligen Anna, assoziiert.

Gut für Sie und Ihr Baby

Äpfel sind gute Lieferanten von Vitamin C, Kalium und Ballaststoffen und außerdem voll mit antioxidativ wirkenden sekundären Pflanzenstoffen, darunter die wertvollen Flavonoide Quercetin, Catechin und Phlorizin, die sich in und um die Schale konzentrieren. Quercetin wirkt entzündungshemmend, fördert die Blutgerinnung und reguliert den Blutdruck. Catechin ist ebenfalls gesund fürs Herz, während Phlorizin die Lunge schützt, wenn Sie zu Asthma neigen. Forscher in den Niederlanden und Schottland stellten fest, dass das Risiko von Kindern, an Asthma und Atemwegsbeschwerden zu erkranken, signifikant reduziert war, wenn ihre Mütter während der Schwangerschaft Äpfel aßen. Das darin enthaltene Pektin wirkt blutdrucksenkend.

Einkaufstipps

Man kann Äpfel fast das ganze Jahr über essen: Die frühesten sind zur Sommermitte reif; späte Sorten werden bis Frühjahrsende verkauft. Äpfel verlieren durch Lagerung nichts von ihren sekundären Pflanzenstoffen. In einer Studie enthielten 200 Tage gelagerte Äpfel beinahe ebenso viele Flavonoide wie direkt nach der Ernte.

Kaufen Sie Bio-Ware, da es unter Nährstoffgesichtspunkten wichtig ist, die Schale zu essen. Konventionell angebaute Äpfel können mit einer Wachsschutzschicht überzogen sein. Dieses Obst gehört zu den am stärksten mit Pestiziden verseuchten Produkten. Waschen Sie Äpfel vor dem Verzehr.

Äpfel aus dem Supermarkt können mehlig oder geschmacklos sein. Viele werden unreif gepflückt und nicht wegen ihres Geschmacks, sondern wegen ihrer guten Transportfähigkeit kultiviert. Auf regionalen oder Bauernmärkten bzw. in Obstgärten zum Selbstpflücken finden Sie eine viel größere Sortenvielfalt. Achten Sie darauf, nur reife Äpfel zu pflücken: Österreichische Studien haben gezeigt, dass der Gehalt an Antioxidantien mit der Reife der Frucht zunimmt.

Halten Sie nach Apfelerntefeiern oder Ähnlichem Ausschau, Sie können dort probieren und mehr über verschiedene Sorten erfahren: von würzigen Boskops bis zu knackigen Kochäpfeln, die einem den Mund zusammenziehen. Greifen Sie lieber zu naturtrübem Apfelsaft, er ist gesünder als gefilterter Saft.

Schnelle und einfache Gerichte

- Höhlen Sie einen Apfel aus, füllen Sie das Loch mit einer Mischung aus Rosinen, Walnüssen, braunem Zucker und Zimt. Backen Sie ihn bei mäßiger Hitze im Ofen, bis er weich ist.
- Machen Sie eine Apfelsoße, indem Sie Tafeläpfel in einer winzigen Menge Wasser 10 Minuten dünsten. Sie brauchen vielleicht keinen Zucker.

Was Sie beim Kochen beachten sollten

- Nehmen Sie zum Backen weiche Äpfel mit starkem Aroma.
- Die Antioxidantien der Früchte gehen durch Entsaften verloren, nur 3–10 Prozent bleiben danach erhalten. Essen Sie also lieber ganze Äpfel.
- Beim Dünsten gehen 70 Prozent der Flavonole ins Kochwasser über. Verwenden Sie es also!
- Tragen Sie immer einen Apfel bei sich. Er liefert 15 Prozent der täglich benötigten Ballaststoffe.
- Reiben Sie einen Apfel nach traditioneller Schweizer Art ins Müsli.

Aprikosen

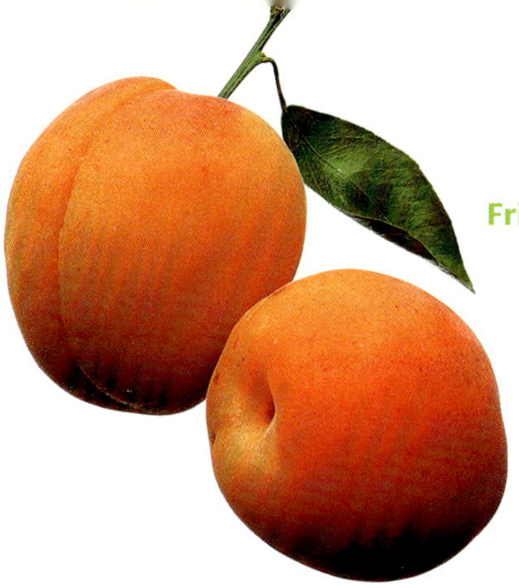

Frische Aprikosen

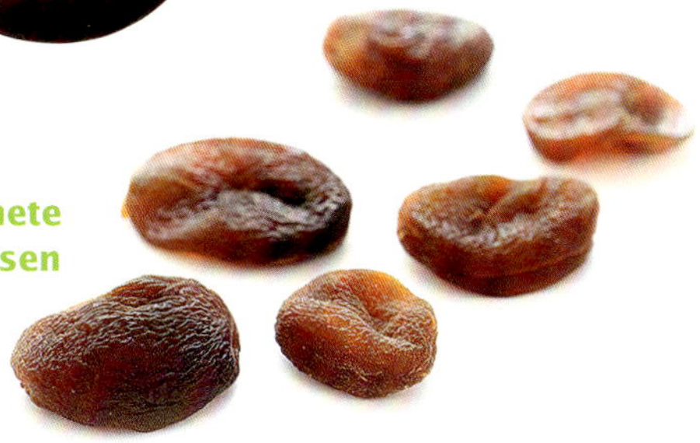

Getrocknete Bio-Aprikosen

Frische oder getrocknete Aprikosen liefern eine Fülle von Nährstoffen, die in der Schwangerschaft nützlich sind, darunter Vitamin C und Kalium. Aprikosen gelten als volkstümliches Heilmittel gegen Unfruchtbarkeit. Ihr Öl ist eine gute Basis für Lotionen gegen Schwangerschaftsstreifen.

Gut für Sie und Ihr Baby

Aprikosen sind eine köstliche Quelle von Beta-Carotin und Vitamin C, Kalium und Ballaststoffen. Sie enthalten zudem sekundäre Pflanzenstoffe wie Carotinoide, darunter Lycopin.

Aprikosenkernöl ist reich an Beta-Carotin sowie B-Vitaminen und gilt als Hautpflegemittel. Es ist ein gutes Massageöl während der Schwangerschaft und kommt in vielen Produkten gegen Schwangerschaftsstreifen vor, weil es Entzündungen lindert und Hautzellen verjüngt. Selbst empfindliche und trockene Haut verträgt dieses milde Öl, das aufgrund seiner leichten Konsistenz problemlos aufgenommen wird.

Einkaufstipps

Kaufen Sie frische Aprikosen nur, wenn sie prall und sattorange sind. Riechen Sie auch daran: Wenn sie nicht duften, schmecken sie wahrscheinlich auch nicht gut. Es ist oft nicht leicht, reife, leckere Aprikosen in Geschäften zu finden. Auf Bauernmärkten sind sie dagegen häufig erhältlich. Pflücken Sie Aprikosen, wenn sie vollreif sind, sofern Sie das Glück haben, einen Baum zu besitzen. Eine österreichische Untersuchung deutet darauf hin, dass der Gehalt an Antioxidantien mit dem Reifegrad der Früchte zunimmt.

Kaufen Sie lieber getrocknete Aprikosen als harte, zitronenfarbige frische. Leuchtend orangefarbene getrocknete Aprikosen sind vielleicht mit Schwefeldioxid und Sulfiten behandelt, die bei Asthmatikern eine Reaktion auslösen können. Am besten kaufen Sie deshalb dunklere braune, die ungeschwefelt sind, oder getrocknete Bio-Aprikosen.

Öl gegen Schwangerschaftsstreifen

Einige ätherische Öle sollten während der Schwangerschaft bis zum letzten Drittel gemieden werden. Die hier empfohlenen gelten in den letzten Wochen im Allgemeinen als unbedenklich. Neroli- oder Orangenblütenöl hilft gegen Stress, Unruhe und Angst; Mandarinenöl ist aufbauend und beruhigt das Nervensystem.

2 Esslöffel Aprikosenkernöl
2 Esslöffel Traubenkernöl
1 Teelöffel Argan- oder Hagebuttenöl
1 Kapsel Vitamin E
Jeweils 4 Tropfen natürliches Neroli- und Mandarinenöl in den Wochen unmittelbar vor der Geburt

Geben Sie die Öle in eine Schüssel. Rühren Sie gut, damit sich alles vermischt. Fügen Sie in den letzten Wochen vor der Geburt eines oder beide natürlichen ätherischen Öle hinzu und rühren Sie vor der Verwendung gut um. Erwärmen Sie ein wenig Öl zwischen den Handflächen und reiben Sie das obere Ende Ihrer Oberschenkel und Pobacken sowie die Seiten Ihres Bauchs damit ein. Streichen Sie dabei im Uhrzeigersinn zum Herzen hin. Weisen Sie Ihren Partner ein, wenn Sie manche Stellen nicht mehr erreichen.

Was Sie beim Kochen beachten sollten

- Durch den Anteil von Vitamin C in Aprikosen können Sie die Aufnahme von Eisen aus eisenhaltigen Nahrungsmitteln verbessern. Kombinieren Sie sie deshalb mit Aprikosen.
- Schneiden Sie frische Aprikosen in Pfannkuchen.
- Mischen Sie getrocknete Aprikosen unter orientalische Schmorgerichte mit Lamm oder Huhn.

Schnelle und einfache Gerichte

- Weichen Sie getrocknete Aprikosen über Nacht ein. Servieren Sie sie dann mit cremigem griechischen Joghurt und einer Handvoll Körner zum Frühstück.
- Mixen Sie Aprikosen mit Banane und Joghurt zu einem Morgen-Smoothie.
- Verzehrfertige Aprikosen kann man unter ein selbst gemachtes Müsli mischen, das ergibt einen sättigenden Start in den Tag.

Granatäpfel

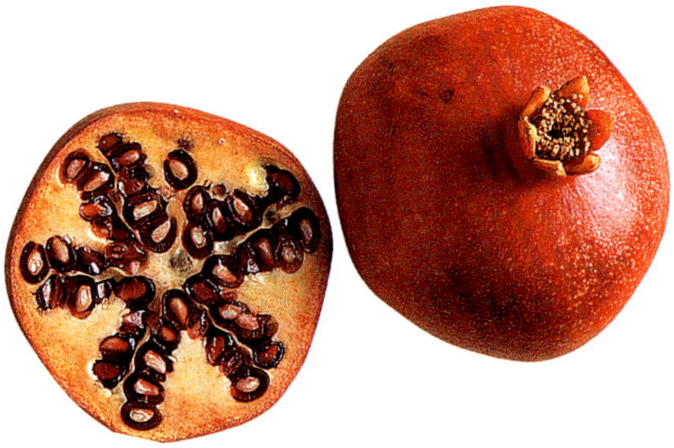

In der arabischen Überlieferung wird der Granatapfel mit den nährenden Eigenschaften der Mutterbrust assoziiert, in der griechischen Mythologie mit der Muttergöttin Demeter. Die jüdische Tradition verbindet das alttestamentarische Gebot: »Seid fruchtbar und mehret euch!«, mit dem Granatapfel. Die rubinrote Frucht gilt als einer der besten Antioxidantien-Lieferanten überhaupt. Im Iran, dem Hauptproduzenten von Granatäpfeln, sind Granatäpfel während der Schwangerschaft ein Muss.

Gut für Sie und Ihr Baby

Granatäpfel sind ausgezeichnete Lieferanten von Beta-Carotin, Vitamin E und C (eine einzige Frucht liefert 40 Prozent des Tagesbedarfs), Vitamin B_6 und Folsäure. Sie enthalten außerdem Kalium und Ballaststoffe. Granatäpfel weisen dreimal so viele Antioxidantien (darunter Tannine, Anthocyane und Ellagsäure) auf wie grüner Tee oder Rotwein, die beide während der Schwangerschaft nicht empfehlenswert sind. Die Substanzen können Zellschäden minimieren und die Immunabwehr sowie den Blutfluss verbessern, Arterienablagerungen verhindern, den Blutdruck senken und Entzündungen abwehren. Eine Untersuchung in der Wissenschaftszeitschrift *Pediatric Research* stellte eine Verbindung zwischen dem Konsum von Granatapfelsaft während der Schwangerschaft und einem erhöhten Schutz des Gehirns von Neugeborenen nach einem Sauerstoffmangel bei der Geburt her. Eine Studie der *University of Colorado* ergab, dass er auch die Auswirkungen von großen Höhen auf schwangere Frauen und ihre Babys verringern kann. In Spanien wird der Saft bei Magenverstimmungen und Blähungen empfohlen. Er hat außerdem antibakterielle und antivirale Eigenschaften. Body Lotions mit Öl, das durch Kaltpressen aus den Samen gewonnen wurde, verhelfen sehr trockener Haut wieder zu Elastizität.

Granatapfelsaft hat wie Grapefruitsaft eine Wechselwirkung mit bestimmten Medikamenten, insbesondere bei blutdrucksenkenden Mitteln. Fragen Sie in diesem Fall Ihren Arzt und trinken Sie nicht mehr als 355 ml täglich. Meiden Sie Granatapfelschale in der Schwangerschaft.

Einkaufstipps

Suchen Sie nach dunkelroten oder rotfarbenen Früchten. Die schwersten Granatäpfel enthalten die meisten Samen. Machen Sie sich keine Gedanken, wenn die Schalen hässlich aussehen, aber lassen Sie solche mit Rissen oder Dellen liegen.

Die Früchte sind zur Wintermitte am reifsten.

Was Sie beim Kochen beachten sollten

- Brechen Sie die ledrige Schale und die bittere Haut auf, um an die saftigen Kerne zu kommen. Schneiden Sie dafür die Frucht fast entzwei und öffnen Sie sie mit den Fingern über einer Schüssel Wasser (die Samen sinken zu Boden). Oder Sie schneiden sie in sechs Teile und holen die Samen mit den Fingern heraus. Achtung: Der Saft macht Flecken.
- Mixen Sie die Samen im Mixer, bis sie flüssig sind, um den Saft zu extrahieren; seihen Sie sie dann durch ein Mulltuch. Nach Geschmack süßen.
- Rollen Sie die Frucht, bis die Samen innen platzen, um an den Saft zu kommen; stecken Sie dann einen Strohhalm hinein und halten Sie ihn über eine Schüssel.

Schnelle und einfache Gerichte

- Verwenden Sie Granatäpfel in einer Salsa zu Fisch und Geflügel.
- Geben Sie die Samen als Dekoration auf süße und pikante Salate, Hauptgerichte und Nachspeisen.
- Backen Sie die Samen in Muffins.
- Verwenden Sie sie zum Säuern in orientalischen Gerichten.

Feigen

Getrocknete Feigen sind zwar das ganze Jahr über erhältlich, aber die frischen Früchte sind eine wahre Delikatesse: aromatisch, weich und knackig zugleich. Feigen werden seit der Antike mit Fruchtbarkeit und Stillen assoziiert. Haben Sie ein paar davon immer vorrätig, um gegen plötzliche Gelüste und Übelkeit gewappnet zu sein.

Schnelle und einfache Gerichte

- Mixen Sie sie mit Bananen und Joghurt zu einem sättigenden Shake.
- Mischen Sie geviertelte Feigen, zerbröselten Fetakäse und geröstete Walnüsse mit gehackter Minze. Richten Sie alles mit einem fruchtigen Olivenöl zu einem würzigen Salat an.
- Pinseln Sie Honig auf die Schnittflächen halbierter Feigen und grillen Sie sie. Servieren Sie sie als köstliches Dessert mit gerösteten Mandeln und griechischem Joghurt.

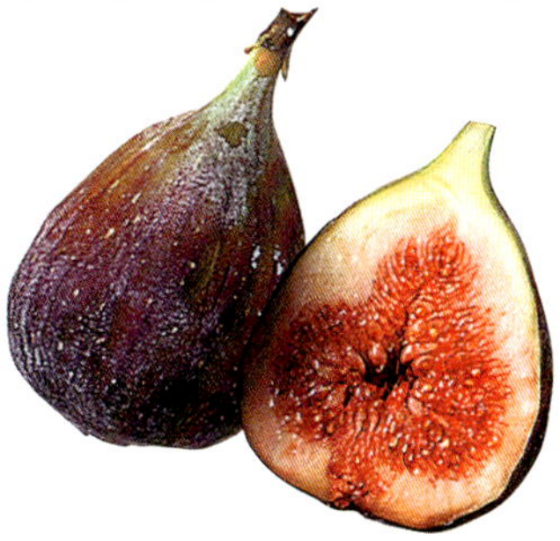

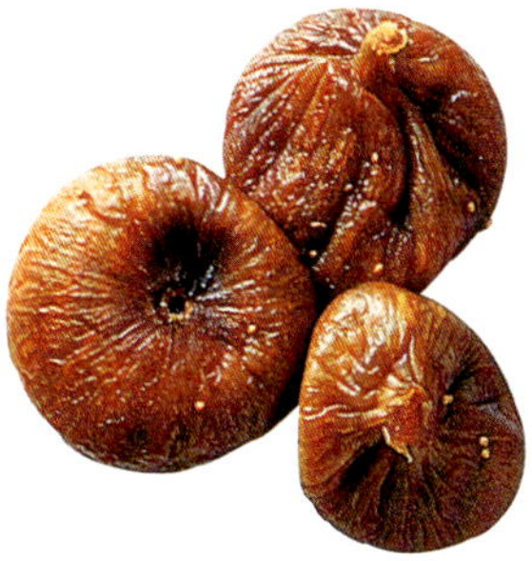

Gut für Sie und Ihr Baby

Feigen sind gute Mineralstofflieferanten. Sie enthalten Kalium und Mangan sowie Kalzium, Magnesium, Eisen und Zink – eine Mischung, die angeblich der menschlichen Muttermilch ähnelt.

Getrocknete Feigen liefern Vitamin B_6 und Omega-3-Fettsäuren und enthalten viele Ballaststoffe. Sie wirken als sanftes Abführmittel.

Einkaufstipps

Frische Feigen sollten prall, schön gefärbt und weich (aber nicht matschig) sein und stark duften. Kaufen Sie sie lieber direkt zum Verzehr, anstatt sie noch zu lagern: Eine österreichische Studie zeigt, dass die reifsten Früchte die meisten Antioxidantien enthalten. Auf Bauernmärkten finden Sie eher Sorten mit anderen Schalen- und Fleischfarben von purpurschwarz bis bernsteinfarben. Wählen Sie getrocknete Bio-Feigen, um Schwefelverbindungen zu vermeiden, besonders wenn Sie an Asthma leiden.

Bei den Indianern glaubte man, dass Frauen, die während der Schwangerschaft Feigen aßen, nicht so lange in den Wehen liegen und sich schneller von der Geburt erholen.

Feigenblüte

Eine attraktive Art, Feigen zu servieren, besteht darin, sie zu öffnen, damit man ihr Inneres sehen kann. Sie können mit dem Löffel oder einem Strohhalm eine Füllung hineingeben, wenn Sie möchten. Schneiden Sie dazu den Stängelansatz mit einem Messer ab und ein tiefes Kreuz in die Oberseite der Feige hinein. Öffnen Sie sie, indem Sie die Seiten sanft mit den Fingern zusammendrücken.

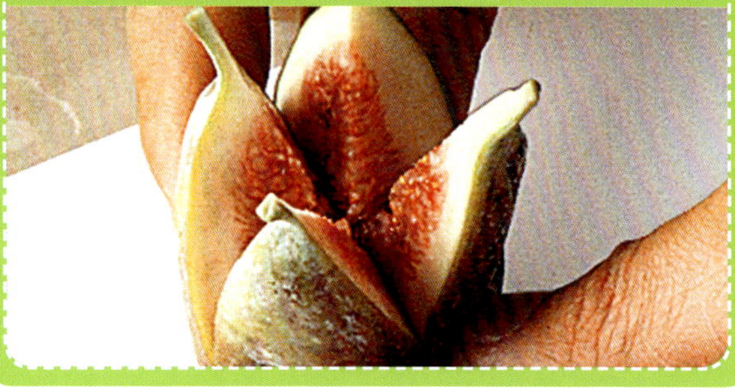

Was Sie beim Kochen beachten sollten

- Schneiden Sie Feigen in Ihr morgendliches Müsli oder in Joghurts.
- Essen Sie die reife Frucht mitsamt der Schale.
- Lassen Sie getrocknete Feigen ein paar Minuten in etwas Furchtsaft köcheln, damit sie praller werden.

Walnüsse

In der chinesischen Überlieferung heißt es, dass Frauen, die Walnüsse essen, ein kluges Kind bekommen. Darin mag ein Körnchen Wahrheit stecken, denn die Nüsse haben einen hohen Gehalt an Omega-3-Fettsäuren, die so wichtig für die Gehirnentwicklung sind. Walnüsse wurden lange Zeit mit Fruchtbarkeit in Verbindung gebracht: Im antiken Rom warf man sie auf Hochzeiten, um eine baldige Schwangerschaft zu beschwören. In Frankreich soll ein üppig tragender Walnussbaum im Garten von reichlich fließender Muttermilch im Haus künden. Nur vier Walnüsse pro Tag liefern bereits eine gesunde Menge an Omega-3-Fettsäuren. Achten Sie also besonders auf genügend Nüsss, wenn Sie keinen Fisch essen.

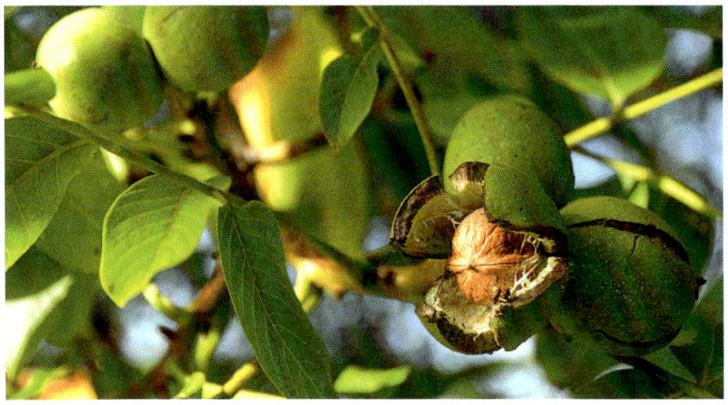

Gut für Sie und Ihr Baby

Walnüsse haben mit den höchsten Gehalt an Antioxidantien wie Vitamin E, Selen und die Phenolverbindung Ellagsäure. Sie enthalten außerdem Mangan und Kupfer und sind ausgezeichnete Lieferanten von Omega-3-Fettsäuren. Untersuchungen deuten darauf hin, dass Walnüsse noch wichtiger für ein gesundes Herz sind als Olivenöl; die darin enthaltene Aminosäure L-Arginin fördert die Elastizität der Blutgefäße und senkt den Blutdruck. Sie werden Ihnen auch helfen, wenn das Kind da ist: Eine Untersuchung der *University of Texas* legt nahe, dass der Verzehr von Walnüssen mit einem erhöhten Melatoninspiegel im Blut zusammenhängt. Melatonin fördert den Schlaf.

Machen Sie sich keine Gedanken wegen Ihres Gewichts. In einer großen spanischen Studie nahmen Probanden, die mindestens zweimal pro Woche Nüsse aßen, weniger zu als diejenigen, die das nicht taten. Ein guter Teil des Fetts sind einfach ungesättigte Fettsäuren.

Walnussöl macht Massageölmischungen für trockene Haut weicher und gilt als hilfreich bei Schwangerschaftsstreifen (machen Sie einen Hauttest, wenn Sie an einer Nussallergie leiden). Es soll Hautprobleme wie Ekzeme und Pilzinfektionen heilen und die Hautregenerierung sowie die Wundheilung fördern.

Einkaufstipps

Wählen Sie die schwersten Nüsse und meiden Sie bereits geschälte, die schnell ranzig werden. »Feuchte« Walnüsse sind schon früher im Jahr erhältlich. Vor dem Trocknen haben sie einen cremigen Geschmack und sind weicher. Die besten Walnüsse werden durch Trocknen an der Sonne konserviert und halten sich länger als anderweitig konservierte. Stöbern Sie auf Bauernmärkten nach weißen und schwarzen Walnüssen: Die schwarzen sind herber, die weißen süßer und öliger als normale Walnüsse.

Was Sie beim Kochen beachten sollten

- Ersetzen Sie normales Öl in Wokgerichten und Salaten durch Walnussöl.
- Hacken Sie die Walnüsse und geben Sie sie mit Ahornsirup auf Pfannkuchen.
- Servieren Sie sie zu Rahmkäse (in Studien haben Walnüsse Fett »vernichtet«).
- Der Geschmack von Walnüssen passt gut zu jungen Spinatblättern und reifen Birnen.
- Backen Sie sie in Kuchen und Broten.
- Suchen Sie nach Walnussbutter.
- Machen Sie ein Pesto aus jungen (ungetrockneten) Walnüssen und servieren Sie es zu Huhn oder Nudeln.

Schnelle und einfache Gerichte

- Bereiten Sie eine köstliche Mahlzeit aus Tagliatelle mit gedämpftem Brokkoli und gehackten Walnüssen. Geben Sie ein Dressing aus Zitronensaft und Olivenöl sowie gemahlenem Pfeffer darüber.
- Mischen Sie ein paar grob gehackte Walnüsse zusammen mit gedünsteten Zwiebeln sowie grünen und roten Paprika in ein Omelett, um ihm mehr Konsistenz zu verleihen.
- Machen Sie einen würzigen Hummus mit Paprika und gerösteten Walnüssen. Essen Sie ihn mit einem Pitabrot oder rohem Gemüse als schnelle Mittagsmahlzeit.

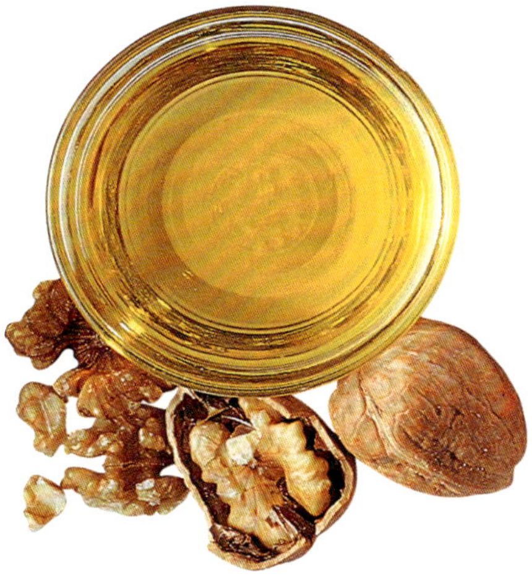

Walnüsse sind nährstoffreich und vielseitig verwendbar. Zusammen mit Pekannüssen kann man die meisten Nüsse in vielen Rezepten durch sie ersetzen.

Mandeln

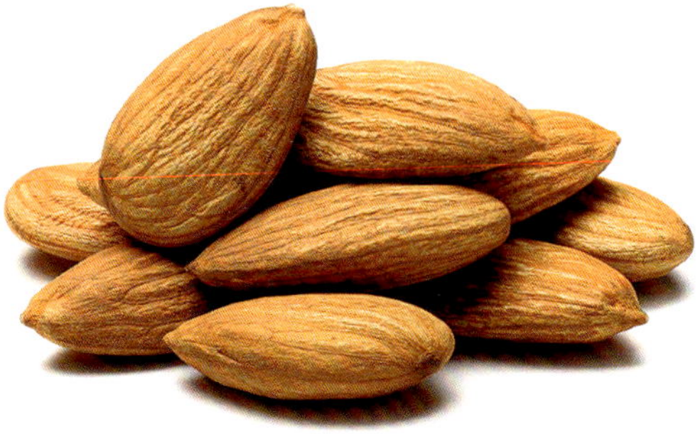

Mandeln haben den höchsten Nährstoffgehalt unter allen Nüssen. Bei Hochzeiten im Nahen Osten und in Europa gelten sie als Symbol für Fruchtbarkeit und Reichtum. In der indischen Überlieferung heißt es, wer Mandeln isst, bekommt ein intelligentes Kind.

Gut für Sie und Ihr Baby

Eine Handvoll Mandeln liefert eine super Portion Mangan, Vitamin E, Magnesium, Vitamin B_2 und Phosphor sowie etwas Kupfer, Kalium und Kalzium. Mandeln sind hervorragende Lieferanten von Proteinen – sie enthalten mehr als ein Ei! – und Ballaststoffen sowie einfach ungesättigten Fettsäuren. Mangan und Kupfer wirken zusammen als Energiespender, während Vitamin E und Kalium gemeinsam vor Bluthochdruck schützen. In einer Studie zeigte sich, dass das Risiko eines Blutzuckeranstiegs umso geringer war, je mehr Mandeln bei einer Mahlzeit gegessen wurden.

Essen Sie die Haut mit: Nach einer Untersuchung des *Journal of Nutrition* enthält sie eine einzigartige Kombination von Flavonoiden, die mit dem Vitamin E reagieren und zu einem Anstieg der Antioxidantien auf mehr als das Doppelte führen. Mandeln wirken präbiotisch und fördern die Gesundheit des Magen-Darm-Trakts.

Süßes Mandelöl ist einer der gebräuchlichsten Massageölbestandteile. Es ist ziemlich fettig, was trockener, juckender Haut guttut, und wird in der ayurvedischen und in der chinesischen Medizin bei Ekzemen und Psoriasis (Schuppenflechte) empfohlen. Massieren Sie damit in den sechs Wochen vor der Geburt 5 – 15 Minuten den Damm ein, um sich vor einem Dammriss zu schützen. Vermeiden Sie dies, wenn Sie eine Nussallergie haben.

Einkaufstipps

Kaufen Sie Mandeln in der Schale, wenn Sie sie aufbewahren wollen. Achten Sie darauf, dass die Schalen unversehrt und nicht verblasst sind. Riechen Sie vor Gebrauch an Mandeln ohne Schale, ob sie ranzig sind.

Was Sie beim Kochen beachten sollten

- Rösten Sie Mandeln selbst und servieren Sie sie mit etwas Salz, um die vielen Lebensmittelzusätze in gekauften Mandelknabbereien zu vermeiden.
- Geben Sie Mandeln in Wokgerichte.
- Sie können sie als Mandelbutter essen.
- Suchen Sie nach Kuchenrezepten auf der Basis von gemahlenen Mandeln.
- Verwenden Sie Mandelöl in Salatdressings.

Natürlicher Make-up-Entferner

Diese Öl-Mischung ist ein natürliches Reinigungsmittel, das für alle Hauttypen geeignet ist. Verwenden Sie es nicht, wenn Sie gegen Nüsse allergisch sind.
Geben Sie 1 Tropfen des Öls auf einen weichen Wattebausch. Wischen Sie damit sanft über Ihr Gesicht, um das Make-up zu entfernen. Zur Beseitigung überschüssigen Öls vor der Anwendung Ihres Reinigungsmittels wischen Sie mit einem in warmes Wasser eingetauchten und ausgedrückten Waschlappen über Ihr Gesicht.

6 Esslöffel süßes Mandelöl
6 Tropfen natürliches Neroli-Öl

Füllen Sie das Mandelöl in eine sterilisierte dunkle Glasflasche. Lassen Sie das Neroli-Öl hineintropfen. Verschließen Sie die Flasche wieder und stellen Sie sie an einen dunklen, kühlen Ort. Vor Gebrauch schütteln.

Avocados

Bei den Azteken warnte man Jungfrauen davor, sich während der Avocadoernte im Freien zu bewegen – aus Angst, sie könnten von den Früchten dieses »Hoden«-Baums schwanger werden! Heute sind die angenehme Konsistenz und der buttrige Geschmack von Avocados eine Versuchung für den Gaumen, wenn andere Nahrungsmittel eher Übelkeit auslösen. Gewöhnen Sie sich daran, sie jetzt zu kaufen, denn sie bilden eine perfekte Erstnahrung für das Baby.

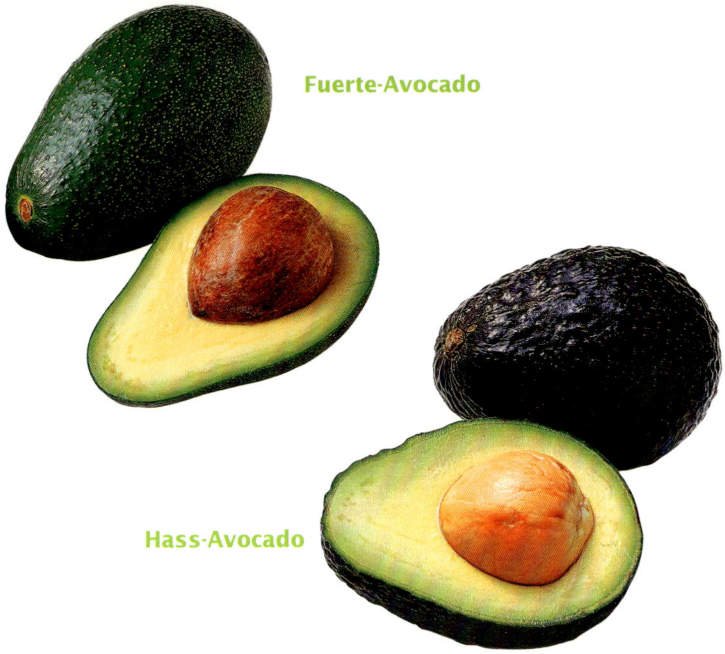

Die Sorte Fuerte ist weich und groß, sie hat grünes Fleisch und eine Birnenform. Hass-Avocados haben eine rauere Schale von schwarzer Farbe, wenn sie reif sind. Das Fleisch ist blass goldgelb.

Gut für Sie und Ihr Baby

Avocadofleisch ist ein guter Lieferant von Vitamin K und Kalium (mehr als eine Banane), Folsäure, Vitamin B_6 und C sowie Kupfer. Avocados bestehen zu 25 Prozent aus Eiweiß; zudem enthalten sie Ballaststoffe und einfach ungesättigte Fettsäuren. Das Antioxidans Alpha-Carotin senkt den Cholesterinspiegel.

Das dunkelgrüne, zähflüssige Avocado-Öl eignet sich für Gesichtsmassagen – es ist fein strukturiert, pflegend und fördert die Spannkraft. Probieren Sie es an schuppigen, trockenen Stellen aus. Zerdrückte Avocado beruhigt und kühlt die Haut, wenn Sie während der Schwangerschaft zu Ausschlägen neigen. Naturheilkundler schätzen sie außerdem als »Zugsalbe«. Avocado wurde lange Zeit als Haarpomade verwendet, um die Haare glänzen zu lassen und zum Wachsen anzuregen. (Meiden Sie das Öl, wenn Sie gegen Latex allergisch sind.)

Essen Sie nicht die Blätter mit dem Anisgeschmack, die in manchen Teilen Südamerikas als Delikatesse gelten; sie könnten eine Fehlgeburt auslösen.

Einkaufstipps

Nehmen Sie Avocados, die schon weich genug zum Verzehr sind. Wählen Sie solche mit einer dunkleren Haut und drücken Sie sie; sie sollten nachgeben, aber keine Delle bekommen. Härtere Früchte können zu Hause nachreifen, verfaulen aber manchmal, bevor sie essbar sind. Lagern Sie sie in einer braunen Papiertüte oder neben Bananen, um die Reifung zu beschleunigen.

Am bekanntesten sind die Sorten Hass und Fuerte sowie Reed, eine runde Sommervarietät mit cremigem Geschmack.

Was Sie beim Kochen beachten sollten

- Schneiden Sie Avocados rund um den Stein der Länge nach entzwei. Drehen Sie die Hälften gegeneinander, bis sie sich trennen. Klopfen Sie sorgfältig mit einem Küchenmesser auf den Stein. Drehen Sie ihn, um ihn auszulösen.
- Geben Sie Avocados erst in letzter Minute zu Sandwiches und Salaten, sonst wird das Fleisch grau.
- Avocado schmecken normalerweise roh besser als gekocht.
- Der Geschmack harmoniert am besten mit Garnelen und Zitronensaft oder mit Basilikum, Mozzarella und reifen Tomaten.
- Geben Sie ein paar Spritzer Zitronen- oder Limettensaft über Avocadoscheiben in Salaten, um die Oxidation zu stoppen.

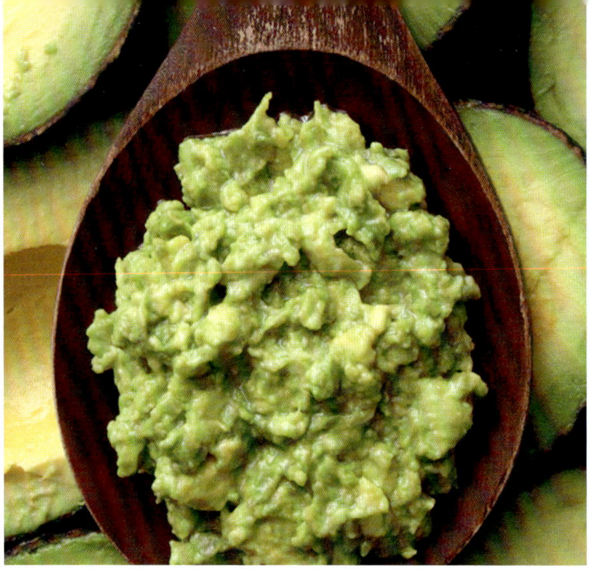

Schnelle und einfache Gerichte

- Halbieren Sie die Frucht und entfernen Sie den Kern. Geben Sie dann 1 Teelöffel Balsamico-Essig mit Salz und schwarzem Pfeffer in die Höhlung. Löffeln Sie das Fleisch heraus.
- Mixen Sie kleingeschnittene Avocado, Kirschtomaten und Koriander. Fügen Sie eine halbe, kleingehackte rote Chilischote und Zitronensaft hinzu. Servieren Sie die Mischung als Beilage zu gegrilltem Lachs.

Oliven

Oliven assoziiert man heute zumeist mit der Mittelmeerküche. Früher waren sie jedoch ein Symbol für Fruchtbarkeit, weil sie selbst in den unwirtlichsten Regionen noch blühten und Früchte trugen. Sie waren der griechischen Göttin Athene geweiht. Olivenöl wirkt zwar erwiesenermaßen blutdrucksenkend, ein Großteil der viel beschworenen Vorzüge der Mittelmeerernährung beruht jedoch darauf, dass ihr Schwerpunkt auf viel Obst und Gemüse sowie Vollkornprodukten liegt.

Die beißende Empfindung von pfeffrigem kaltgepresstem Öl im hinteren Gaumen geht auf Oleocanthal zurück. Es wirkt ähnlich schmerzlindernd und entzündungshemmend wie Ibuprofen. Olivenöl kann auch bei Akne und trockener Haut hilfreich sein, wenn Sie seine Konsistenz und Schärfe nicht als störend empfinden. Die darin enthaltene ungesättigte Fettsäure Squalen kommt auch natürlich in der menschlichen Haut vor und soll ihre Geschmeidigkeit fördern und gegen Umweltgifte schützen.

Gut für Sie und Ihr Baby

Oliven enthalten Eisen und Kupfer, am bekanntesten aber sind sie wegen ihrer einfach ungesättigten Fettsäuren (die zu 75 Prozent aus Ölsäure bestehen) und wegen ihres extrem hohen Gehalts an Antioxidantien wie Vitamin E, Chlorophyll sowie sekundären Pflanzenstoffen wie Carotinoiden und Phenolverbindungen, die entzündungs-, gerinnungshemmende und antioxidative Eigenschaften haben. Sie unterstützen die Entspannung und Erweiterung der Blutgefäße, dadurch schützen sie vor Bluthochdruck und hemmen die Blutgerinnung. Die Phenolverbindungen fördern außerdem gesunde Knochen, wirken antimikrobiell auf Krankheitserreger in Nahrungsmitteln und helfen bei Magen-Darm-Problemen.

Olivenöl ist ein angenehmes Massageöl. Es wird traditionell gegen Schwangerschaftsstreifen verwendet.

Einkaufstipps

Greifen Sie zu kaltgepresstem Öl, denn es hat die meisten Antioxidantien (und den feinsten Geschmack). Nehmen Sie lichtundurchlässige Behälter wie Dosen oder dunkle Flaschen, um ein Maximum an Phenolsäuren zu bewahren. Verbrauchen Sie es innerhalb von zwölf Monaten, denn die sekundären Pflanzenstoffe gehen beim Lagern verloren.

Der Nährwert von Oliven ist am höchsten, wenn sie frisch und offen oder in Öl eingelegt gekauft werden. So sind sie auch besser als in Lake eingelegte. Oliven mit Steinen sind geschmackvoller als entsteinte, gefüllte oder marinierte.

Bei grünen und schwarzen Oliven handelt es sich nicht um verschiedene Sorten: Die grünen sind unreif und die schwarzen sind am Baum gereift – so hofft man zumindest (manche billigen entsteinten Oliven werden chemisch gefärbt oder oxidiert). Halten Sie nach bekannten Sorten Ausschau, sie schmecken am intensivsten: italienische Gaeta, französische Picholine und spanische Manzanilla.

Schnelle und einfache Gerichte

- Entsteinen Sie schwarze (oder grüne) Oliven. Mixen Sie sie zusammen mit Knoblauch, Zitronensaft und Olivenöl, um eine Tapenade zuzubereiten. Servieren Sie sie auf Toastbrot.
- Geben Sie einen Spritzer Olivenöl mit Salz und schwarzem Pfeffer über (leicht zerdrückte) gekochte Kartoffeln.

Was Sie beim Kochen beachten sollten

- Stellen Sie anstelle von Butter zum Streichen ein Schälchen mit feinem Olivenöl zum Dippen auf den Tisch.
- Machen Sie Salatsoßen aus Olivenöl und Balsamico-Essig.
- Essen Sie es mittags, um die Blutzuckerwerte am Nachmittag stabil zu halten.
- Ersetzen Sie Butter in Kartoffelgerichten durch Olivenöl.
- Benutzen Sie es, um Brokkoli anzuschwenken: In Untersuchungen blieben Vitamin C und Phenolverbindungen dabei besser erhalten als bei allen anderen Ölen.

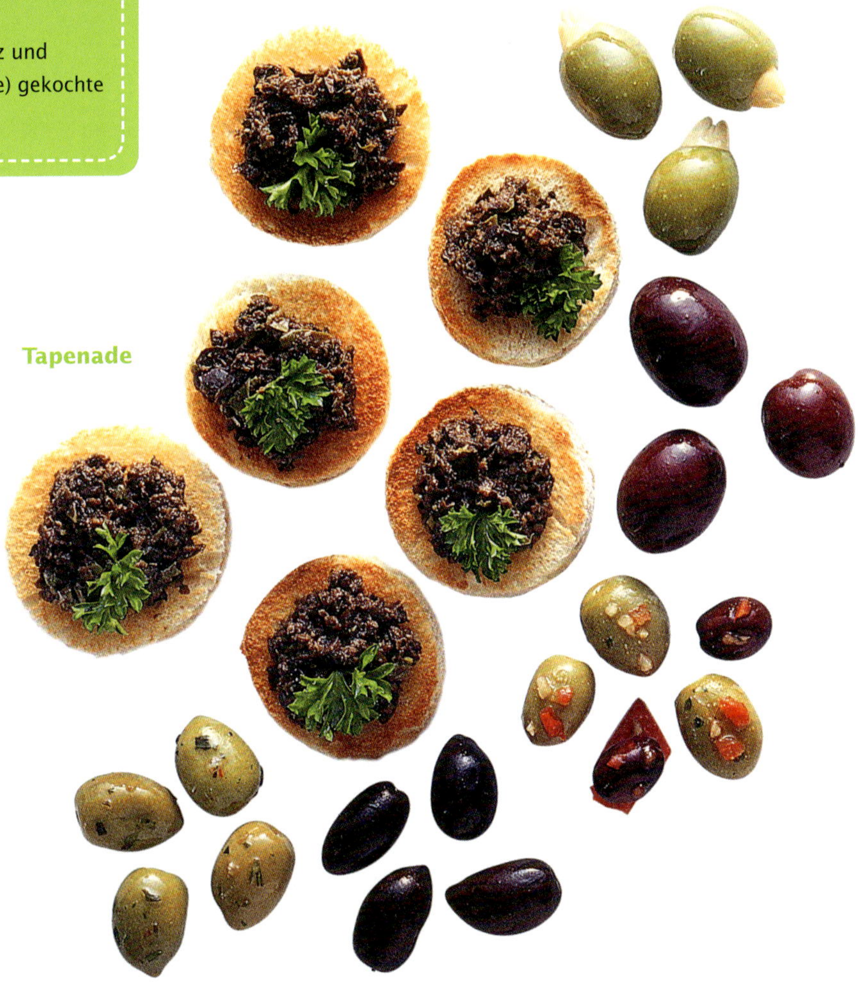

Tapenade

Oliven werden ganz, entsteint, gefüllt, eingelegt, vermischt mit anderen Zutaten oder als Paste – Tapenade – angeboten.

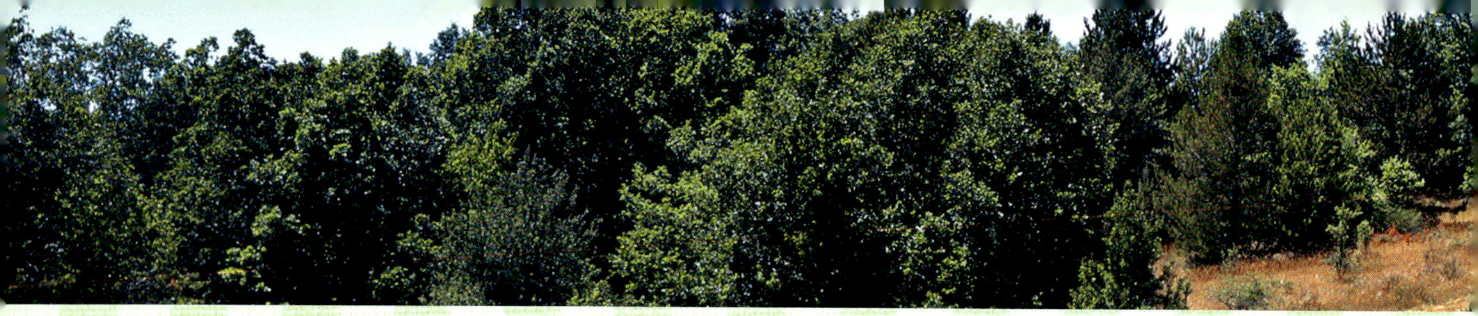
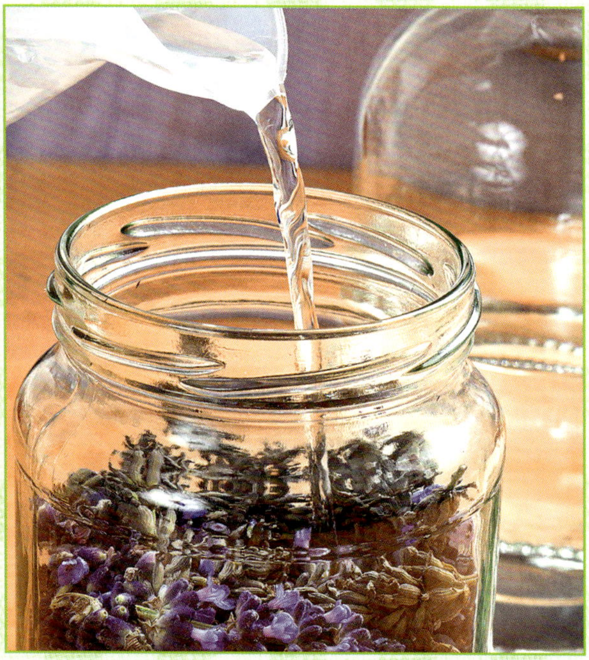
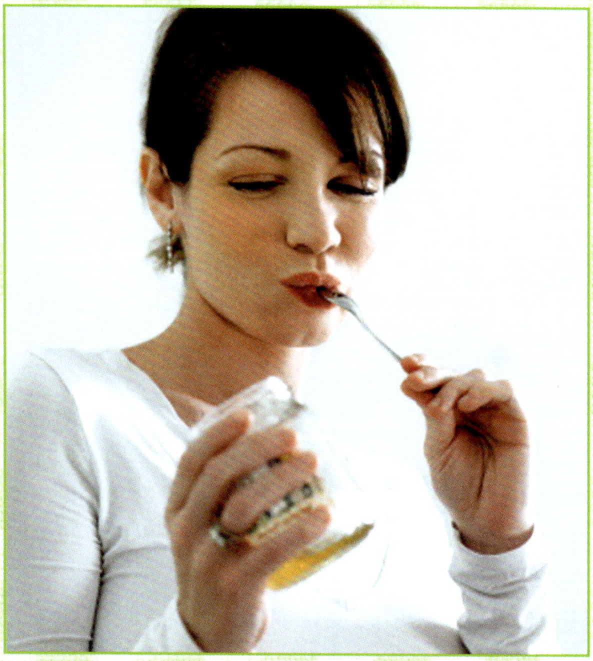
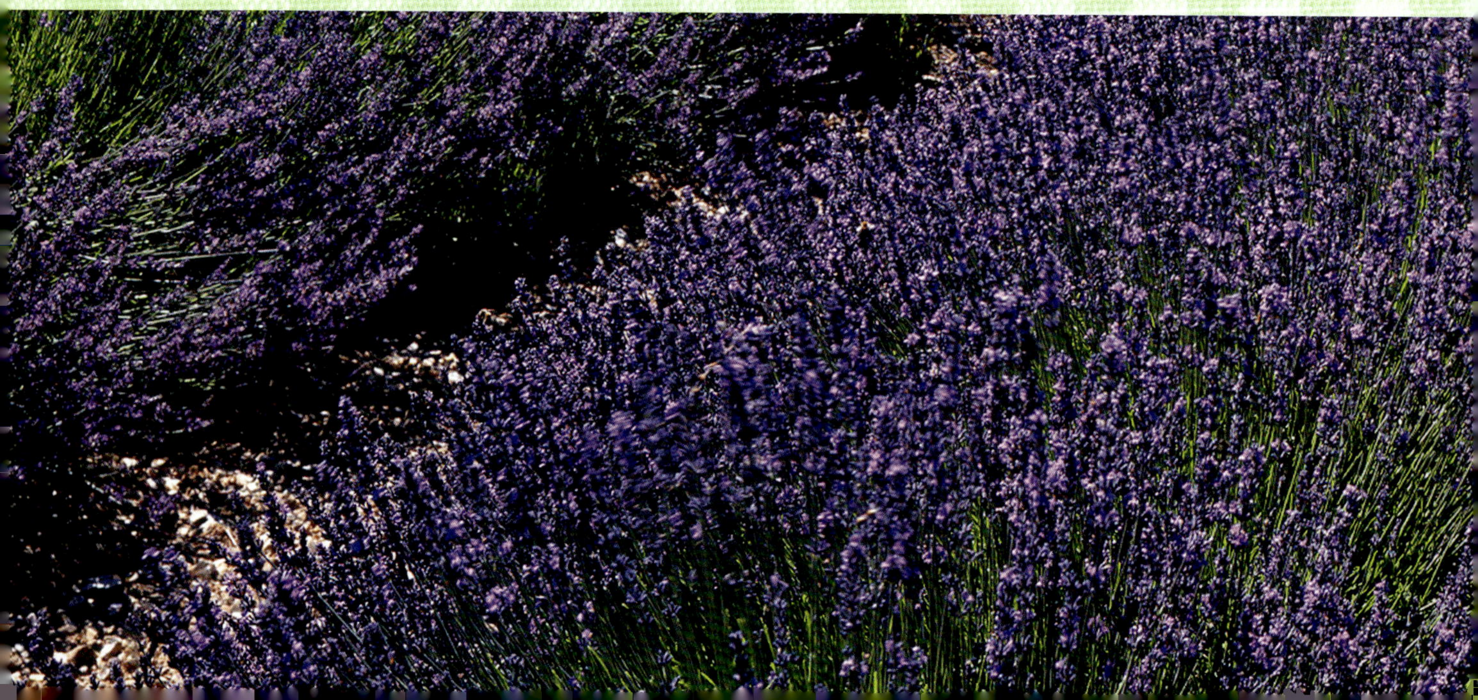

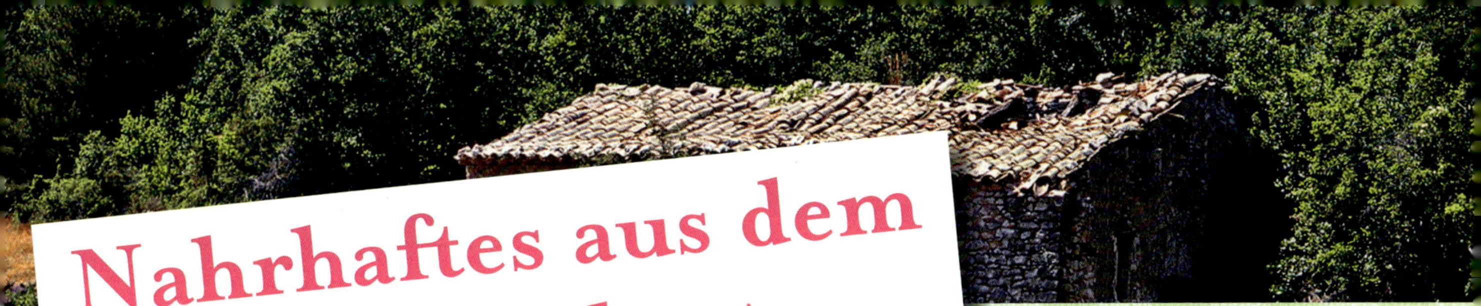

Nahrhaftes aus dem Blumenbeet

Lernen Sie die Kunst der Entspannung: Während der Schwangerschaft ist das kein Luxus, sondern tägliche Notwendigkeit. Es fördert sowohl Ihr Wohlbefinden wie auch die Gesundheit Ihres Babys. Studien haben gezeigt, dass Stress vor allem im ersten Schwangerschaftsdrittel schädlich ist. Versuchen Sie sich also in diesen Wochen mehr zu entspannen. Was könnte da perfekter sein, als mit einem Buch in einem Garten oder Innenhof voller Blumen mit ihren Gerüchen und Geräuschen zu liegen? Ganz umgeben von Pflanzen, die nicht nur gut aussehen, sondern auch guttun.

- Topinambur
- Sonnenblumen
- Honig
- Lavendel

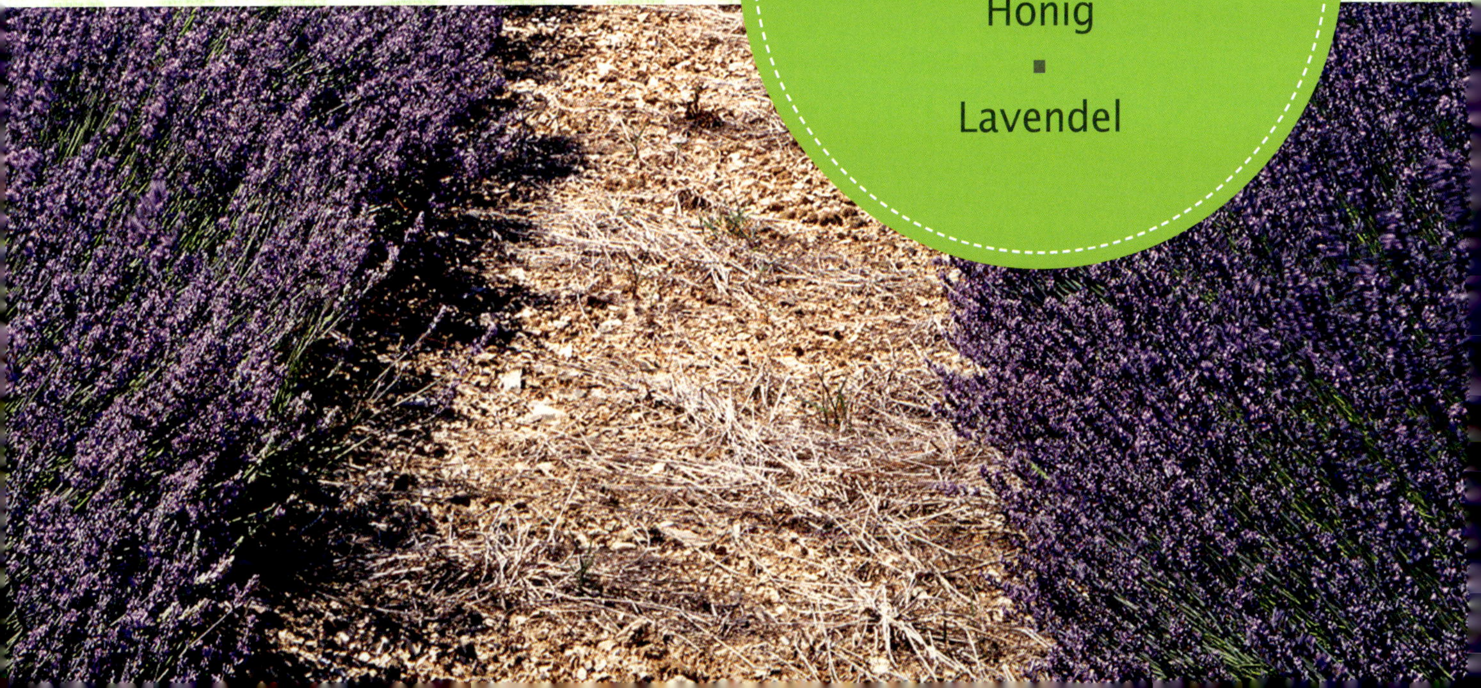

Topinambur

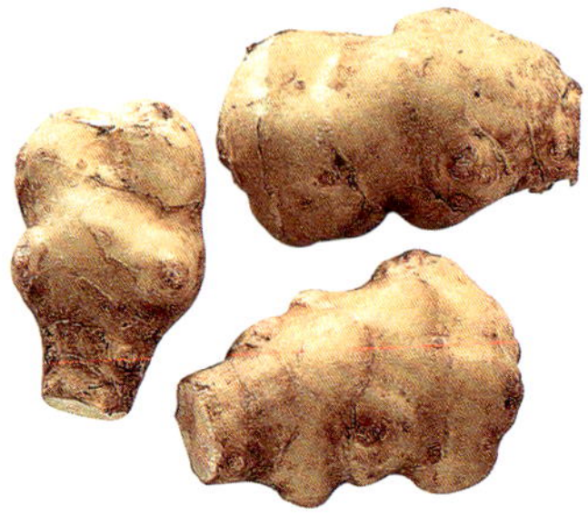

Topinambur

Topinambur haben eine hellbraune Schale, können aber auch rot oder gelb gefärbt sein. Eine gut gesäuberte Topinambur kann man roh essen (wenn sie dünn gehobelt wird).

Topinambur oder Jerusalem-Artischocke, eine aus Amerika stammende Pflanze mit hellgelben Blüten, können im Hintergrund oder in der Mitte einer Umrandung gepflanzt werden, um einen hohen Sonnenschutz zu bilden. Sie sehen aus wie Sonnenblumen, daher auch die Bezeichnung »Kleine Sonnenblume«, sind aber zum Glück viel leichter anzubauen. Die herzhaften Knollen können ab Herbst geerntet werden. Sie haben einen delikaten, rauchigen Geschmack und enthalten eine Menge in der Schwangerschaft wichtige Mineralstoffe.

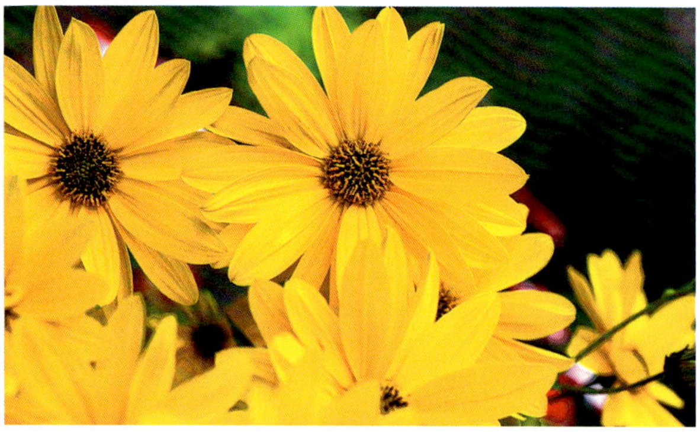

Gut für Sie und Ihr Baby

Topinambur sind vorzügliche Lieferanten von Kalium (sechsmal so viel wie Bananen), Eisen, Magnesium, Kupfer und Phosphor, Vitamin B und C sowie Folsäure. Außerdem enthalten sie Ballaststoffe und Proteine. Die Nährstoffe befinden sich direkt unter der Schale. Ein großer Teil der Knolle besteht aus der Stärke Inulin, die nicht jeder verträgt und die für die berüchtigte Eigenschaft der Knolle verantwortlich ist, Blähungen hervorzurufen. Essen Sie zunächst nur kleine Mengen, wenn Sie aufgrund der Schwangerschaft bereits an Blähungen leiden. Topinambur enthalten präbiotische Fructooligosaccharide (FOS) – Nahrung für nützliche Darmbakterien – und unterstützen das Wachstum natürlicher Probiotika, nützlicher Bakterien, im Darm. Das kann Darmprobleme verringern.

Einkaufstipps

Topinambur sind nicht überall im Supermarkt erhältlich, denn sie lassen sich nur schwer maschinell ernten und schlecht transportieren und lagern. Sie finden sie eher auf Bauernmärkten und bei Kleingärtenverkäufen. Meiden Sie Knollen mit Trieben oder grünen Verfärbungen.

Tipps zum Anbauen und Ernten

Die Pflanze gehört zur Familie der Sonnenblumen und gedeiht auf fast jedem Boden und mit wenig Pflege. Werfen Sie im Frühling eine Handvoll Knollen (oder Teile davon) in die Erde, binden Sie sie im Frühsommer hoch und warten Sie, bis der Zweimetersonnenschutz im Spätsommer und Herbst blüht. Verwenden Sie Knollen von einem Bauernmarkt oder Nachbarn (sie sind im Allgemeinen nicht in Gartencentern erhältlich).

Graben Sie sie ab dem Zeitpunkt der Blüte aus. Die Knollen halten sich im Boden gut bis Frühjahrsanfang. Sie schmecken besser nach einem Frost, denn dann ist die Stärke leichter zu verdauen. Markieren Sie die Stelle im Herbst, damit Sie sie wiederfinden.

Schnelle und einfache Gerichte

- Schneiden Sie Topinambur zusammen mit Karotten in sehr feine Streifen und servieren Sie eine Walnussvinaigrette dazu.
- Kochen Sie sie mit Zwiebeln, Sellerie und Gemüsebrühe zu einer Suppe, wenn Sie das Inulin vertragen.
- Kochen Sie sie und zerdrücken Sie sie dann zusammen mit Kartoffeln und/oder Pastinaken.

Was Sie beim Kochen beachten sollten

- Schrubben Sie sie gründlich unter fließendem Wasser, um Erde zu entfernen, besonders um die Knubbel herum. Versuchen Sie, sie nicht zu schälen, denn die Nährstoffe liegen direkt unter der Schale.
- Schneiden Sie sie vor dem Kochen in Scheiben und verwenden Sie reichlich Wasser, um möglichst viel Inulin zu entfernen.
- Servieren Sie sie zusammen mit gekochtem Schinken.
- Geben Sie sie zu Wintergemüse in einen Bräter.
- Ersetzen Sie damit, roh und in Scheiben geschnitten, Wasserkastanien in Wokgerichten.

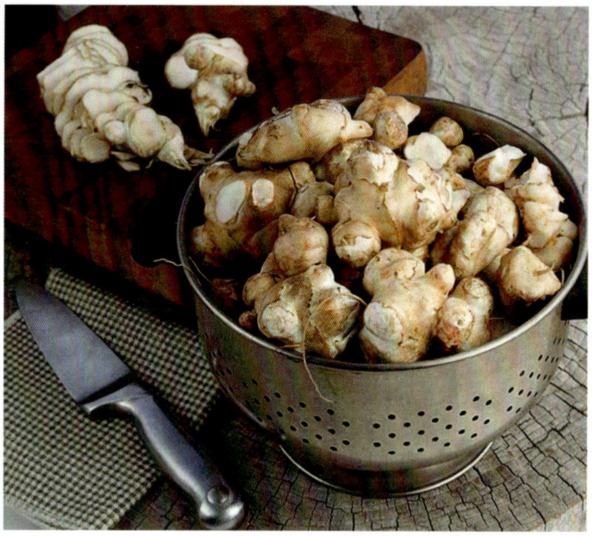

Sonnenblumen

Diese Fröhlichkeit ausstrahlenden Blumen sind dafür berühmt, dass sie trübe Gedanken vertreiben und Optimismus und neue Zuversicht verbreiten. Sie heitern uns selbst dann noch auf, wenn die Blumen verblüht sind, denn ihre Samen enthalten Tryptophan, das die Serotoninproduktion ankurbelt und die Stimmung hebt.

Gut für Sie und Ihr Baby

Sonnenblumenkerne sind ein hochkonzentriertes Nahrungsmittel und enthalten beträchtliche Mengen an Vitamin B und E, Folsäure, Eisen, Niacin, Mangan, Magnesium, Kupfer, Selen, Tryptophan und Phosphor. Sie bestehen außerdem zu 25 Prozent aus Eiweiß. Die Samen sind reich an Phytosterolen, pflanzlichen Verbindungen, die das Immunsystem stärken. Amerikanische Ureinwohner verwenden Sonnenblumenkerne als sanftes, aber wirksames Mittel gegen Verstopfung.

Sonnenblumenöl enthält Linolsäure, eine Omega-6-Fettsäure, von denen die meisten von uns allerdings – aufgrund industriell verarbeiteter Lebensmittel – zu viel konsumieren. Das kann die Blutgerinnung erhöhen, Entzündungen fördern und Immunreaktionen unterdrücken. Reduzieren Sie Ihren Verbrauch von Sonnenblumenöl und essen Sie stattdessen mehr fetten Fisch, um das Verhältnis von Omega-3- zu Omega-6-Fettsäuren zu verbessern. Sonnenblumenöl eignet sich jedoch gut zum Massieren, weil es leicht einzieht und auf der Haut nicht fettet.

Schnelle und einfache Gerichte

- Stellen Sie Ihre eigene Müslimischung zusammen, indem Sie Sonnenblumen- und Kürbiskerne mit Haferflocken, Pinienkernen und Sesamsamen vermengen.
- Kombinieren Sie 50 g Sonnenblumenkerne mit 120 ml kaltgepresstem Olivenöl, dem Saft einer kleinen Zitrone, je 2 Esslöffeln Honig und Wasser und einem halben Teelöffel feines Meersalz zu einem köstlichen Dressing.

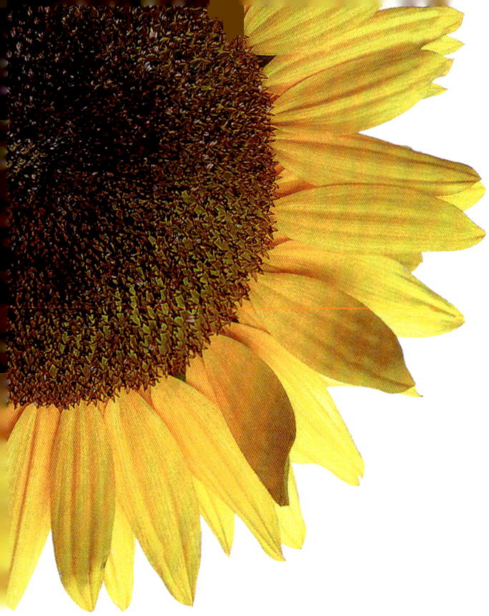

In der Tradition der amerikanischen Ureinwohner symbolisiert die Sonnenblume Stärke und Ausdauer, das macht sie zu einem guten Snack vor der Geburt.

Einkaufstipps

Die Kerne werden schnell ranzig, da sie viel Fett enthalten – wählen Sie die frischesten, die Sie bekommen, und riechen Sie vor Gebrauch daran. Lagern Sie sie in einem verschlossenen Gefäß an einem kühlen, dunklen Ort. Achten Sie auf feste, grau-schwarze Schalen, die nicht zerbrochen sind, wenn Sie ungeschälte Kerne kaufen. Kaltgepresstes Sonnenblumenöl ist das feinste.

Tipps zum Anbauen und Ernten

Sonnenblumen eignen sich hervorragend für einen neu angelegten Garten, weil die Wurzeln verdichtete Böden auflockern. Am besten gedeihen sie allerdings auf fruchtbaren, gut gewässerten Böden mit langer Sonneneinstrahlung. Die Pflanzen vertragen Trockenheit, gießen Sie sie trotzdem wöchentlich und mulchen Sie sie gut. Sie harmonieren gut mit Kürbis, sowohl ästhetisch als auch aufgrund ihrer Anziehungskraft auf Schädlingsfresser.

Lassen Sie die Blumen am Stängel trocknen – sie sind fertig, wenn die Rückseite des Kopfs braun wird und zu schrumpeln beginnt.

Wählen Sie für den Eigenanbau nach Wuchsform und Aussehen, unter Zwerg- bis Riesensorten, einfachen oder gefüllten, sonnengelben bis flammend orange- oder bronzefarbenen aus. Es lohnt sich immer, alte Sorten ausfindig zu machen. Es heißt, dass Frauen und Mädchen den Jungpflanzen wie Babys vorsangen, um sie zum Wachsen anzuregen.

Körnermix als Energiespender

Die amerikanischen Ureinwohner trugen auf ihren Wanderungen energiereiche Kugeln zum Knabbern bei sich. Diese Leckerei zum Mitnehmen schmeckt besser als mancher hyperkalorische Energieriegel und hält Sie bei Kräften, wenn Sie fern von zu Hause und von einem gesunden Snack sind.

Je 2 Esslöffel: gehackte Mandeln, gehackte Haselnüsse, gehackte Walnüsse, Sonnenblumenkerne, Rosinen, gehackte getrocknete Bio-Aprikosen und gehackte getrocknete Datteln
4 Esslöffel Nussbutter (z.B. Erdnussbutter)
2 Esslöffel dickflüssiger Honig
4 Esslöffel Sesamsamen

Vermischen Sie die gehackten Nüsse in einer Schüssel mit den Sonnenblumenkernen, den Rosinen und den kleingehackten Trockenfrüchten. Rühren Sie die Nussbutter und den Honig darunter und formen Sie kleine Bällchen daraus. Rollen Sie sie in Sesamsamen und lassen sie über Nacht auf Pergamentpapier trocknen, bevor Sie sie in einem luftdichten Behälter an einem kühlen, dunklen Ort aufbewahren.

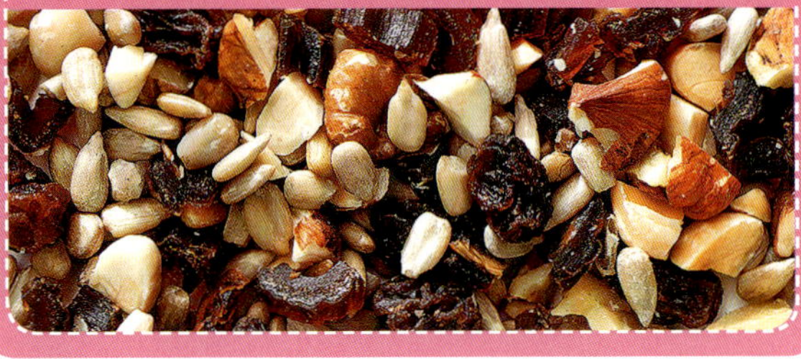

Was Sie beim Kochen beachten sollten

- Sonnenblumenkerne schmecken am besten ohne Öl geröstet oder getoastet. Das hebt ihren Nussgeschmack hervor. Verteilen Sie die Kerne in einer dünnen Schicht auf einer Röstpfanne. Stellen Sie sie in den 160 °C heißen Ofen und rösten Sie sie 4–5 Minuten unter gelegentlichem Schütteln.
- Bestreuen Sie Salate oder gebratenes Gemüse kurz vor dem Servieren mit den gerösteten Kernen oder vermischen Sie sie mit einem Spritzer Sojasoße.
- Mixen Sie eine Handvoll in ein Smoothie.
- Geben Sie eine halbe Tasse Samen in den Teig, wenn Sie Brot backen.

Honig

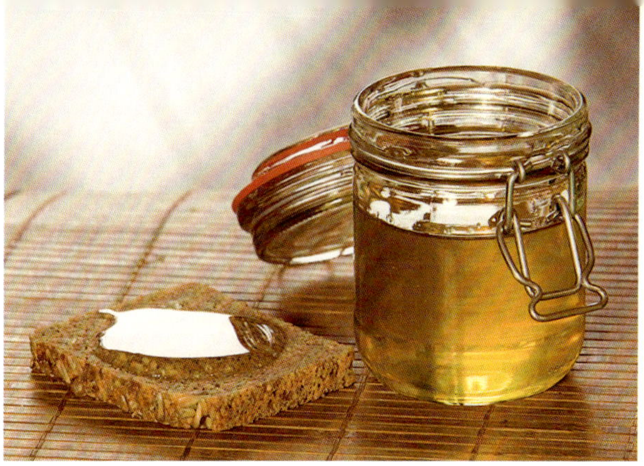

Eine Million Blumen und 80.000 Bienen sind nötig, um ein Glas (250 ml) Honig zu produzieren. Je mehr Blühpflanzen Sie anbauen, um die Honigbiene anzulocken, umso besser also, denn Bienenvölker stehen weltweit kurz vor dem Kollaps. Sie gelten seit alters her als Vorboten einer Schwangerschaft. Vom antiken Indien und Babylon bis zur jüdischen Tradition ist Honig ebenso untrennbarer Bestandteil von Schwangerschaftsmythen wie Milch und Eier, denn er soll den Frauen, die ihn essen oder trinken, Glück, Fruchtbarkeit und einen Jungen bescheren. Beginnen Sie den Tag mit einem warmen Zitronensaft mit Honig.

Kultivieren Sie Pflanzen, die das ganze Jahr über blühen, um Bienen anzulocken – die einfachste Methode, um das zu erreichen, besteht darin, sich einfach nicht um »Unkraut« wie Löwenzahn, Butterblumen und Klee zu kümmern. Bienen werden traditionell zur Befruchtung von Obstbäumen gehalten und von den Blüten der Erdbeere, Himbeere, Brombeere, Johannisbeere und einzelnen früh blühenden Rosen wie Rosa rugosa angelockt. Sie mögen auch blaue, gelbe und violette Blumen, Gänseblümchen, Geißblatt, Ginster und niedrig wachsende Kräuter wie Rosmarin, Lavendel und Borretsch. Vermeiden Sie Blumen mit gefüllten Blüten (viele Ringelblumen und Dahlien), denn sie haben weniger Pollen.

Gut für Sie und Ihr Baby

Honig besteht zu 80 Prozent aus natürlichen Zuckern, die im Unterschied zu anderen Zuckerarten den Blutzuckerspiegel annähernd konstant halten. Er enthält außerdem Spuren von B-Vitaminen sowie Kalzium, Kupfer, Eisen, Magnesium, Mangan, Phosphor, Kalium und Zink. Für seine antioxidative Wirkung ist das Pinocembrin verantwortlich, eine Verbindung, die nur in Honig zu finden ist.

Honig wird in Krankenhäusern rund um die Welt bei der Wundheilung eingesetzt. In Experimenten verheilten Kaiserschnitte, die mit Honig behandelt wurden, sauberer und führten zu weniger Infektionen und kürzeren Krankenhausaufenthalten als konventionell behandelte. Studien in israelischen Kliniken deuten darauf hin, dass Honig die Immunabwehr der Patienten verbessert. Verwenden Sie ihn bei Schnitten und Kratzern, um Bakterien zu bekämpfen und Wunden sauber zu halten, oder streichen Sie ihn auf das Gesicht, wenn Sie unter Hautunreinheiten leiden.

Honig unterstützt außerdem darmfreundliche Bakterien, denn verschiedene Sorten enthalten unterschiedliche Mengen von Lactobacilli und Bifidobakterien. Rühren Sie vor dem Schlafengehen einen Löffel voll in warme Milch, um gegen Sodbrennen vorzubeugen. Honig eignet sich aufgrund seiner antimikrobiellen Wirkung für die Behandlung von Halsentzündungen und Erkältungen. Süßen Sie damit den Saft einer ganzen ausgepressten Zitrone mit heißem Wasser. Eine Studie des *Penn State College of Medicine* ergab, dass ein Löffel Buchweizenhonig den nächtlichen Husten von Kindern ebenso effektiv bekämpft wie konventionelle Hustenmittel.

Honig ist eine Ausdauernahrung und wird zur Verbesserung sportlicher Leistungen und zur Bekämpfung von Erschöpfung eingesetzt; er trägt zur Aufrechterhaltung eines optimalen Blutzuckerspiegels während und nach dem Training bei und fördert die Muskelregeneration. Halten Sie ihn während der Wehen als schnellen Energiespender griffbereit, um damit Himbeerblättertee oder heißes Wasser zu süßen.

Honig ist hygroskopisch. Das heißt, er nimmt Feuchtigkeit aus der Luft auf und ist daher eine wirkungsvolle Feuchtigkeitsmaske.

Einkaufstipps

Die sekundären Pflanzenstoffe sind am effektivsten in rohem oder unpasteurisiertem Honig. Es ist schwierig, »rohen«, naturbelassenen Honig im Supermarkt ausfindig zu machen, aber er ist problemlos bei Kleingärtnern und auf Landwirtschaftsausstellungen zu bekommen. Kaufen

Sie Honig von einheimischen Imkern, wenn Sie an Heuschnupfen leiden. Viele Betroffene glauben, dass er die Wirkung der lokalen Pollen verringert.

Manuka-Honig von Teebaumblüten aus Neuseeland ist der bekannteste antimikrobielle Honig. Das bedeutet nicht, dass Ihr einheimischer Honig wirkungslos ist, er wurde nur nicht in teuren Studien untersucht. Dunklere Honigsorten wie Buchweizen-, Salbei-, Tupelo- oder Eukalyptus- und Honigtauhonig sollen eine stärkere antioxidative und antibakterielle Wirkung haben. Viele Leute bevorzugen Eukalyptushonig, um Erkältungen und Halsschmerzen zu lindern.

Was Sie beim Kochen beachten sollten

- Viele Ärzte empfehlen den Verzicht auf alle nicht pasteurisierten Produkte während der Schwangerschaft, sprechen Sie also mit Ihrem Arzt, bevor Sie naturbelassenen Honig verwenden.
- Stellen Sie das Glas in eine Schale mit heißem Wasser, wenn der Honig zu fest zum Streichen ist.
- Bestreichen Sie einen Vollkorntoast mit Honig oder rühren Sie ihn unter Joghurt, wenn Ihre Energie erlahmt.
- Ersetzen Sie Zucker in heißen Getränken, Müsli und beim Backen durch Honig. Nehmen Sie nur ½ – ¾ der Menge, denn Honig ist süßer als Zucker (das kann sich auf Kuchenrezepte auswirken).
- Geben Sie einem Kind, das jünger als ein Jahr ist, nie Honig, denn er kann Sporen von Clostridium botulinum und Bakterien enthalten, die Botulismus verursachen können.

Gesichtsmaske für trockene Haut

Danach ist die Haut weich und Sie fühlen sich entspannt, und sei es nur, weil Sie sich 20 Minuten ausgeruht haben. Orangenblütenwasser wird mit Romantik und Fruchtbarkeit assoziiert.

1 kleine reife Avocado
1 Esslöffel Honig
2-4 Esslöffel Orangenblütenwasser
1-2 Teelöffel Hagebuttenkernöl

Löffeln Sie das Avocadofleisch in eine Schüssel und mischen Sie den Honig darunter. Streichen Sie die Haare aus dem Gesicht und entfernen Sie Make-up. Tragen Sie die Maske auf, verteilen Sie sie auf Gesicht und Hals und legen Sie sich dann für 10–15 Minuten hin. Wischen Sie die Rückstände mit einem sauberen Waschlappen ab und bespritzen Sie Ihr Gesicht mit lauwarmem Wasser. Befeuchten Sie ein sauberes Tuch mit dem Orangenblütenwasser und wischen Sie letzte Spuren der Maske ab. Benetzen Sie das ganze Gesicht mit dem Hagebuttenkernöl, falls gewünscht.

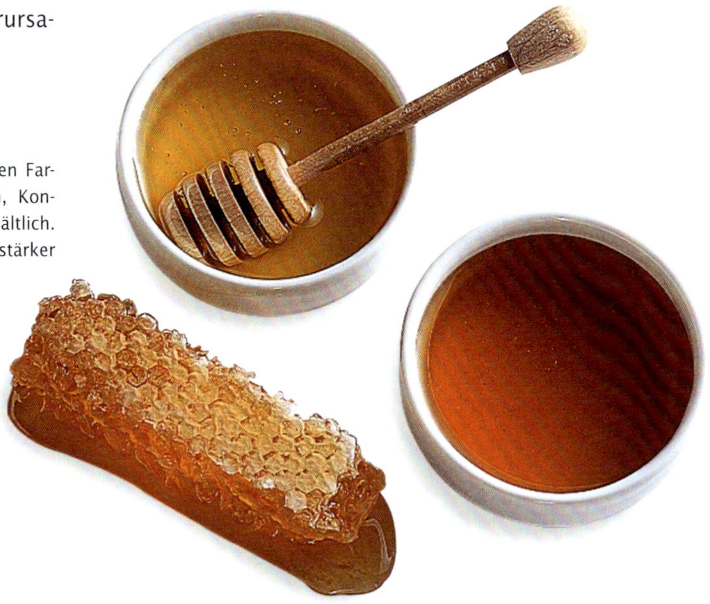

Honigwabe

Honig ist in unterschiedlichen Farben, Geschmacksrichtungen, Konsistenzen und Qualitäten erhältlich. Dunklerer Honig ist meist stärker im Geschmack.

Lavendel

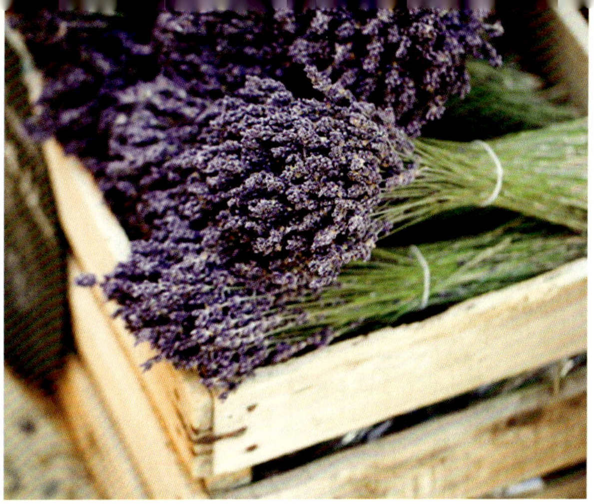

Lavendel wird auf Fensterbänken, vor Türen oder als Beeteinfassung angepflanzt und verbreitet seinen Duft bereitwillig, wenn man mit den Fingern darüberstreicht. Viele schwören auf seine entspannende, aber zugleich belebende Wirkung, um körperliche und mentale Spannungen zu lindern. Lavendel wird zwar traditionell in der Schwangerschaft gegen Beschwerden wie Schlaflosigkeit, Ängstlichkeit und Stimmungsschwankungen empfohlen, er stimuliert aber auch den Uterus. Meiden Sie also das ätherische Öl und pflanzliche Heilmittel im ersten Schwangerschaftsdrittel ganz. Verzichten Sie auf hohe Dosen während der gesamten Schwangerschaft. Die *Nationale Vereinigung für ganzheitliche Aromatherapie* in den Vereinigten Staaten rät sogar dazu, das Öl bis nach der Geburt vollkommen zu meiden.

Lavandula angustifolia (Echter Lavendel) liefert das beste Öl und ist teuer. Die Hybridform Lavandula x intermedia ergibt mehr, aber medizinisch weniger brauchbares Öl (Lavandin-Öl, wird im Allgemeinen für Waschmittel, Kosmetik etc. verwendet). Lavandula latifolia (Speiklavendel, Breitblättriger Lavendel) ist von geringerer Qualität und daher billiger.

Gut für Sie und Ihr Baby

Forschungen bestätigen, dass Lavendel beruhigende, entspannende und sedative Eigenschaften hat und antibakteriell und antiviral wirkt. Das Öl hat sich als hilfreich bei der Bewältigung von Stress, Angst und Schlaflosigkeit erwiesen. Es hilft zudem gegen Haarausfall und postoperative Schmerzen. In einer Untersuchung linderte ein Lavendelbad Schmerzen im Dammbereich nach der Geburt besser als ein Placebo. Lavendel wird auch in Massageölen, zum Inhalieren, als Tee und in Tinkturen zur Linderung von Kopfschmerzen und Muskelverspannungen, zur Behandlung von Magenverstimmungen, Völlegefühl, Blähungen und Hautleiden sowie zur Ankurbelung der geistigen Leistungsfähigkeit verwendet.

Sprechen Sie mit Ihrem Arzt, bevor Sie Lavendel verwenden, falls Sie Antidepressiva einnehmen.

Einkaufstipps

Kaufen Sie nur hochwertiges natürliches ätherisches Öl in dunklen Glasflaschen und verbrauchen Sie es innerhalb von sechs Monaten. Achten Sie beim Kauf getrockneter Blumen darauf, dass sie unter ihrem botanischen Namen angeboten werden.

Tipps zum Anbauen und Ernten

Lavendel ist ein Mittelmeerbusch und gedeiht daher in vollsonnigen, durchlässigen Lagen. Er ist unempfindlich gegen Trockenheit und verträgt magere Böden und etwas Kälte, aber keine übermäßige Feuchtigkeit. Er eignet sich für Blumenkästen, große Kübel und pflichtvergessene schwangere Gärtnerinnen. Nehmen Sie die Sorte Lavandula angustifolia »Hidcote«, wenn Sie selbst welchen pflanzen wollen.

Setzen Sie die Pflanzen im Spätfrühling – 30 cm Abstand für eine Hecke oder mehr für Büsche – und schneiden Sie sie zurück, um einen buschigen Wuchs zu fördern. Achtung: Wenn Sie in das alte Holz unterhalb der Blätter scheiden, dann treibt dieser Ast nicht mehr aus. Schneiden Sie die Triebe nach der Blüte zurück.

Ein großer Teil des flüchtigen Öls (das für den erfrischenden Duft und die medizinische Wirkung verantwortlich ist) steckt in den Blüten. Um Lavendel zu Hause zu trocknen, pflücken Sie die Blüten morgens von Mitte bis Ende des Sommers gegen Ende der Blühzeit, wenn die unteren Blütenblätter zu trocknen begonnen haben. Hängen Sie die Stängel auf, bis sie getrocknet sind, und bewahren Sie sie dann in einem luftdichten Behälter an einem kühlen, dunklen Ort auf.

Was Sie beachten sollten

- Bespritzen Sie Bettwäsche vor dem Bügeln mit Lavendelwasser.
- Nähen Sie Lavendelkissen und legen Sie sie zwischen Kleidungsstücke, um Motten abzuwehren.
- Füllen Sie ein Kissen mit getrockneten Blüten, um besser zu schlafen und gut gelaunt aufzuwachen.
- Sorgen Sie nach der Geburt für einen guten Schlaf und bessere Laune, indem Sie 5 Tropfen natürliches ätherisches Öl kombiniert mit einem Esslöffel neutrales Öl in Ihr abendliches Bad geben.

Heilsames Sitzbad

Damit können Sie Schmerzen im Dammbereich lindern und die Heilung nach der Geburt fördern.

5 Tropfen natürliches ätherisches Lavendelöl
5 Tropfen natürliches ätherisches Sandelholzöl

Geben Sie die Öle in ein Sitzbad und verrühren Sie sie gut. Setzen Sie sich so lange ins Wasser, wie es Ihnen angenehm ist. Weichen Sie einen sauberen Lappen ein, wringen Sie ihn gut aus und legen Sie ihn als Kompresse auf.

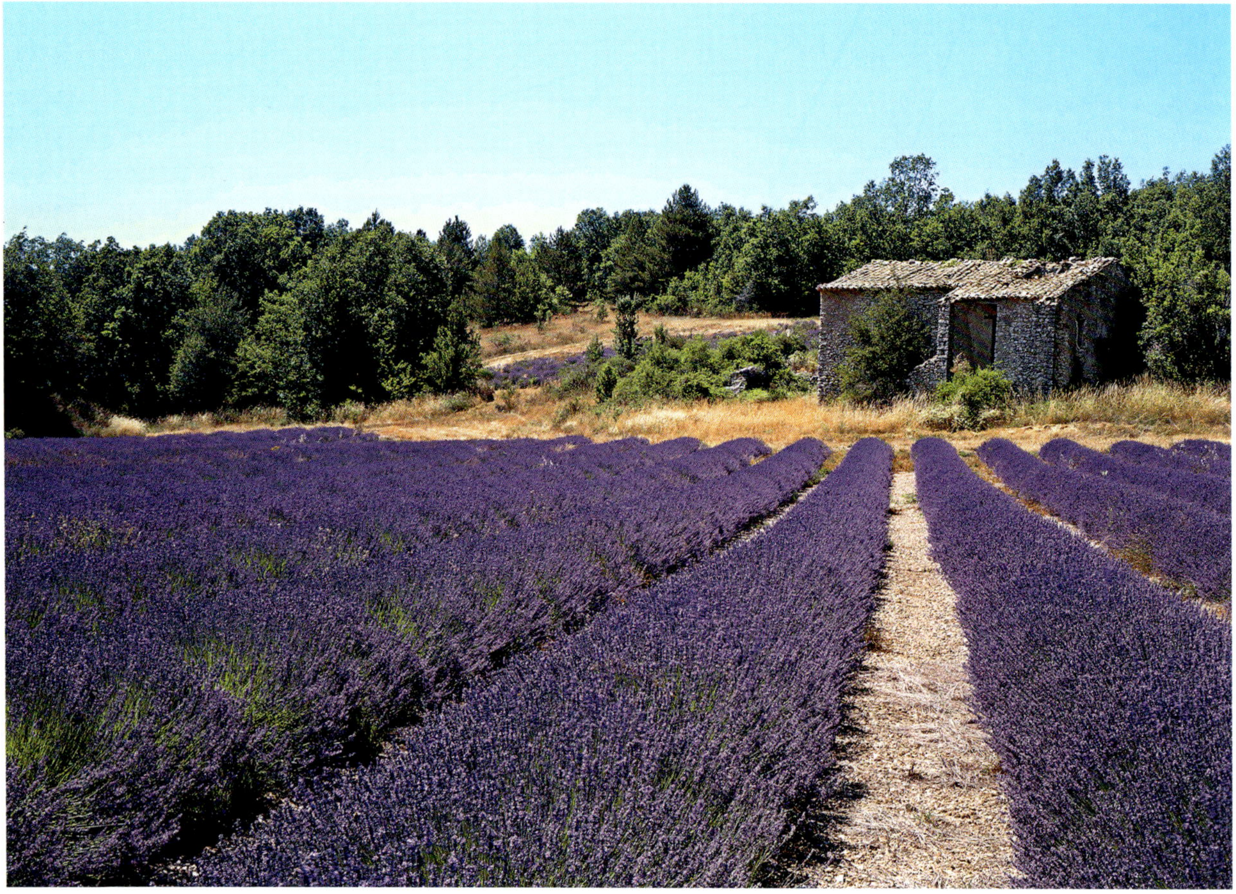

Lavendelwasser herstellen

Geben Sie im letzten Schwangerschaftsdrittel ein wenig von diesem belebenden und zugleich beruhigenden Duftwasser in den letzten Spülgang Ihrer Waschmaschine. Verwenden Sie es, wenn Sie Bettwäsche bügeln, um besser zu schlafen, oder besprühen Sie Arbeitsflächen in der Küche damit, um Keime abzutöten. Kaufen Sie Bio-Lavendel, wenn Sie keinen selbst gezogenen haben. Verwenden Sie die Tinktur nicht direkt auf der Haut.

Sie brauchen:

- 1 großes Einmachglas (z.B. mit Schraubdeckel)
- 100 g Lavendelblüten (reines Blütengewicht)
- 250 g Wodka
- 250 g destilliertes Wasser
- 1 saubere, dunkle Glasflasche mit Verschluss
- 1 Mulltuch oder feines Sieb

1. Geben Sie die Lavendelblüten in das Einmachglas. Gießen Sie den Wodka und dann das destillierte Wasser darüber. Achten Sie darauf, dass die Blüten mit mindestens 5 cm Flüssigkeit bedeckt sind, gießen sie notfalls Wodka und Wasser auf. Verschließen Sie das Gefäß und stellen Sie es einen Monat an einen kühlen, dunklen Ort. Schütteln Sie es alle paar Tage.

2. Seihen Sie die Flüssigkeit nach einem Monat durch ein Mulltuch in eine Schüssel und drücken Sie es mit Einmalhandschuhen aus, um so viel Flüssigkeit wie möglich herauszupressen. Werfen Sie das Mulltuch und die Blüten danach weg.

3. Gießen Sie das Lavendelwasser mithilfe eines Trichters in die saubere, dunkle Glasflasche um. Verschließen Sie sie fest. Bewahren Sie sie an einem kühlen, dunklen Ort auf.

4. Geben Sie das Wasser in den Wasserbehälter Ihres Bügeleisens oder gießen Sie ein wenig davon in den letzten Spülgang Ihrer Waschmaschine. Sie können es auch in einer Sprühflasche nutzen, die sie mit Wasser auffüllen. Schütteln Sie sie vor der Verwendung.

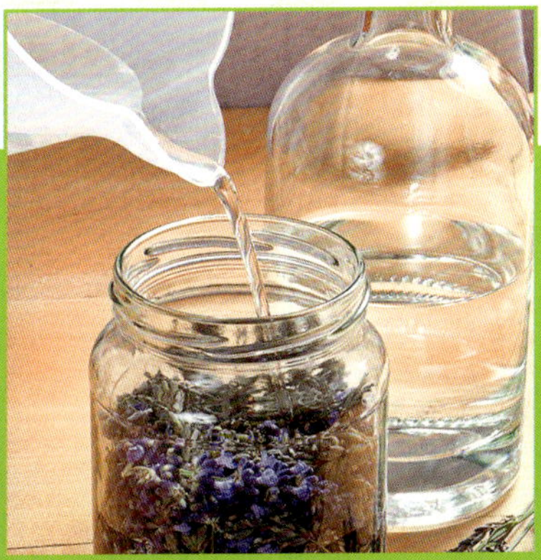

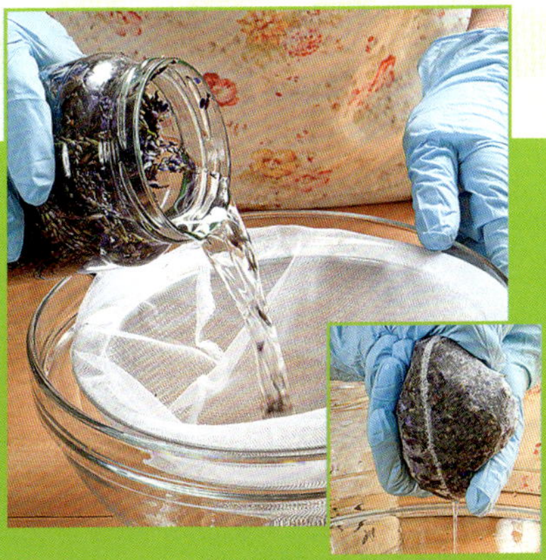

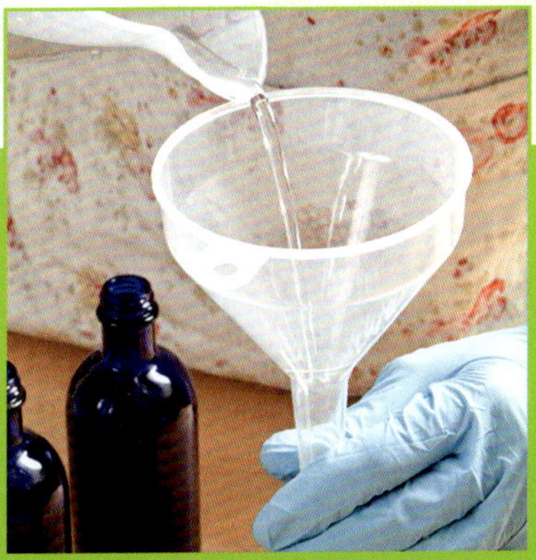

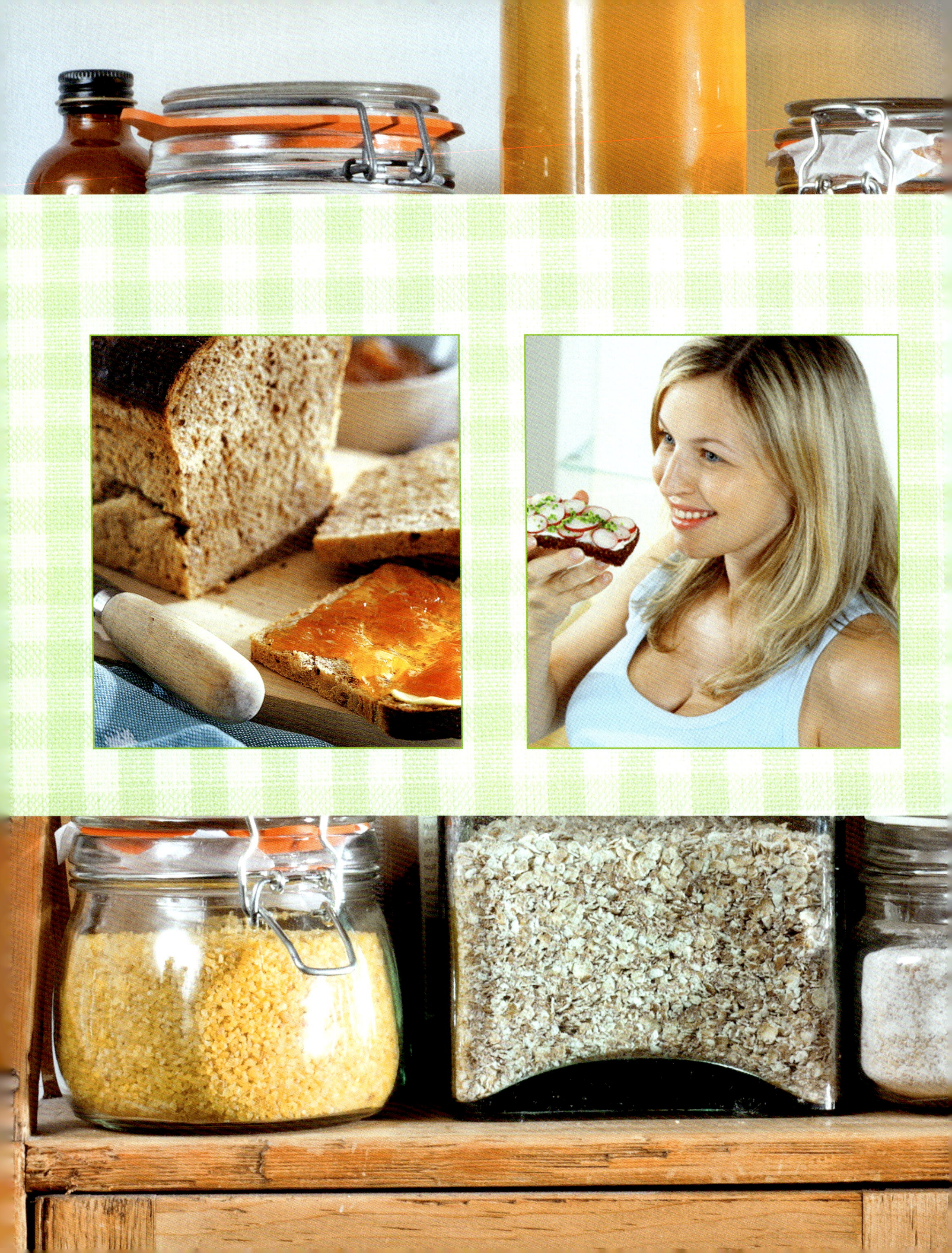

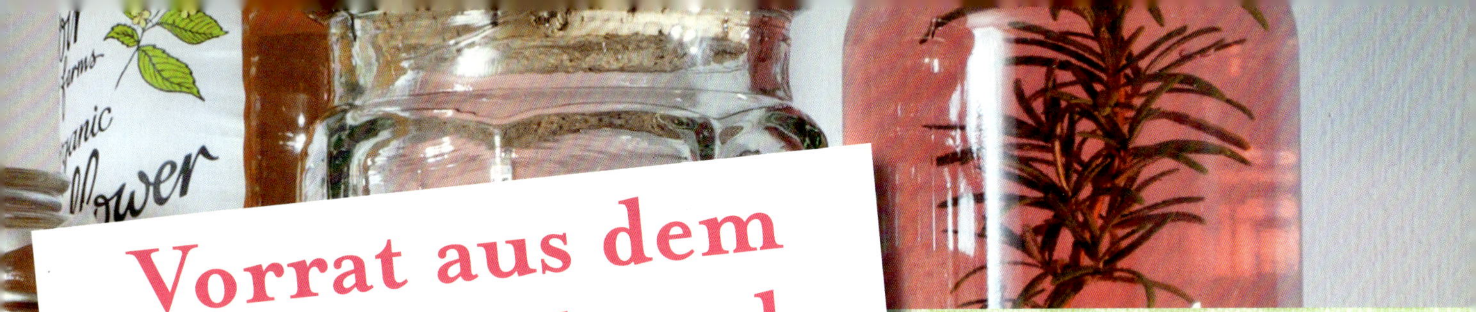

Vorrat aus dem Küchenschrank

Sorgen Sie dafür, dass Ihr Küchenschrank gut mit diesen monatelang haltbaren Vollwertnahrungsmitteln gefüllt ist, wenn der Drang zum »Nestbau« Sie überfällt. Die Mischung aus Proteinen und Ballaststoffen, Eisen und B-Vitaminen ist wichtig für ein konstantes Energieniveau und eine ausgeglichene Verfassung in den langen Wochen der körperlichen Veränderung und der emotionalen Ungewissheit. Bestellen Sie Großpackungen im Internet und profitieren Sie von Lieferungen bis vor die Haustür, wenn Sie keine Lust mehr auf strapaziöse Supermarkteinkäufe haben.

Kichererbsen
▪ Linsen ▪ Haferflocken
▪ Reis ▪ Vollkornweizen

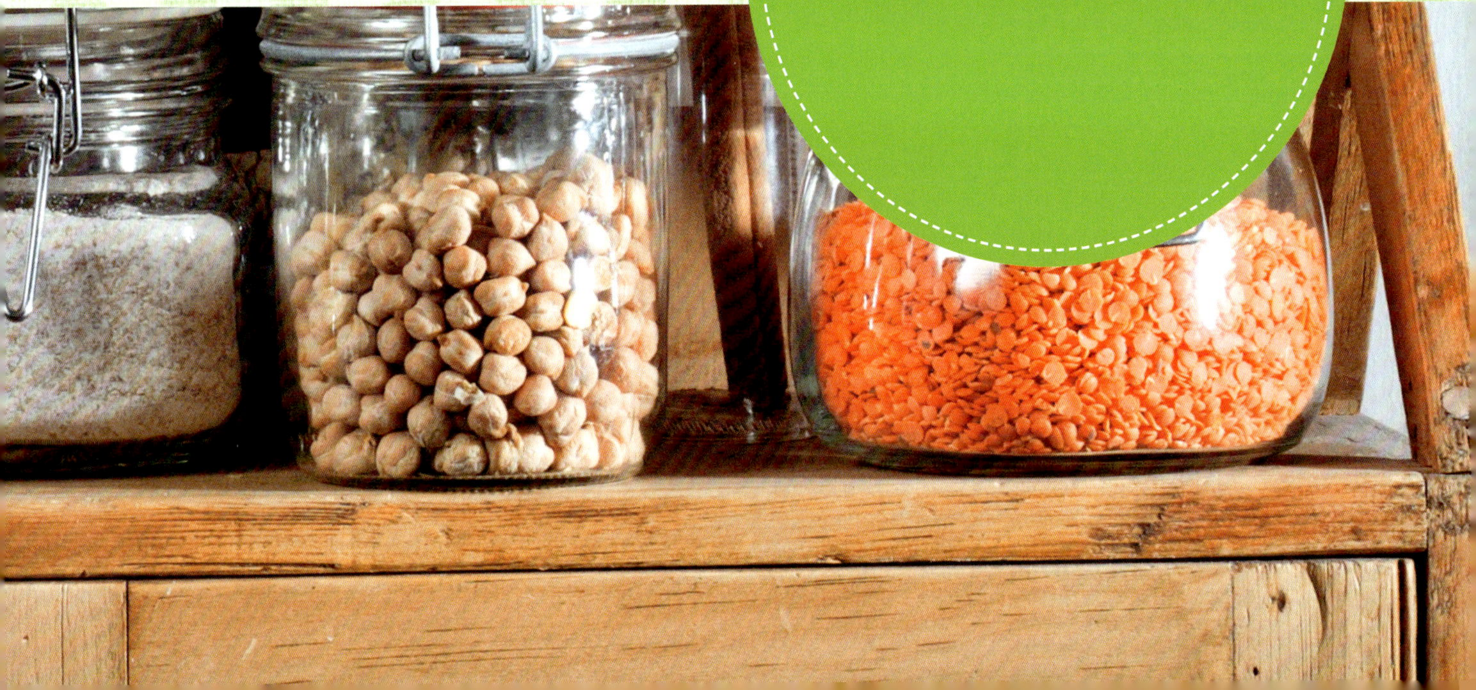

Kichererbsen

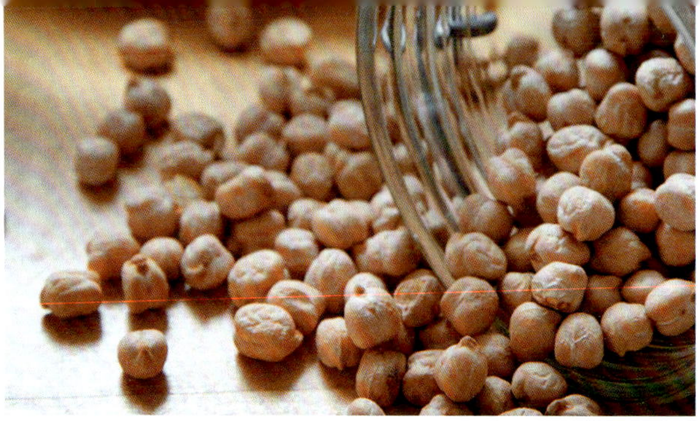

Diese schmackhaften, buttrigen Hülsenfrüchte sind praktisch zur Vorratshaltung, besonders für schwangere Vegetarierinnen. Sie sind getrocknet in Tüten oder verzehrfertig in Dosen erhältlich. Kichererbsen stammen aus dem Nahen Osten, denken Sie also an andere Produkte aus dieser Region, um leckere Geschmackskombinationen zu finden: Zitronen und Knoblauch, Olivenöl und Sesampaste, Minze und Joghurt.

Gut für Sie und Ihr Baby

Kichererbsen enthalten beträchtliche Mengen von Folsäure sowie Kupfer, Eisen und Phosphor. Sie sind ausgezeichnete Lieferanten von Mangan und dem Spurenelement Molybdän, das die negativen Wirkungen von Sulfiten als Konservierungsmittel aufheben kann. Kichererbsen habe viele Proteine – das ist wichtig für strenge Vegetarierinnen – und Ballaststoffen, die bei Verstopfung helfen und den Blutzuckerspiegel konstant halten. Kichererbsen sind außerdem reich an sekundären Pflanzenstoffen wie Saponinen und Fructooligosacchariden (FOS), die beide als Cholesterinsenker wirken.

Einkaufstipps

Getrocknete Kichererbsen sind leicht in türkischen, griechischen oder arabischen Geschäften zu bekommen, während sie in Supermärkten meist in Dosen verkauft werden. Achten Sie auf das Verfallsdatum. Durch Konservieren in der Dose verringert sich die Folsäure um bis zu 45 Prozent, am besten weichen Sie also getrocknete Bohnen selbst ein.

In den Geschäften stoßen Sie möglicherweise auch auf die frühe Ernte des neuen Jahres: winzige, hellgrüne Schoten mit hellgrünen Kichererbsen darin. Sie schmecken zart und delikat – ein Leckerbissen, wenn Sie sie aufstöbern können. Alternativ wird Ihnen vielleicht die diesjährige getrocknete Ernte angeboten. Sie braucht nur 90 Minuten Kochzeit.

Achten Sie beim Kauf von Kichererbsen auf ganze, hellbraune Bohnen, die geruchlos und gleich groß sind.

Was Sie beim Kochen beachten sollten

- Spülen Sie Kichererbsen aus der Dose gründlich vor der Verwendung.
- Kochen Sie Dosenware nicht, sondern erwärmen Sie sie nur.
- Weichen Sie getrocknete Kichererbsen über Nacht (oder 8 Stunden lang) in reichlich kaltem Wasser (3 cm höher als die Hülsenfrüchte) im Kühlschrank ein. Wechseln Sie dann das Wasser und bringen Sie es (ohne Salz!) zum Kochen. Reduzieren Sie die Hitze, decken Sie die Kichererbsen teilweise zu und lassen Sie sie je nach Rezept 1½–3 Stunden köcheln, bis sie weich sind. Schöpfen Sie den Schaum ab, der an die Oberfläche steigt.
- Würzen Sie Kichererbsen mit getrocknetem Kreuzkümmel, Kurkuma, Knoblauch, Ingwer und Koriander.
- Servieren Sie sie mit Couscous und einer pikanten Soße.
- Wenn Sie Vegetarierin sind, essen Sie braunen Reis dazu. Das versorgt Sie mit ebenso viel Proteinen wie Fleisch oder Milchprodukte.

Schnelle und einfache Gerichte

- Geben sie 3–4 Dosen zu gedünsteten Zwiebeln und bedecken Sie das Ganze mit Brühe, um eine schnelle Suppe zuzubereiten. Mixen Sie sie nach dem Erwärmen und geben Sie vor dem Servieren einen Esslöffel Minze dazu.
- Rühren Sie Kichererbsen unter (Rahm-)Joghurt und geben Sie Zitronensaft und Pinienkerne dazu. Essen Sie sie mit Pitabrot.
- Vermischen Sie Kichererbsen mit frisch gehackter Petersilie, Minze und viel Zitronensaft sowie schwarzem Pfeffer, um einen pikanten Salat zuzubereiten.

Linsen

Linsen, reich an Protein und Folsäure, sind ein besonders wertvolles Nahrungsmittel während der Schwangerschaft. Zudem sind sie viel schneller zuzubereiten als andere Hülsenfrüchte. Nicht nur Vegetarierinnen schätzen das duftende nussige Aroma. Linsen ergeben wunderbar tröstliche Suppen im Winter und cremige indische Currys (Dal).

Gut für Sie und Ihr Baby

Linsen sind ausgezeichnete Lieferanten von Mangan und Folsäure, sie enthalten beachtliche Mengen an Eisen, Phosphor, Kupfer, B-Vitaminen sowie Kalium. Sie haben das meiste Protein unter allen Hülsenfrüchten: Sie bestehen zu 25 Prozent aus Eiweiß. Zudem sind sie reich an Ballaststoffen, die gegen Verstopfung wirken, sind gut für das Herz und halten den Blutzuckerspiegel konstant. Linsen sind ein hervorragendes Lebensmittel, um Molybdän aufzunehmen, das die schädliche Wirkung von Sulfiten in Konservierungsmitteln aufhebt. Sie enthalten zudem Isoflavone, organische Verbindungen, die die Knochen schützen.

Einkaufstipps

Einige Sorten sind in normalen Supermärkten erhältlich, türkische oder arabische Geschäfte bieten aber vielleicht eine größere Auswahl an. Achten Sie auf das Verfallsdatum auf den Packungen, und kaufen Sie getrocknete Linsen. Dosenlinsen haben fast gar keinen Geschmack.

Denken Sie nicht nur an braune Linsen: Linsen gibt es in allen möglichen Farben – rote, gelbe, grüne, sogar schwarze. Sie können groß oder klein sein und werden halbiert oder im Ganzen verkauft. Die indische Küche kennt 50 Sorten. Jede hat einen eigenen Namen und wird für bestimmte Gerichte empfohlen. Puy-Linsen haben beispielsweise ein feines, erdiges Aroma.

Schnelle und einfache Gerichte

- Köcheln Sie rote Linsen 30 Minuten in der dreifachen Menge Wasser. Rösten Sie in der Zwischenzeit Ingwer mit Senf- und Kreuzkümmelsamen und Kurkuma an. Geben Sie eine kleingehackte Zwiebel dazu und dünsten Sie sie. Schütten Sie die Linsen, wenn sie weich sind (Sie müssen möglicherweise Wasser auffüllen), über die gewürzten Zwiebeln. Verrühren Sie alles, bis es dick ist.
- Stellen Sie übriges Dal in den Kühlschrank; schlagen Sie am nächsten Tag ein Ei und eine frisch gehackte Zwiebel darunter. Formen Sie dann Bällchen daraus und frittieren Sie sie. Servieren Sie das Ganze mit Joghurt.

Was Sie beim Kochen beachten sollten

- Picken Sie kleine Steinchen aus getrockneten Linsen heraus. Waschen Sie sie vor dem Kochen.
- Einweichen ist nicht nötig. Kochen Sie sie direkt aus der Packung.
- Geben Sie zum Garen die 2- bis 3-fache Menge kochendes Wasser dazu, lassen Sie es aufkochen und dann 15–30 Minuten köcheln.
- Kombinieren Sie Linsen mit Zwiebeln, Knoblauch und Kräutern oder Gewürzen.
- Verwenden Sie für Dals und Suppen kleine orangefarbene oder gelbe Linsen.
- Größere grüne oder braune Linsen zerfallen nicht beim Kochen. Verwenden Sie sie in herzhaften Salaten.
- Essen Sie Linsen mit braunem Reis, wenn Sie Vegetarierin sind. Das versorgt Sie so gut mit Eiweiß wie Fleisch oder Milchprodukte.
- Kochen Sie sie zusammen mit Vitamin-C-Lieferanten wie Tomaten oder grünem Paprika, um eine optimale Eisenaufnahme zu gewährleisten.

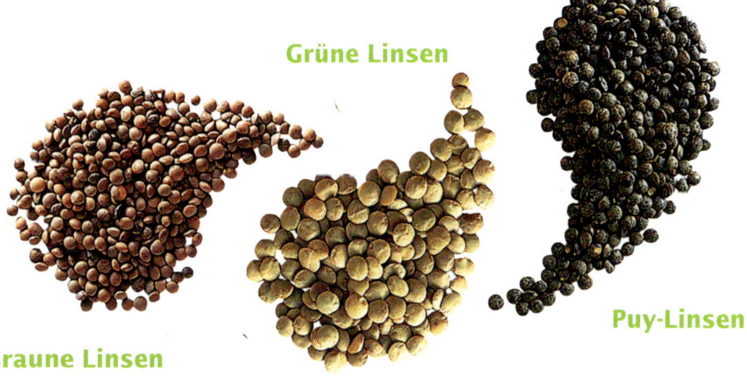

Linsen sind extrem nährstoffreich und werden seit Jahrtausenden verwendet. Es gibt sie in vielen verschiedenen Farben, Größen und Formen.

Haferflocken

Hafer gehört zur Familie der Süßgräser. Haferflocken erfüllen in der Schwangerschaft viele Bedürfnisse nach einem sättigenden Essen mit Wohlfühleffekt. Das ist praktisch, denn sie gehören zu den nährstoffreichsten Getreidesorten, die es gibt. In Schottland heißt es im Volksmund, dass man die Anzahl von Kindern, die man bekommen wird, an den Körnern eines Haferhalms abzählen kann.

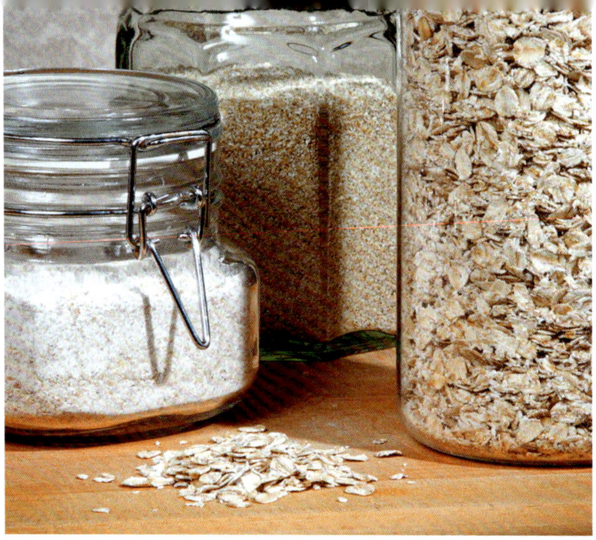

Hafer ist in verschiedenen Formen essbar: als Haferkleie, Haferflocken und Schmelzflocken. Haferkleie und Haferflocken können als Cerealien, Müsli oder in Muffins und Brot verarbeitet werden. Schmelzflocken werden aus Hafermehl gewalzt und als Babynahrung verwendet.

Gut für Sie und Ihr Baby

Haferflocken sind ausgezeichnete Lieferanten von Mangan, enthalten große Mengen Selen sowie Vitamin B_1, Magnesium und Phosphor, Zink und Vitamin E. Außerdem versorgen sie uns reichlich mit Eiweiß und Ballaststoffen (eine Tasse enthält beinahe doppelt so viele Ballaststoffe wie eine Scheibe Vollkornbrot). Die lösliche Faser Beta-Glucan senkt erwiesenermaßen den Cholesterinspiegel und stärkt die Reaktion des Immunsystems auf bakterielle Infektionen. Sie stabilisiert zudem den Blutzuckerspiegel. Haferflocken sind gesund für das Herz und verringern wie andere Vollkornerzeugnisse auch das Risiko für Typ-2-Diabetes. Sie enthalten Avenanthramide und Lignane, Antioxidantien, die ebenfalls das Herz stärken.

Naturheilkundler setzen Haferflocken bei der Behandlung von Depressionen und zur Förderung der Genesung nach Krankheiten oder Anstrengungen ein. Ein Haferumschlag kann Juckreiz lindern. Athleten essen die Flocken, um ihre Muskeln zu regenerieren und ihr Leistungsvermögen während des Trainings konstant zu halten. Haferflocken können helfen, Suchtattacken zu bekämpfen, sie werden daher auch zur Suchtbehandlung und als Hilfe bei Nikotinentwöhnung genutzt.

Schnelle und einfache Gerichte

- Für einen cremigen Haferbrei (Porridge) geben Sie 2½ Teile kalte Milch auf einen Teil Haferflocken und lassen sie langsam unter häufigem Umrühren aufkochen. Ziehen Sie den Porridge nach dem Aufkochen vom Herd und lassen Sie ihn 5 Minuten ausquellen. Mischen Sie Trockenfrüchte, Bananen- oder Mangostückchen darunter oder einen Hauch Zimt darüber oder werfen Sie beim Kochen ein paar zerdrückte Kardamomkörner hinein.
- Ein köstliches Dessert erhalten Sie, wenn Sie eine Röstpfanne erhitzen und ca. 85 g Haferflocken und 1 Esslöffel Zucker hineingeben. Rösten Sie das Ganze, bis es leicht karamellisiert und golden ist. In der Zwischenzeit schlagen Sie 200 ml Schlagsahne, geben Sie dann etwas Honig und den Saft einer Zitrone hinein und vermischen Sie alles. Füllen Sie schichtweise Himbeeren, Haferflocken und die aromatisierte Sahne darauf und verzieren Sie es mit 3 Blaubeeren.

Einkaufstipps

Die Kerne werden entweder zu verschieden großen Stücken zerkleinert (im »Grützeschneider«) oder gedämpft und dann flach gewalzt. Für Großblattflocken werden ganze Haferkerne mit Dampf behandelt und gewalzt, sie bewahren ihre Form und Konsistenz beim Kochen. Kleinblattflocken werden aus Hafergrütze (zerkleinerten Haferkernen) hergestellt und sind schneller gar; ihr Nährstoffgehalt ist nicht geringer, aber ihnen fehlt ein gewisser »Biss«, falls Sie darauf Wert legen. Feine oder grobe Hafergrütze wurde nicht mit Dampf behandelt und braucht daher länger, um zu kochen.

Päckchen gegen Juckreiz

Probieren Sie diesen pflanzlichen Badezusatz, um Juckreiz zu lindern oder wenn Sie unter sehr trockener Haut leiden. Verwenden Sie die am feinsten gemahlenen Haferflocken (Schmelzflocken), die Sie finden können (sie lösen sich beim Erwärmen auf). Fügen Sie die Rosenblütenblätter dazu, wenn Ihr Baby auf der Welt ist.

100 g Haferflocken
1 Handvoll getrocknete Rosenblüten (nach Wunsch)
1 quadratisches Mulltuch

Häufeln Sie die Haferflocken (und die Rosenblüten, falls verwendet) in die Stoffmitte. Binden Sie die Mull-Enden zusammen oder verschließen Sie sie mit einem Gummi. Hängen Sie sie beim Einlaufen des Bads unter den Warmwasserhahn. Reiben Sie nach dem Einweichen mit dem Päckchen sanft über die betroffene Hautstelle oder reiben Sie kräftig, um raue Haut zu peelen. Nach Verwendung entsorgen.

Was Sie beim Kochen beachten sollten

- Je feiner die Haferflocken, desto schneller sind sie gar.
- Verwenden Sie eine Tüte mit Haferflocken als Müslibasis und verfeinern Sie sie mit Samen und Nüssen.
- Süßen Sie Haferflockengerichte mit Ahornsirup oder Honig.
- Mischen Sie Haferkleie unter andere Cerealien, wenn Sie diese lieber essen.
- Essen Sie Haferplätzchen mit reifem Hartkäse oder Räucherlachs obendrauf als Snack.

Reis

Reis ist eines der beständigsten Symbole für Fruchtbarkeit und Glück auf der ganzen Welt und wird quer durch Europa auf Hochzeiten geworfen, um dem Brautpaar Fruchtbarkeit zu bescheren. In Indonesien verehrt man die Göttin Dewi Sri, die Reismutter, und beschenkt Schwangere mit Klebreiskeksen, während Babys in Indien als erste feste Nahrung feierlich Reis bekommen. In Teilen Malaysias genießen die Frauen von Reisbauern eine Sonderbehandlung wie Schwangere.

Arborioreis

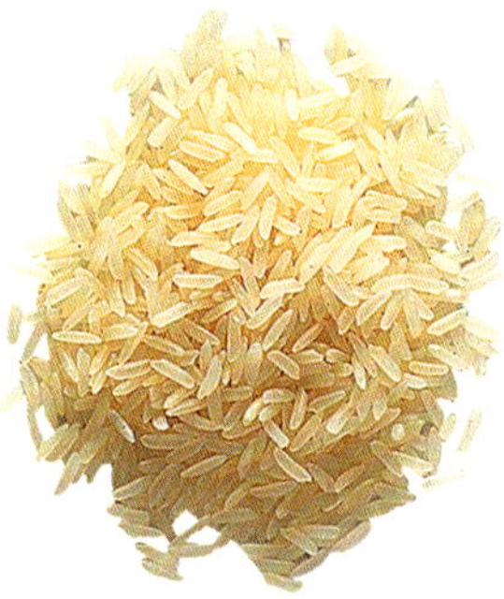

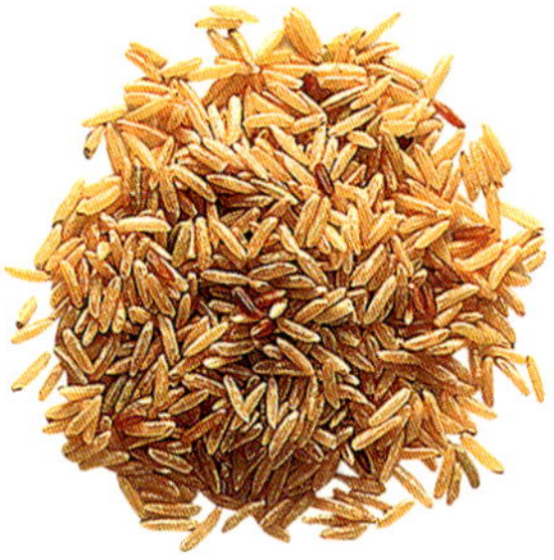

Brauner Basmatireis

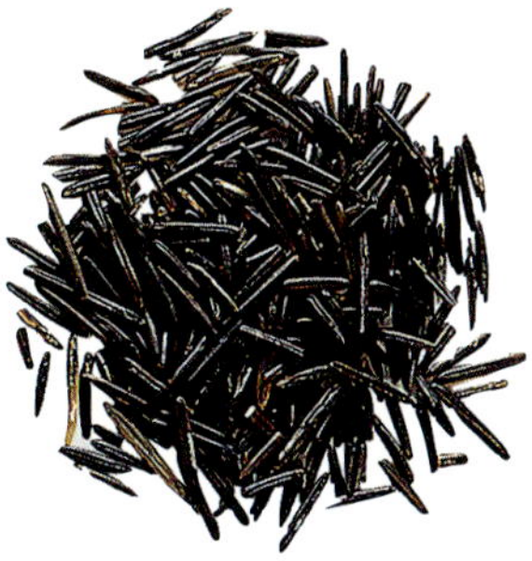

Schwarzer Wildreis

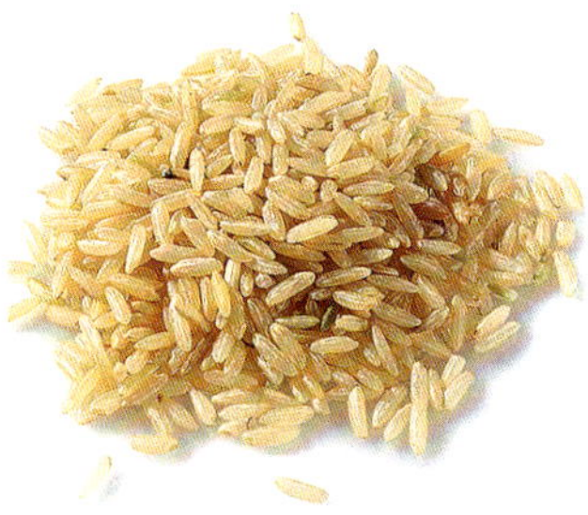

Thailändischer Jasminreis

Gut für Sie und Ihr Baby

Reis ist ein hervorragender Lieferant von Mangan, Phosphor, Kalium und Magnesium. Er enthält außerdem essenzielle Fettsäuren, Vitamin E, B-Vitamine und Eisen. Als sekundäre Pflanzenstoffe schützen die Lignane im Reis gegen Herzkrankheiten und fördern die Darmgesundheit, und seine Phenolverbindungen wirken antioxidativ.

Reis ist reich an Ballaststoffen und ergibt mit Linsen oder Bohnen ein höherwertiges Protein. Reisproteine fördern die Erweiterung der Blutgefäße. Der hohe Ballaststoffanteil von braunem Reis hilft gegen Verstopfung, schützt das Herz und hält den Blutzuckerspiegel konstant. Er verringert das Risiko für Typ-2-Diabetes.

Brauner Reis (der nur geschält oder entspelzt wird) ist die nährstoffreichste Form, weil er noch das Silberhäutchen und den Keimling besitzt, in denen die meisten Nährstoffe sitzen. Diese werden bei der Herstellung von weißem Reis entfernt. Wird der Reis dann zur Verlängerung der Lagerfähigkeit auch noch geschliffen, wird ebenso die fetthaltige Nährstoffschicht entfernt. Weißer Reis kann mit B-Vitaminen und Eisen angereichert werden, die er bei der Verarbeitung verloren hat, aber ihm fehlen noch immer elf der ursprünglichen Nährstoffe und alle Fasern.

Einkaufstipps

Brauner Reis wird schneller ranzig als polierter, achten Sie also auf das Haltbarkeitsdatum. Nehmen Sie Bio-Reis und meiden Sie amerikanischen Reis, um Pestizidrückstände zu vermeiden: In Reis aus den USA wurde fünfmal so viel Arsen gefunden wie in Reis aus Europa, Indien oder Bangladesch. Bewahren Sie gekochten Reis nicht auf, denn er ist selbst im Kühlschrank anfällig für Pilzwachstum und verdirbt schnell.

Rundkornreis wie Arborio- oder Sushireis enthält die meiste Stärke und eignet sich am besten für Nachspeisen und klebrige Gerichte wir Risotto und Paella. Bei Langkornreis wie Basmati- oder Jasminreis kleben die Körner beim Kochen nicht zusammen, er wird meist als Beilage serviert. Probieren Sie wegen ihres komplexen Geschmacks auch roten, grünen oder schwarzen Wildreis, der eigentlich eine Wassergraspflanze ist.

Was Sie beim Kochen beachten sollten

- Braten Sie Reis vor dem Kochen in Öl oder Butter an, damit die Körner nicht zusammenkleben.
- Weichen Sie weißen und braunen Langkornreis, insbesondere Basmati, ein, um die Kochzeit zu verkürzen.
- Rühren Sie Reis – außer Risotto – während des Kochens nie um, das zerstört die Löcher, aus denen der Dampf entweicht.
- Kombinieren Sie ihn mit Linsen oder Bohnen zu einem höherwertigen Protein.

Sanfte Hautreinigung mit Reis

Dieses Reinigungspulver auf der Basis von Reis ist gut geeignet, wenn Ihnen kommerzielle Reinigungsmittel zu reizend sind oder wenn sie Chemikalien wie Parabene enthalten, die Sie während der Schwangerschaft am besten vermeiden. Lassen Sie die Mandeln weg, wenn Sie eine Nussallergie haben. Wenn Sie keine Milch vertragen, ersetzen Sie diese durch Orangenblütenwasser.

2 Esslöffel Babyreisbrei
1 Teelöffel gemahlene Mandeln
2 Esslöffel Vollmilch

Vermischen Sie das Reisbreipulver und die gemahlenen Mandeln und schütten Sie alles in ein luftdichtes Glas. Bewahren Sie es an einem kühlen, dunklen Ort auf. Bei Gebrauch geben Sie etwa 2 Teelöffel des Pulvers in die Handfläche und rühren Sie so viel Milch darunter, dass eine weiche Paste entsteht. Geben Sie die Flüssigkeit nach und nach unter Rühren dazu, um Klumpen zu vermeiden. Verreiben Sie die Paste auf der feuchten Haut und spülen Sie sie dann erst mit warmem, später kaltem Wasser ab.

Schnelle und einfache Gerichte

- Um braunen Basmati zu kochen, nehmen Sie doppelt so viel Wasser wie Reis (oder etwas mehr). Rühren Sie ein wenig Öl und Salz hinein, decken Sie den Topf zu und lassen Sie den Reis aufkochen. Rühren Sie nach dem Aufkochen um. Legen Sie dann den Deckel wieder auf, schalten Sie auf niedrigste Hitze herunter und lassen Sie ihn 45 Minuten zugedeckt garen. Überprüfen Sie gelegentlich, ob mehr Wasser nötig ist. Ziehen Sie ihn vom Herd und lassen Sie ihn weitere 10 Minuten ausquellen.
- Rollen Sie Ihr eigenes vegetarisches Sushi, indem Sie Avocado- und Gurkenscheiben in eine Tasse Reis mischen und die Masse auf ein Nori-Algenblatt geben und dann einrollen. Bestreuen Sie es mit Sesam.
- Mischen Sie gehacktes Gemüse und Nüsse unter abgekühlten Reis und geben Sie ein würziges Dressing darüber.
- Formen Sie aus übrig gebliebenem Risotto kleine Bällchen mit Mozzarella in der Mitte. Frittieren Sie sie und servieren Sie sie mit Tomatensoße.

Vollkornweizen

Weizen ist ein weiteres Getreide, das mit Muttergottheiten assoziiert wird. Er ist ein Grundnahrungsmittel mit einer Fülle gesundheitlicher Vorzüge – solange er nicht raffiniert wird. In seiner weißen oder raffinierten (ausgemahlenen) Form ist er jedoch Ursache einer Vielzahl von Gesundheitsproblemen auf der Welt, von Übergewicht und Diabetes bis zu Herz-Kreislauf-Erkrankungen. Das muss nicht so sein. Sie schützen sich und Ihr Baby vor zukünftigen Gesundheitsproblemen, wenn Sie Vollkornweizenbrot und andere Vollwertprodukte ins Zentrum Ihrer Ernährung rücken. Beginnen Sie den Tag mit Sauerteig, damit Sie lange mit Energie versorgt sind (siehe S. 117).

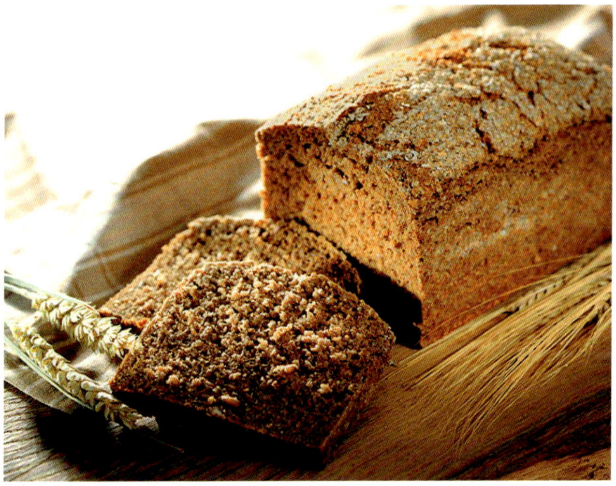

Gut für Sie und Ihr Baby

Vollkornweizen ist ein fantastischer Lieferant von Folsäure und B-Vitaminen, Vitamin E, Zink, Magnesium und Mangan. Doch viele Vitamine und Mineralstoffe sowie ein großer Teil der Ballaststoffe gehen verloren, wenn die Schale und der Keim für die Herstellung von Weißmehl entfernt werden.

Der hohe Ballaststoffgehalt von Vollkornweizen senkt das Cholesterin, hält den Blutzuckerspiegel konstant und reduziert Verstopfungen. Vollkornprodukte sind zudem gesund für das Herz und senken das Risiko für Typ-2-Diabetes. Die sekundären Pflanzenstoffe der Lignane in Vollkornweizen schützen vor Herzkrankheiten und fördern die Darmgesundheit. Seine Phenolverbindungen wirken antioxidativ. Über 80 Prozent davon sind im Keim und in der Schale enthalten. Betain, ein Oxidationsprodukt des Cholins, scheint in großen Mengen vor Entzündungen zu schützen.

Viele Frauen meiden Brot und Nudeln aus Angst davor, zuzunehmen, aber in einer der größten Untersuchungen über Frauengesundheit (*Harvard Medical School/Brigham and Women's Hospital*) wogen Frauen, die regelmäßig Vollkornprodukte aßen, weniger als die, die das nicht taten.

Einkaufstipps

Brot aus dem Supermarkt (und den dazugehörigen Bäckereien) und von Backketten wird im Schnellverfahren hergestellt. Das erfordert eine Menge Hefe, Zucker und alle möglichen Arten chemischer Zusätze und Enzyme (die nicht unbedingt auf der Verpackung aufgeführt werden müssen), damit die Konsistenz appetitlich ist und die Lagerfähigkeit verlängert wird. Unverarbeitete Hefe in solchen Broten ist nicht leicht verdaulich, und auch die Zusätze können schlecht verträglich sein und zu Blähungen und Energielöchern führen.

Am besten meidet man alle Waren mit E-Zusatzstoffen und Sojamehl, was bei Supermarktbroten nicht einfach ist. Überprüfen Sie das Etikett auch danach, ob gesund aussehendes braunes Brot nicht in Wirklichkeit aus mit Melasse (dunkler Zuckersirup) gefärbtem Weißmehl hergestellt wurde. Greifen Sie zu Bio-Brot: Vollkornprodukte weisen mehr Pestizidrückstände auf als andere Nahrungsmittel und als weißes Brot, weil das ganze Korn verarbeitet wird.

Am besten kaufen Sie Ihr Brot bei einem richtigen Bäckermeister, der Ihnen eine Menge Informationen über Mehle und Fermentierungsmethoden geben kann. Machen Sie einen Großeinkauf, wenn Sie ein Brot gefunden haben, das Ihnen zusagt, und frieren Sie es ein. Oder freunden Sie sich mit einer Brotbackmaschine an!

Sauerteigbrot liefert weit mehr Eisen, Zink und Kupfer als normales Brot und wird von Menschen mit einer Weizenallergie besser vertragen. Das kann am Fermentierungsprozess liegen, durch den die Stärke verändert und nützliche Bakterien zugefügt werden, die die Kleie vorverdauen, krankheitserregende Keime bekämpfen und eine gesunde Darmflora fördern. Die natürlich in Sauerteig vorkommende Hefe und erwünschte Bakterien produzieren außerdem B-Vitamine und Biotin. In einer Studie hatten Probanden, die Sauerteigbrot aßen, auch nach dem Verzehr anderer Brote noch einen niedrigeren Blutzuckerspiegel. Der Effekt dauerte über Stunden an. In einer anderen Studie schnitten Brote, die aus Weißmehl mit später zugesetztem Keim und Schale hergestellt wurden, am schlechtesten ab. Achtung: Supermarktsauerteig kann im Schnellverfahren aus Hefe und Sauerteigaromen hergestellt sein. Wie Sie Sauerteig selbst herstellen, erfahren Sie auf Seite 117.

Sauerteigbrote werden ohne Zusatz von Hefe hergestellt: Sie gehen auf, weil sie Hefepilze aus der Umgebung aufnehmen. Die Brotherstellung dauert allerdings viel länger als bei normalen Broten, damit die Fermentierung (Gärung) stattfinden kann und Lactobacilli (Milchsäurebakterien) aktiv werden. Diese sorgen für den würzigen Geschmack, machen zusätzliche Nährstoffe verfügbar und das Brot auf natürliche Weise länger haltbar. Zuerst müssen Sie einen Starterteig ansetzen. Das ist auf den ersten Blick ein langwieriger Prozess. Ist er aber einmal abgeschlossen, dann ist der Starter unbegrenzt einsetzbar. Alternativ können Sie Ihren Bäcker um etwas Starterteig bitten.

Was Sie beim Backen beachten sollten

- Kombinieren Sie Vollkornweizen mit Eiern: Beide sind gute Cholin-Lieferanten.
- Der stressfreie Weg zu selbst gebackenen Broten ist eine Brotbackmaschine. Setzen Sie sie vor dem Schlafengehen in Gang, um zum Frühstück einen Laib (und ein wohlriechendes Haus) zu haben.
- Mischen Sie Trockenfrüchte, Nüsse und Samen unter Ihre selbst gemachten Backwaren.

Sie schützen sich und Ihr Baby vor zukünftigen Gesundheitsproblemen, wenn Sie Vollkornweizenbrot und andere Vollwertprodukte ins Zentrum Ihrer Ernährung rücken.

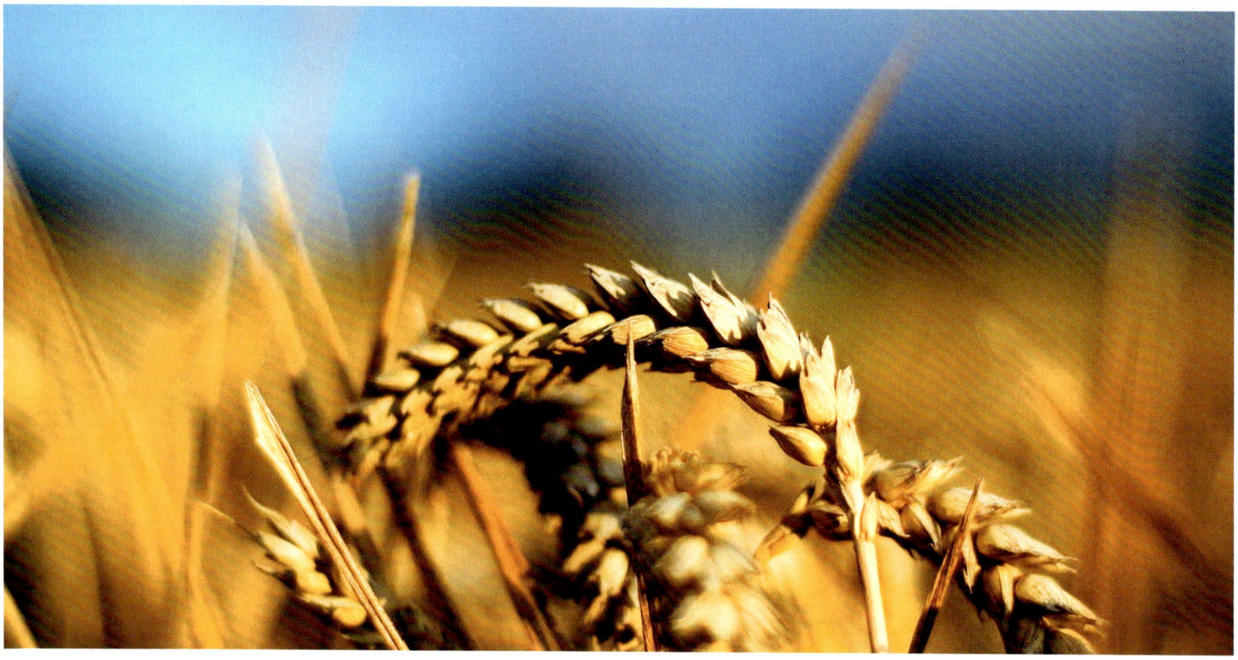

Sauerteig selbst ansetzen

Sie brauchen:
- 1 Tüte weißes Bio-Brotmehl
- 1 große Flasche Mineralwasser
- Hohe Weckgläser

1. Sterilisieren Sie das Weckglas, indem Sie es mit heißem Wasser mit Spülmittel waschen und bei niedriger Hitze im Ofen trocknen. Geben Sie 60 g Mehl und 60 ml Mineralwasser in das Glas und rühren Sie mit dem Schneebesen um. Lassen Sie den Ansatz 24 Stunden ohne Abdeckung in einem warmen Raum stehen (20–26 °C).

2. Fügen Sie am nächsten Tag wieder die gleiche Menge Mehl und Wasser hinzu, verrühren Sie alles und lassen Sie es weitere 24 Stunden mit einer Plastikfolie abgedeckt, die ein Loch in der Mitte hat, stehen. Wiederholen Sie das Ganze am dritten Tag.

3. Werfen Sie am vierten Tag den Großteil der Mischung weg, sodass nur eine dicke Schicht am Glasboden übrig bleibt. Geben Sie die doppelte Menge Mehl und Wasser in das Gefäß. Rühren Sie um und lassen Sie es wieder stehen.

4. Wiederholen Sie am fünften Tag die Prozedur von Tag vier. Achten Sie auf Blasen – das Anzeichen der Gärung. Wiederholen Sie alles an Tag sechs.

5. Wiederholen Sie alles an Tag sieben oder eine weitere Woche lang, bis der Ansatz doppelt so groß ist und sich oben Schaum bildet und unten Blasen sichtbar sind. Der Teig sollte sauer und hefig riechen. Der Starterteig ist jetzt gebrauchsfertig. Bewahren Sie ihn zugedeckt im Kühlschrank auf, wenn Sie ihn nicht sofort verwenden wollen.

6. Verwenden Sie den Ansatz, wie in einem Sauerteigrezept beschrieben. Der Teig braucht länger zum Aufgehen als ein Teig mit Hefe – etwa zwei Stunden mehr. Klopfen Sie den Teig nach dem ersten Aufgehen flach, decken Sie ihn dann ab und lassen Sie ihn in einem kühlen Raum oder im Kühlschrank gehen (bis zu zwei Tage im Kühlschrank), bis er doppelt so groß ist wie zuvor, um den würzigen Geschmack noch zu verstärken.

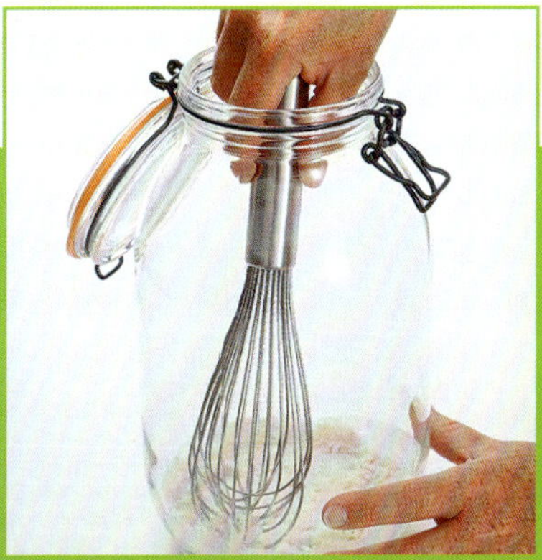

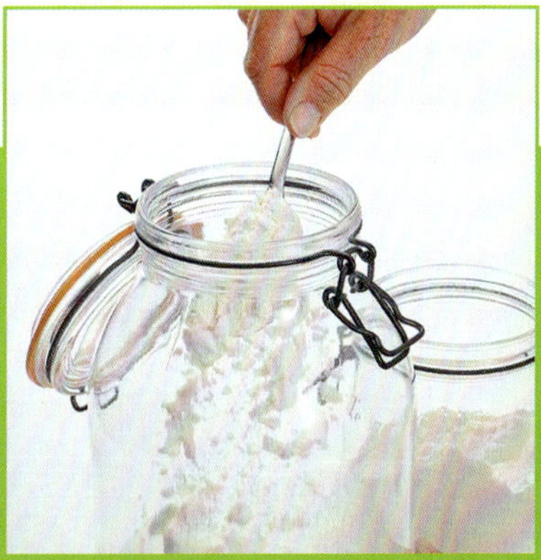

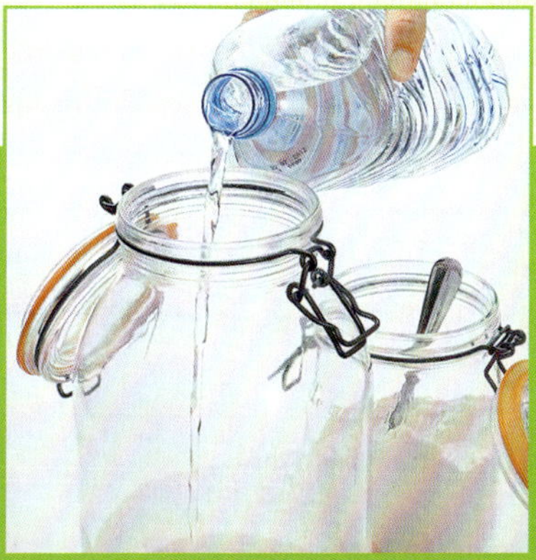

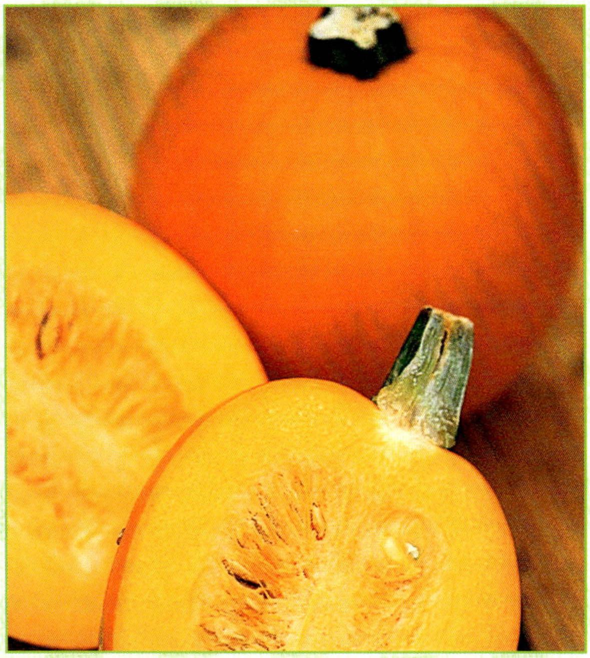

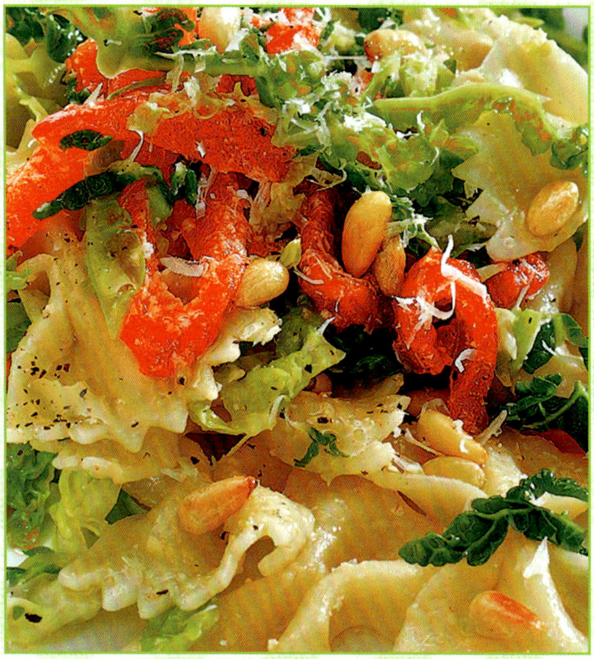

Rezepte

Genießen Sie die reichen Gaben der Jahreszeiten, ob aus Ihrem Garten oder aus Supermarktregalen. Bereiten Sie nährstoffreiche Gerichte zu, die Sie und das Baby in Ihrem Bauch mit allem Nötigen versorgen. Abgesehen von ihrem leckeren Geschmack verschafft Ihnen das auch die Gewissheit, dass Sie Mahlzeiten voller lebenswichtiger Vitamine und Mineralstoffe auf den Tisch bringen, die die ganze Familie genießen wird. Die meisten sind schnell und einfach zuzubereiten – ein Segen, wenn Sie sich müde fühlen oder Ihnen etwas flau ist.

Suppen ▪ Salate ▪ Eiergerichte ▪ Currys ▪ Wokgerichte ▪ Rohkost ▪ Soßen ▪ Brot ▪ Frühstücksflocken ▪ Nachspeisen ▪ Crumbles ▪ Dips ▪ Pasta ▪ Fleisch ▪ Obstdesserts ▪ Shakes

Aus dem Gabenkorb des Herbstes

Cremiger Melonenshake

Probieren Sie diesen Joghurtshake im Frühherbst, wenn die Melonen am reifsten sind. Die Früchte haben einen hohen Gehalt des wichtigen Minerals Kalium, das zu einem ausgeglichenen Flüssigkeitshaushalt in der Schwangerschaft beiträgt und gegen Krämpfe vorbeugt. Der Drink ist außerdem reich an Kalzium und dem Enzym Superoxid-Dismutase, das Stresssymptome lindert.

Vorbereitungszeit: 5 Minuten plus Einweichen über Nacht
Kochzeit: keine
Portionen: 2

Enthält Ballaststoffe, Kalium, Beta-Carotin, Vitamin C, Kalzium und Phosphor.

2 Handvoll getrocknete Aprikosen, über Nacht eingeweicht
2 Orangen
2 große Scheiben sehr reife Cantaloup- oder Honigmelone, entkernt und in Stücke geschnitten
100 g Bio-Naturjoghurt
Fettarme Bio-Milch nach Belieben

- Weichen Sie die Aprikosen über Nacht in Wasser ein.
- Geben Sie am nächsten Morgen die aufgeweichten Aprikosen, Melonenstücke und den Joghurt in einen Mixer. Pürieren Sie alles, bis es gut vermischt ist.
- Pressen Sie die Orangen aus. Schütten Sie den Saft und genug Milch für einen schaumigen Shake bei laufendem Motor in den Mixer, bis der Shake für Ihren Geschmack flüssig genug ist.
- Gießen Sie ihn in ein Glas oder über Ihr Morgen- oder Abendmüsli.

Fruchtiger Haferbrei (Porridge)

Haferflocken beruhigen und sind ein sanfter Start in den Tag, wenn Ihnen etwas flau ist. Die Flocken werden hier gesüßt mit Aprikosen (wegen ihres Vitamin-C-Gehalts) und Bananen (wegen des enthaltenen Kaliums).

Vorbereitungszeit: 5 Minuten
Kochzeit: 10 Minuten
Portionen: 2

Enthält Ballaststoffe, Eiweiß, Vitamin D, K und C, Kalzium, Mangan, Phosphor und Kalium.

1 Becher großblättrige Bio-Haferflocken
2 ½ Becher fettarme Bio-Milch
8 getrocknete Aprikosen, gehackt
8 Kardamomkapseln
1 Banane
Ahornsirup nach Belieben

- Geben Sie Haferflocken, Milch und Aprikosen in eine Stielkasserolle. Zerstoßen Sie die Kardamomkapseln mit einem Stößel im Mörser und werfen Sie sie dann in den Topf.
- Bringen Sie den Topf bei niedriger Hitze und unter ständigem Umrühren zum Aufkochen. Nehmen Sie ihn vom Herd, sobald der Brei Blasen wirft, und lassen Sie ihn 5 Minuten stehen, damit die Haferflocken quellen können.
- Schneiden Sie die Banane in dünne Scheiben und rühren Sie die Stücke unter den Porridge.
- Träufeln Sie vor dem Servieren Ahornsirup darüber. Rühren Sie kalte Milch darunter, wenn der Porridge dünner sein soll. Entfernen Sie die Kardamomkapseln.

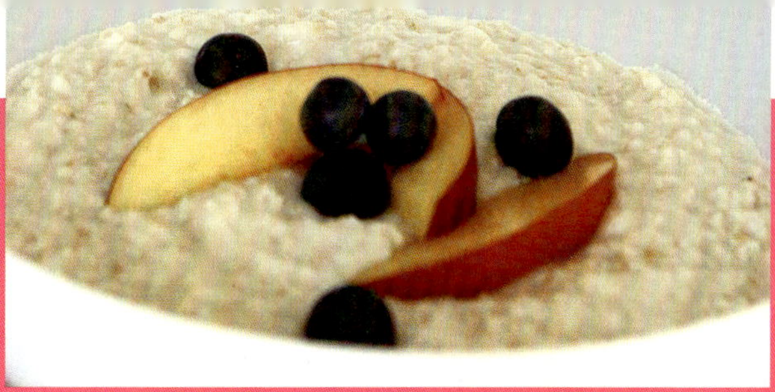

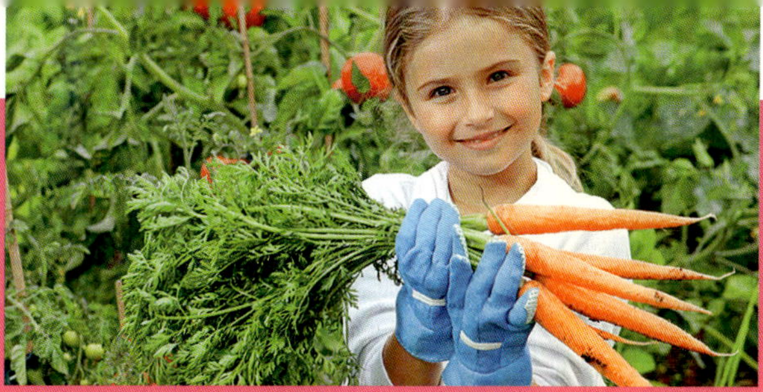

Karottensuppe

Diese einfache Suppe wird mit Hühnerbrühe zubereitet, damit sie einen cremigen Geschmack und möglichst viele Nährstoffe hat. Sie können sie aber auch durch Gemüsebrühe ersetzen. Die Suppe beinhaltet nur wenige andere Aromen, sodass die Karotte wirklich dominiert. Servieren Sie sie mit knusprigem Brot und besonders reifen Cheddar-Stückchen.

Vorbereitungszeit: 5 Minuten
Kochzeit: 35–40 Minuten
Portionen: 2

Enthält Ballaststoffe, Eiweiß, Beta-Carotin, Vitamin B und K, Mangan.

2 Esslöffel Olivenöl
1 mittelgroße Zwiebel, gehackt
500 g Bio-Karotten
1 Lorbeerblatt
600 mg Hühnerbrühe
Griechischer Joghurt nach Belieben

- Gießen Sie das Olivenöl in einen großen Topf. Dünsten Sie die in dünne Scheiben geschnittene Zwiebel glasig, bis sie weich, aber nicht braun ist.
- Putzen Sie die Karotten, schneiden Sie sie erst der Länge nach entzwei und dann in 1 cm große Stücke.
- Geben Sie die Karotten und das Lorbeerblatt in den Topf und rühren Sie um, bis alles erhitzt ist. Gießen Sie dann die Brühe auf, bis die Karotten bedeckt sind.
- Lassen Sie den Topf mit Deckel bei mittlerer Hitze etwa 20 Minuten köcheln, bis die Karotten weich sind. Entfernen Sie das Lorbeerblatt, lassen Sie alles abkühlen und stellen Sie den Topf beiseite.
- Geben Sie die Suppe in den Mixer oder verwenden Sie den Pürierstab, bis die gewünschte Konsistenz erreicht ist. Geben Sie etwas kochendes Wasser dazu, wenn sie zu dick ist.
- Gießen Sie die Suppe zum Erwärmen in den Topf zurück und servieren Sie sie mit einem ordentlichen Klecks griechischen Joghurt.

Moules Marinières

Profitieren Sie von den ersten Muscheln im Herbst. Sie schmecken nicht nur köstlich, sie stecken zudem voller Vitamine, Mineralstoffe, Protein sowie Omega-3-Fettsäuren und sind bei richtiger Zubereitung vollkommen unbedenklich in der Schwangerschaft. Das Rezept enthält zwar Wein und Sahne, aber der Alkohol verdampft, und von Zeit zu Zeit sollten Sie sich während der Schwangerschaft etwas gönnen. Servieren Sie die Muscheln mit frischem knusprigem Brot.

Vorbereitungszeit: 10 Minuten
Kochzeit: 10 Minuten
Portionen: 2

Enthält Protein, Vitamin B_{12}, Eisen, Mangan, Selen und Omega-3-Fettsäuren.

1 kg frische Miesmuscheln
1 Esslöffel Olivenöl
2 – 3 Schalotten, fein gehackt
75 ml Weißwein
2 Esslöffel Crème double (alternativ Sahne)
1 Esslöffel frisch gehackte Petersilie

- Werfen Sie alle angebrochenen Muscheln ebenso weg wie die, die sich nicht schließen, wenn Sie fest daran klopfen. Reinigen Sie die verbleibenden Muscheln, indem Sie den Bart abreißen und festsitzende Seepocken mit einem scharfen Messer entfernen. Waschen Sie die Muscheln gründlich in einem Topf voll Wasser und wechseln Sie es dreimal.

- Erhitzen Sie das Olivenöl in einem großen Topf mit fest schließendem Deckel, braten Sie dann die Schalotten ca. 2–3 Minuten, bis sie weich und glasig sind.
- Gießen Sie den Weißwein auf und lassen Sie ihn 1 Minute ohne Deckel kochen, damit der Alkohol verdampft.
- Geben Sie die abgetropften Muscheln in den Topf und legen Sie den Deckel auf. Lassen Sie sie 3–4 Minuten köcheln und rütteln Sie dabei gelegentlich den Topf, bis die Muscheln sich öffnen (werfen Sie die weg, die es nicht tun).
- Rühren Sie die Crème double (oder Sahne) und die Petersilie hinein. Schöpfen Sie dann die Muscheln mit ein wenig duftender Kochflüssigkeit in Schüsseln. Servieren Sie sie mit knusprigem frischem Brot.

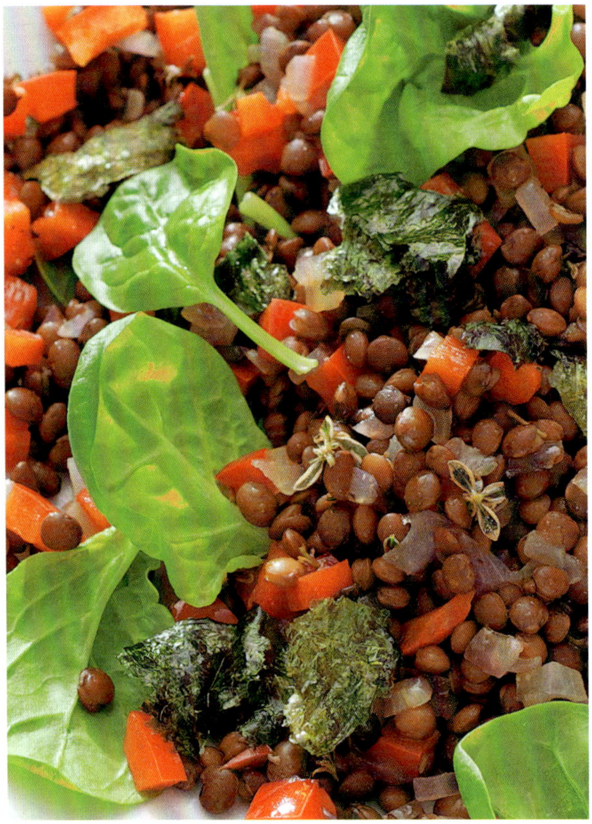

Salat mit Puy-Linsen und Spinat

Servieren Sie dieses Gericht als nahrhafte Beilage zu Würstchen oder gebackenem Fisch. Es enthält Nori-Algen, die ihm, abgesehen von wertvollen Nährstoffen, einen scharfwürzigen Geschmack verleihen, der die erdigen Linsen ergänzt. Die Algen werden zuerst geröstet, um ihren Geschmack, ihr Aroma und ihre Konsistenz zu verbessern.

Vorbereitungszeit: 5 Minuten
Kochzeit: 30–35 Minuten
Portionen: 2

Enthält Ballaststoffe, Protein, Folsäure, Vitamin B, C, E und K, Kalzium, Mangan, Eisen, Magnesium, Phosphor, Kalium und Kupfer.

1 Esslöffel Olivenöl
1 kleine rote Zwiebel, gewürfelt
½ rote Paprika, gewürfelt
1 Knoblauchzehe, gehackt
200 g Puy-Linsen, gewaschen
1 Lorbeerblatt
1 Teelöffel frische Thymianblätter
600 ml Gemüsebrühe
Frisch gepresster Zitronensaft
Frisch gemahlener schwarzer Pfeffer
1 ungeröstetes, getrocknetes Nori-Blatt
100 g junge Spinatblätter, gewaschen

- Erhitzen Sie das Öl in einem großen Topf. Dünsten Sie die rote Paprika und die Zwiebeln ca. 5 Minuten an, bis sie weich und glasig, aber nicht braun sind. Geben Sie 1 Minute vor Ende den Knoblauch dazu.
- Geben Sie die Linsen, das Lorbeerblatt und den Thymian hinzu und rühren Sie gut um, bis alles erhitzt ist.
- Gießen Sie so viel Brühe auf, dass die Linsen etwa 1 cm hoch bedeckt sind, und lassen Sie sie aufkochen. Reduzie-

ren Sie die Hitze. Lassen Sie die Linsen 20–25 Minuten oder bis sie weich sind, aber noch etwas Biss haben, köcheln.

- Schmecken Sie nach Belieben mit Zitronensaft und schwarzem Pfeffer ab.
- Rösten Sie die glänzende, glatte Seite des Nori-Blatts sehr schnell über der Flamme des Gasherdes (wenn Sie einen haben), bis es dunkelgrün wird. Streuen Sie dann ein wenig davon über die Linsen.
- Servieren Sie alles mit den jungen Spinatblättern.

Geröstetes Herbstgemüse

Das ist eine herzhafte Mahlzeit für die ersten kalten Nächte des Jahres. Selbst gezogener Winterkürbis hält sich gut auf einem Fensterbrett; Sie können dieses Gericht also auch im Winter zubereiten (wenn Sellerie für zusätzliche Würze sorgt). Schneiden Sie die Süßkartoffel und die Karotten in gleich große Stücke von 2,5 cm Seitenlänge. Gourmetsalz (wie Fleur de Sel) gibt dem Gericht einen deutlich anderen Geschmack.

Vorbereitungszeit: 10 Minuten
Kochzeit: 40–50 Minuten
Portionen: 2

Enthält Ballaststoffe, Eiweiß, Beta-Carotin, Folsäure, Vitamin C und K, Kalium, Kupfer, Mangan und Selen.

1 kleiner (oder ½ großer) Butternut-Kürbis oder selbst angebauter Riesenkürbis, geviertelt und entkernt, dann in grobe Stücke geschnitten
1 Süßkartoffel, geschält und in grobe Stücke geschnitten
3 ungeschälte Zwiebeln, geviertelt
2 Bio-Karotten, in Stücke geschnitten
2 ungekochte Rote Bete, geschält und geviertelt
1 rote Paprika, halbiert und entkernt
4 Knoblauchzehen, geschält
Olivenöl zum Beträufeln
Gourmetsalz bzw. Meersalz und frisch gemahlener schwarzer Pfeffer nach Belieben
4 Zweige frischer Rosmarin
100 g verzehrfertige ganze Esskastanien
6 Speckstreifen, in mundgerechte Stücke geschnitten
Worcester- oder Sojasoße nach Belieben

- Heizen Sie den Ofen auf 150 °C vor.
- Verteilen Sie den Kürbis, die Süßkartoffel, die Zwiebeln, Karotten, Rote Bete, Paprika und Knoblauch auf einem Backblech. Beträufeln Sie alles mit Olivenöl und streuen Sie Meersalz darüber. Schieben Sie es anschließend zum Rösten in den Ofen.
- Fügen Sie nach 20 Minuten den Rosmarin, die Esskastanien und den Speck hinzu. Probieren Sie, ob manche Gemüsestücke bereits weich sind, legen Sie die fertigen auf eine große Servierplatte und halten Sie sie warm. Die Süßkartoffel, der Knoblauch, die Roten Bete und die Paprika sind nach 20–30 Minuten gar.
- Überprüfen Sie nach 40 Minuten, ob das restliche Gemüse weich und karamellisiert ist. Alle nicht ganz garen Stücke können bis zu 10 Minuten länger im Ofen bleiben.
- Richten Sie alles auf der Servierplatte an und vermischen Sie es gut, entfernen Sie dabei die papierartigen Zwiebelschalen.
- Würzen Sie mit schwarzem Pfeffer, etwas Meersalz und ein paar Spritzern Worcester- (oder Soja-)Soße.

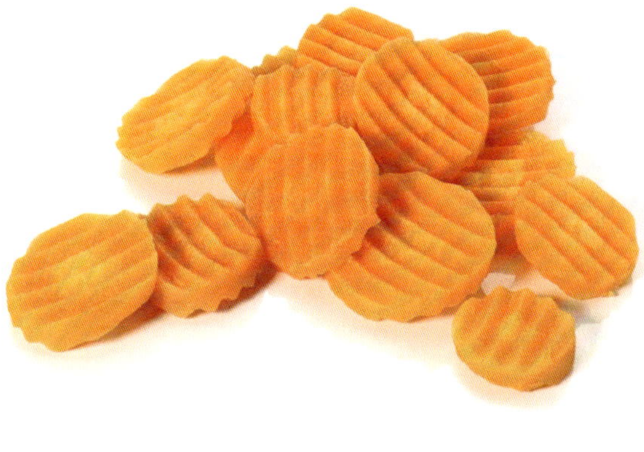

Rote-Bete-Salat

Dieser farbenprächtige und herzhafte Rohkostsalat reinigt den Gaumen und passt gut zu fettem Fisch. Tragen sie bei der Zubereitung eine Schürze, denn der Saft macht Flecken.

Vorbereitungszeit: 5 Minuten
Kochzeit: keine
Portionen: 2

Enthält Ballaststoffe, Beta-Carotin, Folsäure, Vitamin C und K, Kalium und Mangan.

4 Bio-Karotten
2 ungekochte Rote Bete
1 großzügige Handvoll Sonnenblumenkerne
Balsamico-Essig nach Geschmack

- Entfernen Sie den Stielansatz und die Spitze der Karotten. Schälen Sie die Roten Beten. Reiben Sie alles Gemüse klein und geben Sie es in eine Schüssel.
- Rösten Sie die Sonnenblumenkerne in einer Pfanne ohne Fett und geben Sie sie dann zu den Roten Beten und Karotten dazu.
- Geben Sie etwas Balsamico-Essig darüber und vermischen Sie alles gut. Servieren Sie unverzüglich.

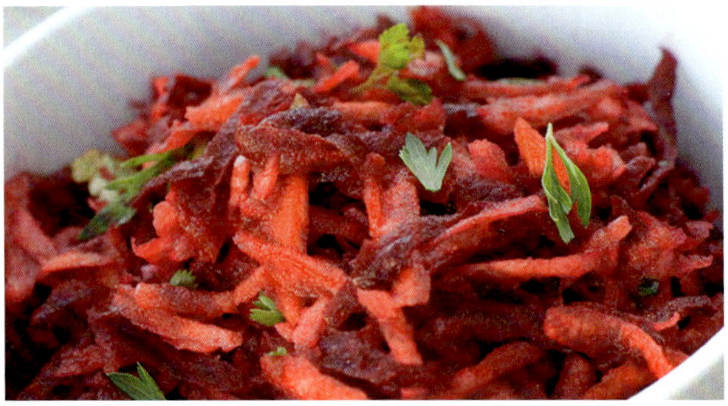

Herbst-Crumble

Einen großen Teil der Zutaten für dieses Dessert können Sie gratis auf herbstlichen Fluren pflücken – Brombeeren, Haselnüsse und sogar Äpfel. Ersetzen Sie die Früchte durch jede beliebige Obstsorte, die in Ihrer Region gerade am reifsten ist; so nehmen Sie ein Maximum an Nährstoffen auf.

Vorbereitungszeit: 10–15 Minuten
Kochzeit: 30 Minuten
Portionen: 4

Enthält Ballaststoffe, Mangan, Magnesium, Phosphor, Selen, Vitamin E und Zink.

500 g Brombeeren
200 g Äpfel, geschält, entkernt und in Scheiben geschnitten
2 Esslöffel Muscovado-Zucker (alternativ brauner Rohrzucker)
100 g kalte Butter
100 g Vollkornmehl
70 g großblättrige Haferflocken
30 g Haselnüsse, mit einem Stößel zerdrückt
20 g Kürbiskerne
Crème fraîche oder griechischer Joghurt nach Belieben

- Heizen Sie den Ofen auf 190 °C vor.
- Geben Sie die Brombeeren und die Apfelscheiben auf den Boden einer feuerfesten Form. Streuen Sie einen Esslöffel des Zuckers darüber.
- Geben Sie das Mehl in eine Schüssel. Schneiden Sie die Butter in Flöckchen und verkneten Sie sie mit dem Mehl, bis die Mischung groben Brotkrümeln ähnelt.
- Rühren Sie die Haferflocken, die Haselnussstückchen, die Kürbiskerne und den restlichen Zucker hinein. Befeuchten Sie alles mit 2 Teelöffeln Wasser.

- Geben Sie die Crumble-Masse über das Obst und backen Sie alles 30 Minuten bzw. bis die Oberfläche hellbraun ist.
- Servieren Sie den Crumble mit Crème fraîche oder griechischem Joghurt.

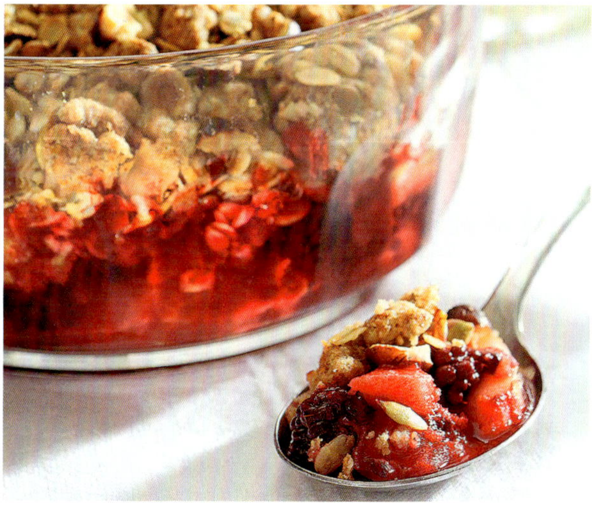

Bratäpfel

Das ist eine Nachspeise mit unglaublichem Wohlfühleffekt, die nur wenige Minuten Vorbereitung erfordert. Servieren Sie selbst gemachte Vanillesoße oder hochwertiges Bio-Vanilleeis dazu.

Vorbereitungszeit: 5 Minuten
Kochzeit: 45–50 Minuten
Portionen: 2

Enthält Ballaststoffe, Mangan, Vitamin E und Kupfer.

2 große Kochäpfel
2 Esslöffel Apfelsaft zum Dämpfen
25 g Mandelblättchen
25 g Haselnüsse, kleingehackt
1 Esslöffel Rosinen
4 getrocknete Feigen, gehackt
4 Esslöffel Muscovado-Zucker (alternativ brauner Rohrzucker)
½ Teelöffel gemahlener Zimt
25 g Butter

- Heizen Sie den Ofen auf 190 °C vor.
- Entfernen Sie das Kerngehäuse der Äpfel mit einem Apfelentkerner oder mit einem scharfen Messer, der Apfel muss dabei ganz bleiben. Höhlen Sie jeden Apfel in der Mitte etwas aus.
- Legen Sie die Äpfel in eine tiefe, feuerfeste Schale mit etwas Apfelsaft am Boden.
- Rösten Sie die Nüsse bei niedriger Hitze in einer Pfanne ohne Fett und geben Sie sie dann mit den Rosinen, den gehackten Feigen, Zucker und Zimt in eine Schüssel. Vermischen Sie alles gut miteinander.
- Füllen Sie die Obst-Nuss-Mischung mit einem Löffel in die Äpfel und drücken Sie sie dabei gut hinein, geben Sie zum Schluss eine Butterflocke darauf.
- Backen Sie die Äpfel ca. 45 Minuten oder so lange, bis sie so weich sind, dass ein Messer leicht hindurchschneidet.
- Servieren Sie sie unverzüglich.

Winterliche Herzerwärmer

Florentiner Eier

Ein Frühstücksklassiker und genau das Richtige, um ein Winterwochenende oder einen entspannten Brunch zu beginnen. Servieren Sie sie mit Vollkorntoast. In dieser Version kommen Vollkornmehl und Olivenöl zum Einsatz, das gibt einen nussigeren Geschmack. In einer anderen Abwandlung des Originals können Sie Grünkohl anstelle von Spinat verwenden – hacken Sie ihn einfach extra fein. Grünkohl behält eine gewisse Knackigkeit, während Spinat zusammenfällt.

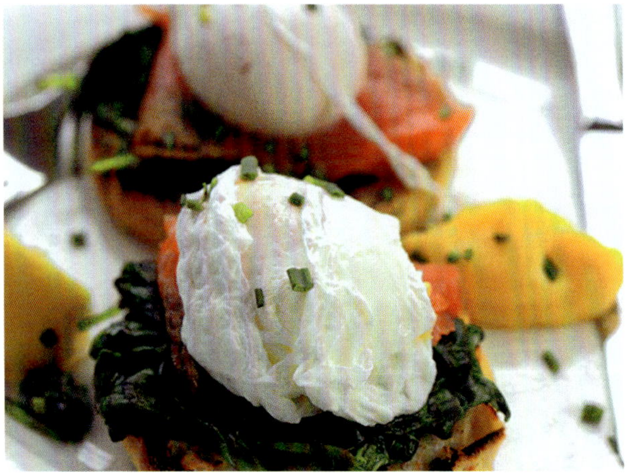

Vorbereitungszeit: 5 Minuten
Kochzeit: 15 Minuten
Portionen: 2

Enthält Ballaststoffe, Eiweiß, Kalzium, Beta-Carotin, Vitamin B_6, C und K, Kalium, Kupfer, Mangan, Selen und Phosphor.

2 Esslöffel Olivenöl
25 g Vollkornmehl
150 ml Bio-Milch
50 g reifer Cheddarkäse, gerieben
2 Teelöffel Dijonsenf
250 g Spinat oder Grünkohl, gewaschen und von dicken Stängeln und Rippen befreit
4 Eier
1 Teelöffel Essig (nach Belieben)
Meersalz und frisch gemahlener schwarzer Pfeffer
2 Scheiben Vollkornbrot
Butter nach Geschmack

- Bereiten Sie zuerst eine Käsesoße zu: Erwärmen Sie das Olivenöl in einem Topf und rühren Sie das Mehl hinein. Lassen Sie es eine Minute sanft köcheln.
- Gießen Sie nach und nach unter ständigem Umrühren die Milch dazu, damit sich keine Klumpen bilden. Rühren Sie den Käse und den Senf ein, sobald die Soße dick genug ist, um an einem Kochlöffel zu haften (Sie brauchen möglicherweise nicht die gesamte Milch). Schlagen Sie die Soße, bis sie glatt ist, und stellen Sie sie warm.
- Geben Sie den Spinat oder Grünkohl tropfnass in einen Topf und legen Sie den Deckel auf. Lassen Sie ihn etwa 1 Minute (den Grünkohl länger) im Dampf garen, bis die Blätter zusammenfallen. Seihen Sie ihn ab und stellen Sie ihn warm.
- Pochieren Sie die Eier: Schlagen Sie die Eier einzeln in einer Tasse auf und lassen Sie sie in einen Topf mit kochendem Wasser und einem Teelöffel Essig (optional) gleiten. Pochieren Sie sie sicherheitshalber 5 Minuten lang, bis der Dotter hart ist.
- Richten Sie die Hälfte der Blätter als »Bett« auf jedem Teller an, geben Sie 2 Eier darauf, gießen Sie die Hälfte der Käsesoße darüber (oder servieren Sie sie extra) und würzen Sie mit Salz und Pfeffer.
- Toasten Sie den Toast, streichen Sie Butter darauf und servieren Sie ihn dazu oder legen Sie ihn unter den Spinat.

Topinambur-Suppe

Diese einfache, sämige Suppe passt mit ihrer sättigenden Bodenständigkeit gut zu getoastetem Sauerteigbrot. Verraten Sie anderen nicht, was der Hauptbestandteil ist – lassen Sie sie raten, bevor Sie ihnen eine der knubbligen Knollen zeigen.

Vorbereitungszeit: 5 Minuten
Kochzeit: 35 Minuten
Portionen: 2

Enthält Ballaststoffe, Eisen, Vitamin C, Folsäure, Kalium, Phosphor, Magnesium und Kupfer.

600 g Topinambur, gründlich gebürstet
Saft einer Zitrone
2 Esslöffel Olivenöl
1 Zwiebel, gehackt
2 Selleriestangen, gehackt
2 Knoblauchzehen, gehackt
1 Liter Gemüsebrühe
Meersalz und frisch gemahlener schwarzer Pfeffer
1 Esslöffel frische gehackte Petersilienblätter
Crème fraîche nach Belieben

- Schneiden Sie die Topinambur in grobe Stücke (Sie brauchen sie nicht zu schälen, wenn Sie sie gründlich gebürstet haben). Geben Sie sie in eine Schüssel mit der Hälfte des Zitronensafts, um ein Verfärben zu verhindern.
- Gießen Sie das Olivenöl in einen großen Topf, schwitzen Sie darin die Zwiebel und den Sellerie an, bis die Zwiebel glasig, aber nicht braun ist.
- Gießen Sie die Topinambur ab und geben Sie sie mit dem Knoblauch in einen Topf. Rühren Sie ca. 5 Minuten um. Gießen Sie so viel Brühe auf, dass die Topinambur bedeckt sind. Den restlichen Zitronensaft dazugeben.
- Decken Sie den Topf ab und lassen Sie das Ganze bei mittlerer Hitze köcheln, bis die Topinambur weich sind, ca. 20–25 Minuten. Lassen Sie sie abkühlen.
- Geben Sie die Suppe in einen Mixer oder nehmen Sie den Pürierstab. Stellen Sie den Topf beiseite und mixen Sie alles bis zur gewünschten Konsistenz. Manche mögen die Suppe glatt, andere dagegen stückiger. Gießen Sie kochendes Wasser dazu, wenn sie Ihnen zu dick ist, und rühren Sie durch. Würzen Sie mit Salz und Pfeffer nach Belieben und erwärmen Sie sie nochmals, falls nötig.
- Streuen Sie zum Servieren Petersilie darüber und geben Sie einen Klacks Crème fraîche darauf.

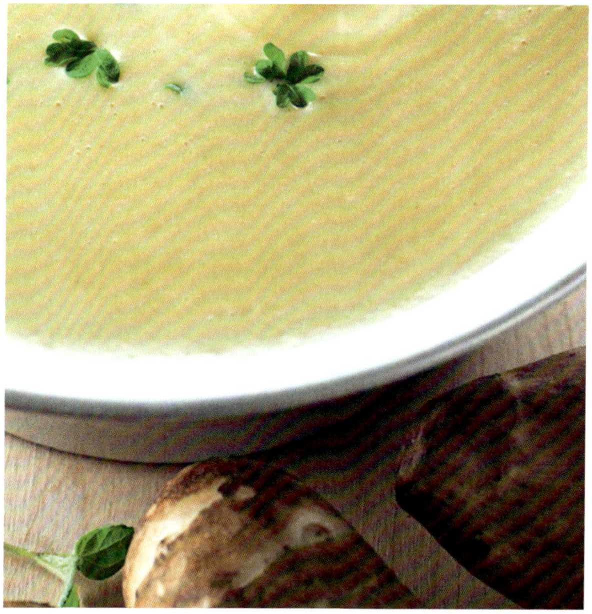

Kürbissuppe in der eigenen Terrine

Mit dieser Suppe landen Sie einen Überraschungserfolg bei Tisch. Verwenden Sie nicht die Riesenkürbisse, die für Halloween gezüchtet werden, sondern nehmen Sie kulinarische Spezialitäten, die sich lange im Winter halten. Kaufen Sie einen mittelgroßen Kürbis, ein großer kann in sich zusammenfallen. Wenn Ihnen das passiert, kratzen Sie alles Kürbisfleisch heraus und pürieren Sie es im Mixer.

Vorbereitungszeit: 10 Minuten
Kochzeit: 2 Stunden
Portionen: 4

Enthält Ballaststoffe, Beta-Carotin, Vitamin B_2, C und E, Kalium, Kupfer und Mangan.

1 mittelgroßer Kürbis
2 Esslöffel Olivenöl
Meersalz und frisch gemahlener schwarzer Pfeffer zum Abschmecken
1 mittelgroße Zwiebel, gehackt
1 Teelöffel gemahlener Ingwer
1 Teelöffel gemahlener Kreuzkümmel
1 Liter heiße Gemüse- oder Hühnerbrühe
1 Handvoll Haselnüsse, geröstet, als Garnitur

- Heizen Sie den Ofen auf 190 °C vor.
- Schneiden Sie vom Kürbis oben einen Deckel ab und kratzen Sie die Kerne und faserigen Teile heraus (legen Sie die Kerne zum Rösten beiseite und essen Sie sie mit etwas Salz als Knabberzeug).
- Setzen Sie den Kürbis in eine tiefe, breite und feuerfeste Form. Reiben Sie ihn innen mit Olivenöl und etwas Salz und Pfeffer ein.
- Geben Sie die gehackte Zwiebel und die Gewürze in den Kürbis und gießen Sie dann so viel Brühe hinein, dass der Kürbis voll ist. Legen Sie den Deckel drauf, decken Sie ihn mit einer Alufolie ab und backen Sie ihn je nach Kürbisgröße und Dicke der Fleischschicht 1½–2 Stunden lang.
- Schaben Sie nach der Hälfte der Kochzeit etwas Fleisch vom Kürbisrand in die Suppe, aber schürfen Sie nicht zu tief, sonst fällt die Schale zusammen. Wiederholen Sie das am Ende der Kochzeit. Die Suppe ist fertig, wenn das Fruchtfleisch so weich ist, dass es in die Brühe »schmilzt«.
- Schmecken Sie ab und servieren Sie die Suppe z.B. mit den Haselnüssen oder mit Kräutern garniert.

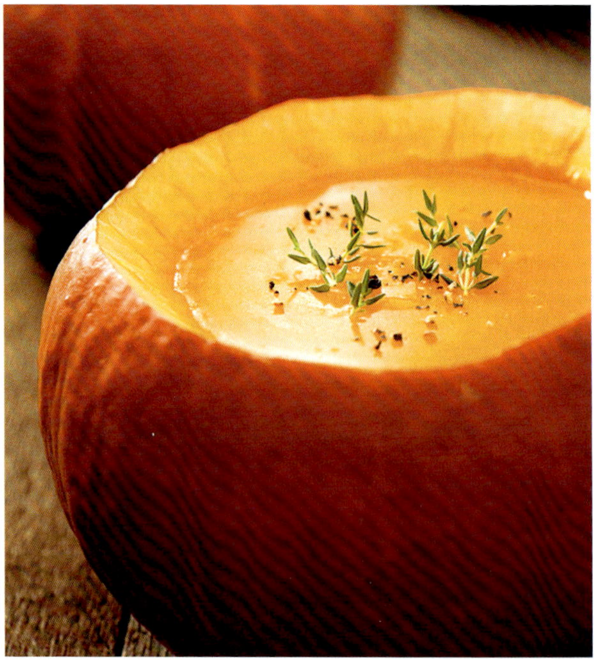

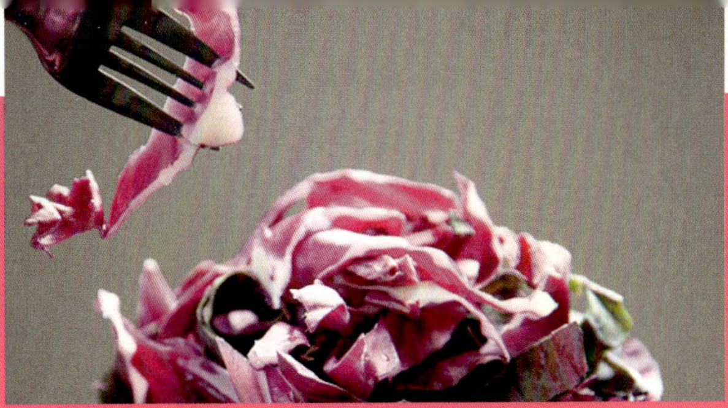

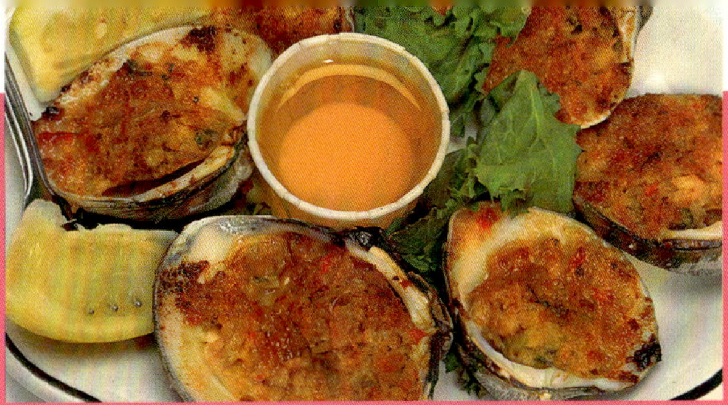

Coleslaw

Dieser knackige rot-grüne Wintersalat ist ein hervorragender Lieferant von Folsäure, Vitamin B und K. Er ist eine ausgezeichnete Beilage zu einer Vielzahl von Gerichten wie Backofenkartoffeln und Würstchen.

Vorbereitungszeit: 15 Minuten
Kochzeit: keine
Portionen: 2

Enthält Ballaststoffe, Kalzium, Beta-Carotin, Vitamin B, C, K und E, Folsäure, Kalium, Mangan, Magnesium, Phosphor und Kupfer.

½ Rotkohl
1 gute Handvoll Mangold- oder Spinatblätter, gewaschen und ohne dicke Stängel
1 große Bio-Karotte, gerieben
1 saurer Apfel, geschält und gerieben
1 Handvoll Rosinen
3–4 Esslöffel Mayonnaise aus dem Glas
Frisch gemahlener schwarzer Pfeffer nach Belieben

- Hobeln Sie den Kohl fein und schneiden Sie die Mangold- oder Spinatblätter klein. Geben Sie alles in eine große Servierschüssel.
- Mischen Sie die geriebene Karotte und den Apfel sowie die Rosinen darunter.
- Rühren Sie die Mayonnaise gut unter und schmecken Sie mit Pfeffer ab.

Überbackene Austern

Es ist nicht viel dran an dieser Winterdelikatesse, aber jede davon ist voll mit Eiweiß und Zink, und das ist praktisch, wenn Sie möglichst viele Nährstoffe in kleinen Häppchen brauchen. Am besten bitten Sie Ihren Fischhändler, die Austern für Sie aufzubrechen, denn das ist viel anstrengender als das Kochen. Bitten Sie ihn, die Flüssigkeit für Sie aufzufangen. Sortieren Sie alle Austern aus, die trocken aussehen oder schlecht riechen.

Vorbereitungszeit: 10 Minuten
Kochzeit: 9 Minuten
Portionen: 2

Enthält Eiweiß, Kalzium, B_{12}, Eisen, Zink, Kupfer, Magnesium und Selen.

50 g Bio-Butter
1 Schalotte, sehr fein gehackt
2 Knoblauchzehen, sehr fein gehackt
12 Austern, geöffnet
50 g Parmesan
Frisch gemahlener schwarzer Pfeffer
1 Esslöffel gehackte frische Petersilie
Zitronenviertel zum Anrichten

- Lassen Sie die Butter im Topf schmelzen, geben Sie die Schalotte dazu und schwitzen Sie sie an, bis sie weich, aber nicht braun ist. Geben Sie am Ende den Knoblauch dazu. Lassen Sie alles an einem warmen Ort ziehen.
- Heizen Sie den Grill auf große Hitze vor.
- Legen Sie die Austernhälften mit ein wenig von ihrem Saft und etwas Parmesan bestreut auf feuerfeste Platten. Geben Sie mit dem Löffel ein wenig von der Knoblauchbutter darüber sowie etwas Pfeffer und Petersilie.
- Stellen Sie die Platte ca. 2–3 Minuten unter den Grill, bis der Käse braun wird und Blasen wirft.
- Servieren Sie unverzüglich mit den Zitronenvierteln.

Spinat-Kartoffel-Curry

Olivenöl ist zwar nicht die traditionelle indische Garflüssigkeit, aber es beeinträchtigt den Geschmack dieses Currys nicht. Es ist nicht sehr scharf, aber wenn Ihr Gaumen sehr empfindlich ist, dann ersetzen Sie das Chilipulver durch Paprika und servieren Sie zusätzlich Joghurt dazu. Richten Sie es auf Basmatireis an.

Vorbereitungszeit: 10 Minuten
Kochzeit: 25 Minuten
Portionen: 2

Enthält Ballaststoffe, Beta-Carotin, Vitamin B_6, C und K, Folsäure, Kalzium, Eisen, Kalium, Mangan, Kupfer und Magnesium.

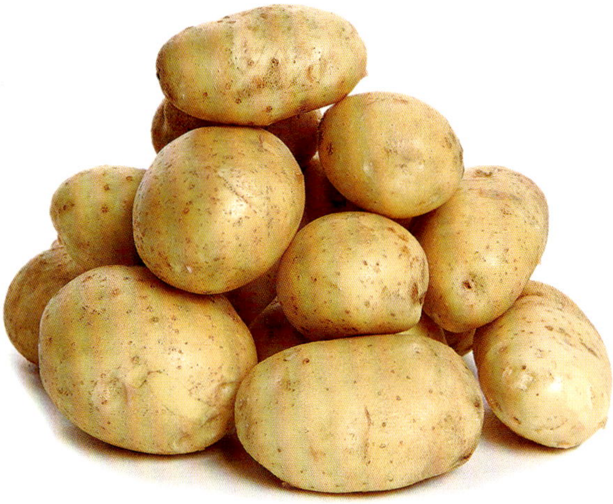

500 g ungeschälte Kartoffeln, gründlich gebürstet
Meersalz nach Belieben
1 Teelöffel Koriandersamen
1 Esslöffel Olivenöl
1 mittelgroße Zwiebel, fein gehackt
2 Knoblauchzehen, fein gehackt
2,5 cm frische Ingwerwurzel, geschält und gehackt
1 Teelöffel gemahlene Kurkuma
½ Teelöffel Chilipulver
500 g Spinat, gut gewaschen und fein gehackt
½ Teelöffel Garam Masala
Joghurt zum Anrichten
1 Esslöffel gehackte frische Korianderblätter

- Kochen Sie die Kartoffeln 10 Minuten in leicht gesalzenem Wasser bissfest. Gießen Sie sie ab und stellen Sie sie beiseite.
- Mahlen Sie währenddessen die Koriandersamen im Mörser zu einem feinen Pulver.
- Braten Sie in einem großen Topf die Zwiebel mit dem Knoblauch und Ingwer leicht an. Fügen Sie ein wenig Salz, Kurkuma, Chilipulver und gemahlenen Koriander hinzu, sobald die Zwiebel Farbe annimmt.
- Schneiden Sie die vorgekochten Kartoffeln in kleine Stücke und geben Sie sie zu der Mischung im Topf, braten Sie alles sanft ca. 10 Minuten lang, bis die Kartoffeln weich sind.
- Werfen Sie die Spinatblätter tropfnass in den Topf. Kochen Sie alles ein paar Minuten, bis der Spinat zusammengefallen und alles gut vermischt ist.
- Rühren Sie unmittelbar vor dem Servieren das Garam Masala unter.
- Servieren Sie alles mit viel Joghurt und den frisch gehackten Korianderblättern garniert.

Nudeln mit Wirsing und roter Paprika

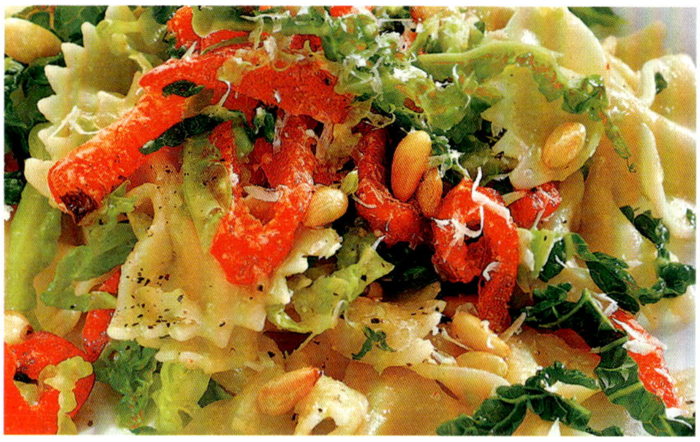

Der Geschmack von Wirsing harmoniert gut mit roter Paprika, Pinienkernen und Parmesan. Verwenden Sie auch die dunkleren äußeren Wirsingkohlblätter – je dunkler die Farbe, desto mehr Nährstoffe –, aber waschen Sie sie gründlich.

Vorbereitungszeit: 15 Minuten
Kochzeit: 12–15 Minuten
Portionen: 2

Enthält Ballaststoffe, Eiweiß, Beta-Carotin, Folsäure, Vitamin B_6 und C, Kalzium, Magnesium, Kalium und Mangan.

1 rote Paprika
2 Esslöffel Pinienkerne
225 g Farfalle oder andere flache Nudeln
Meersalz und frisch gemahlener schwarzer Pfeffer nach Belieben
Kaltgepresstes Olivenöl
½ Wirsingkohl, fein gehobelt
100 g Parmesan, gerieben, plus zusätzlicher Käse zum Anrichten

- Rösten Sie die Pinienkerne ohne Fett in einer Pfanne, bis sie goldbraun werden, wenden Sie sie dabei immer wieder. Stellen Sie sie beiseite.
- Heizen Sie den Grill vor und bringen Sie einen Topf leicht gesalzenes Wasser zum Kochen.
- Halbieren Sie die Paprika, entfernen Sie die Samen und legen Sie sie mit den gerundeten Seiten nach oben unter den Grill, bis die Haut schwarz wird und Blasen wirft.
- Wickeln Sie die angekohlten Paprikahälften 10 Minuten in ein sauberes Geschirrtuch. Anschließend schälen. Werfen Sie die Haut weg und schneiden Sie das Fleisch klein. Stellen Sie es beiseite.
- Geben Sie die Nudeln in den Topf mit kochendem Wasser und kochen Sie sie ohne Deckel. Rühren Sie dabei gelegentlich um, bis die Nudeln al dente sind (lesen Sie die Kochzeit auf der Packung nach).
- Gießen Sie die Pasta ab, fangen Sie ein wenig vom Kochwasser auf und geben Sie die Nudeln bei geringer Hitze wieder in den Topf zurück.
- Träufeln Sie etwas Olivenöl darüber, fügen Sie dann den gehobelten Wirsing dazu und rühren Sie um, bis er zusammenfällt.
- Geben Sie die Paprikastreifen und den Parmesan dazu sowie etwas von dem Kochwasser, falls die Zutaten ein wenig zusammenkleben.
- Mischen Sie die Pinienkerne darunter und servieren Sie alles unverzüglich mit schwarzem Pfeffer und extra Parmesan.

Wokgericht mit violettem Brokkoli

Wenn Sie erst einmal violetten Brokkoli probiert haben, dann werden Sie den normalen grünen faserig und geschmacklos finden. Probieren Sie die Stängel im Wok gebraten, falls Sie sie leicht gedämpft nicht mögen. Ersetzen Sie die hier aufgeführten Gemüsearten den Winter über durch die, die gerade ernte-reif sind. Schneiden Sie alles in sehr feine Streifen. Servieren Sie gekochten Reis oder Eiernudeln dazu.

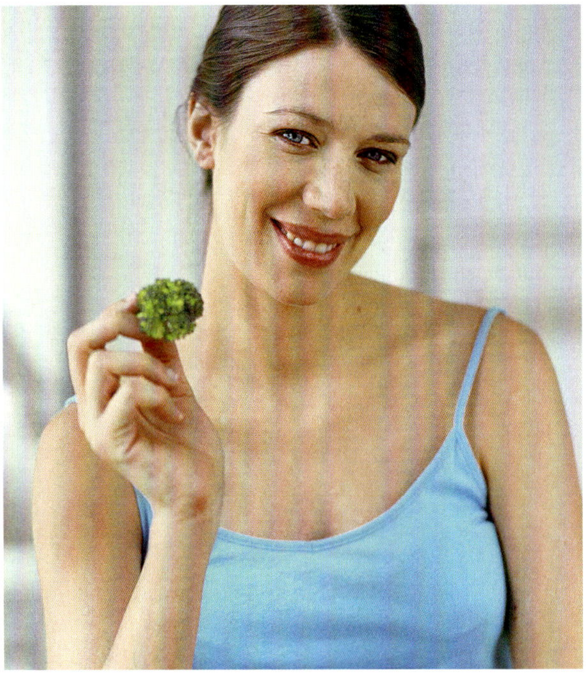

Vorbereitungszeit: 10 Minuten
Kochzeit: 5 Minuten
Portionen: 2

Enthält Ballaststoffe, Beta-Carotin, Vitamin B_2, B_6, C, E und K, Folsäure, Kalium, Mangan und Magnesium.

2 Esslöffel Walnussöl
1 Karotte, in sehr feine Scheiben geschnitten
½ kleine Zwiebel, fein gehackt
1 Esslöffel frisch geriebene Ingwerwurzel
2 Knoblauchzehen
1 Sternanis
1 grüne Paprika, entkernt und in Streifen geschnitten
50 g Mandeln
200 g violetter Brokkoli, mit Blättern
1 Esslöffel Fischsoße
1 Esslöffel Sojasoße
1 Esslöffel Sesamsamen

- Erhitzen Sie das Öl im Wok oder in einer großen Pfanne. Rühren Sie dann Karotte, Zwiebel, Ingwer, Knoblauch und Sternanis hinein und braten Sie alles bei großer Hitze 1–2 Minuten scharf an, bis es duftet.
- Geben Sie die Paprika, die Mandeln, den Brokkoli sowie die Fisch- und Sojasoße dazu und rühren Sie alle Zutaten 2–3 Minuten oder bis der violette Brokkoli gerade bissfest ist um.
- Mischen Sie am besten direkt vor dem Servieren den Sesamsamen unter.

Reispudding

Bei diesem Gericht wird Ihnen im Winter warm ums Herz und noch dazu ist es kinderleicht zuzubereiten. Auch ältere Babys und Kleinkinder lieben es. Der Reis sieht anfangs nicht mal annähernd genug aus, aber geben Sie nicht der Versuchung nach, mehr zu nehmen. Servieren Sie ihn mit Crème fraîche, um ihn noch cremiger zu machen.

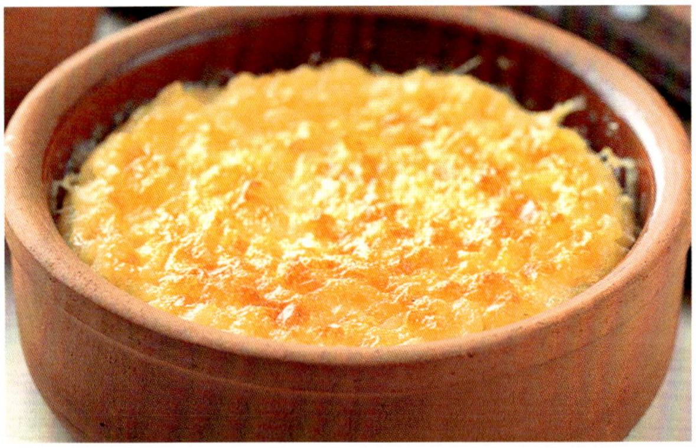

Vorbereitungszeit: 5 Minuten
Kochzeit: ca. 2 Stunden
Portionen: 4

Enthält Eiweiß, Vitamin B_2, B_{12}, D, E und K, Kalzium und Phosphor.

25 g kalte Bio-Butter plus extra Butter zum Einfetten
1 Liter Bio-Vollmilch
100 g Rundkornreis (Milchreis)
½ Teelöffel Vanilleessenz
3 Esslöffel Zucker
1 Handvoll entsteinte Pflaumen
1 Muskatnuss
2 Esslöffel Mandelblättchen

- Heizen Sie den Ofen auf 150 °C vor. Fetten Sie eine große feuerfeste Schüssel oder Form ein und geben Sie den Reis hinein.
- Lassen Sie die Milch in einem Topf aufkochen und gießen Sie sie dann über den Reis. Rühren Sie die Vanilleessenz, die Pflaumen und den Zucker hinein.
- Belegen Sie die Masse mit Butterflöckchen und reiben Sie ordentlich Muskatnuss darüber.
- Schieben Sie die Form unbedeckt ca. 2 Stunden in den Ofen, bis die Oberfläche eine goldbraune Farbe annimmt.
- Rösten Sie gegen Ende der Kochzeit die Mandeln in einer Pfanne ohne Fett golden und streuen Sie sie beim Anrichten über jede Portion.

Frühlingswonnen

Dicke Bohnen-Dip

Dieses Rezept ergibt einen hübschen hellgrünen Dip. Verwenden Sie die zartesten Bohnen mit Schale. Zu Beginn der Saison brauchen die Bohnen nur kurz ins Wasser. Gegen Ende müssen Sie sie etwas länger kochen. Servieren Sie sie mit Pita- oder Fladenbrot und etwas Rohkost.

Vorbereitungszeit: 15 Minuten
Kochzeit: 20 Minuten
Portionen: 2

Enthält Ballaststoffe, Eiweiß, Folsäure, Kalzium und Eisen.

300 g Dicke Bohnen (Saubohnen) ohne Hülsen
2 Knoblauchzehen, grob gehackt
4 Lauchzwiebeln, grob gehackt
½ Teelöffel gemahlener Kreuzkümmel
1 Esslöffel Crème fraîche
Saft einer halben Zitrone
Meersalz und frisch gemahlener schwarzer Pfeffer
Dill zum Garnieren

- Blanchieren Sie die dicken Bohnen in etwas Wasser, bis sie weich sind. Gießen Sie sie ab und bewahren Sie das Kochwasser auf.
- Lösen Sie nach dem Abkühlen die Haut von den Bohnenkernen ab.
- Geben Sie die Bohnenkerne mit dem Knoblauch, den Frühlingszwiebeln, dem Kreuzkümmel und der Crème fraîche in einen Mixer oder eine Küchenmaschine. Pürieren Sie alles, bis es glatt ist.
- Geben Sie den Zitronensaft hinzu und würzen Sie nach Belieben mit Salz und Pfeffer. Gießen Sie etwas Kochwasser dazu, wenn der Dip zu dick ist.
- Servieren Sie ihn mit Dillzweigen garniert.

Brokkoli-Suppe

Essen Sie diese Suppe regelmäßig während der Schwangerschaft und in der Stillzeit, um Ihr Baby dazu anzuregen, dass es die Bitterkeit von Brokkoli mag. Es sollte damit vertraut sein und den Geschmack mögen, bevor Sie feste Kost zu füttern beginnen.

Vorbereitungszeit: 5 Minuten
Kochzeit: 15 Minuten
Portionen: 2

Enthält Ballaststoffe, Beta-Carotin, Vitamin C, E und K, Folsäure, Kalium, Mangan und Kalzium.

1 Esslöffel Olivenöl
1 mittelgroße Zwiebel, gehackt
1 Brokkoli, ca. 300 g
600 ml Gemüsebrühe
Frisch gemahlener schwarzer Pfeffer
2 Esslöffel griechischer Joghurt

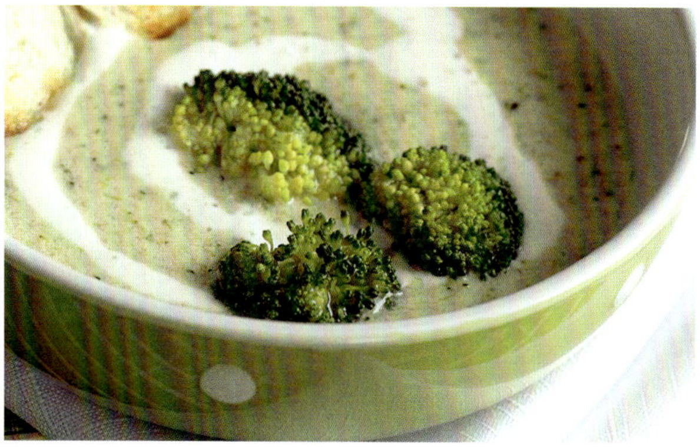

- Erhitzen Sie in einem großen Topf das Öl und schwitzen Sie die Zwiebeln an.
- Schneiden Sie den Brokkolistängel ca. 2,5 cm unter dem Kopf ab.
- Gießen Sie die Brühe 5 cm hoch in den Topf, wenn die Zwiebeln weich sind, und stellen Sie den Brokkolikopf hinein. Achten Sie darauf, dass die Röschen knapp aus der Brühe herausragen. Legen Sie den Deckel auf und lassen Sie alles 5–10 Minuten köcheln, bis die Röschen weich, aber noch hellgrün sind. Kochen Sie sie nicht zu weich. Lassen Sie sie abkühlen und stellen Sie den Topf beiseite.
- Gießen Sie die Suppe in einen Mixer oder eine Küchenmaschine und mixen Sie sie, bis sie eine glatte Konsistenz hat. Geben Sie mehr Brühe oder Wasser dazu, wenn die Suppe zu dick oder zu stückig ist.
- Erwärmen Sie sie nach Bedarf und schmecken Sie mit Pfeffer ab. Rühren Sie direkt vor dem Servieren einen Klacks griechischen Joghurt hinein.

Frittata aus frischen Erbsen

Dieses italienisch inspirierte Omelett ist ideal, wenn Sie viele Erbsen geerntet haben und verarbeiten möchten. Erbsen sind die besten Vitamin-B_1-Lieferanten. Frische Erbsen wirken schlaffördernd, appetitanregend und stimmungsaufhellend. Servieren Sie einen grünen oder einen Tomatensalat dazu.

Vorbereitungszeit: 10 Minuten
Kochzeit: 15–20 Minuten
Portionen: 2–3

Enthält Eiweiß, Vitamin B, C und K, Selen, Mangan, Cholin und Folsäure.

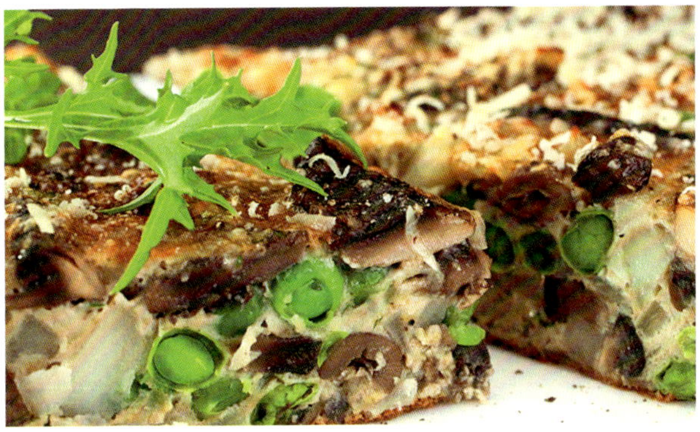

2 Esslöffel Olivenöl
2 Esslöffel frisch gehackte Minzeblätter
200 g geschälte frische Erbsen
3 große Eier aus Freilandhaltung
25 g geriebener Parmesan
Salz und frisch gemahlener schwarzer Pfeffer
nach Geschmack Oliven und Kartoffeln

- Heizen Sie den Grill auf mittlere Wärme vor. Erhitzen Sie das Öl bei geringer bis mittlerer Hitze in einer ofenfesten Bratpfanne mit dickem Boden.
- Geben Sie Minze und Erbsen (nach Belieben weitere Zutaten wie Oliven oder gekochte Kartoffeln) hinein und erwärmen Sie alles unter Rühren, bis es *al dente* ist, ca. 3–5 Minuten.
- Verquirlen Sie die Eier in einer Schüssel mit dem Parmesan, würzen Sie sie und gießen sie dann über die Erbsen. Kippen Sie dabei die Pfanne hin und her, damit die Flüssigkeit sich gut verteilt (es sieht vielleicht so aus, als wären es nicht genug Eier).
- Garen Sie die Masse 5–10 Minuten bzw. bis die Eier an den Rändern gestockt sind. Die Oberfläche sollte noch zähflüssig sein.
- Stellen Sie die Pfanne nun unter den Grill, bis die Oberfläche der Eimasse gerade eben gestockt und goldbraun ist. Legen Sie dann einen Teller darauf und wenden Sie alles, um es auf den Teller zu befördern.
- Schneiden Sie die Frittata nach dem Abkühlen in Stücke und servieren Sie sie.

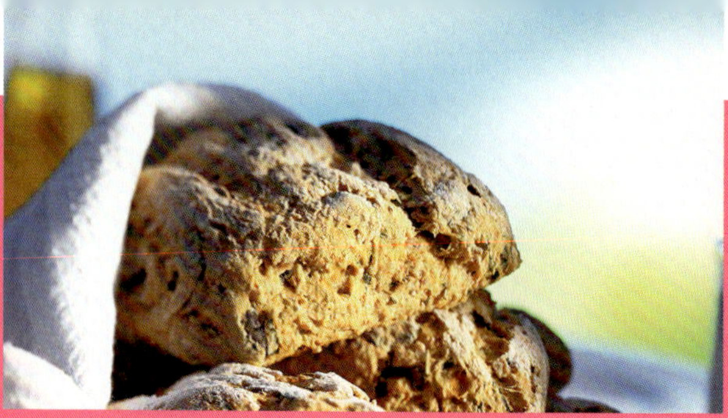

Sauerteigbrot

Brotteig zu kneten ist eine sehr beruhigende, meditative Tätigkeit, wenn Sie sich gestresst fühlen oder Ihnen manche Gedanken über die Schwangerschaft im Kopf herumgeistern. Sauerteig macht die Mineralstoffe im Mehl für den Körper leichter verwertbar; er ergibt außerdem einen tollen Toast. Beginnen Sie mit diesem Rezept vor dem Schlafengehen, damit der Teig über Nacht gehen kann.

Vorbereitungszeit:	(einschließlich Aufgehen und Probezeit) bis zu 24 Stunden
Kochzeit:	35–40 Minuten
Portionen:	ergibt einen großen Laib

Enthält Eiweiß, Ballaststoffe, Folsäure, B-Vitamine und Lactobacillus.

400 g Bio-Weizenmehl mit hohem Glutengehalt (z.B. Type 812)
100 g Bio-Vollkornmehl mit hohem Glutengehalt
3 Teelöffel Salz
250–300 ml (225 g) Sauerteigansatz (Starterkultur, siehe S. 117)
250 ml kochendes Wasser
2 Teelöffel Honig

- Geben Sie die Mehlsorten und das Salz in eine große Rührschüssel.
- Machen Sie eine Vertiefung in der Mitte und geben Sie den Ansatz hinein. Häufeln Sie portionsweise das Mehl von der Seite in die Mitte. Schütten Sie dann Wasser dazu und vermengen Sie alles zu einer klebrigen Masse.
- Kippen Sie die Masse auf eine bemehlte Unterlage und kneten Sie sie unter Schlagen, Ziehen und Falten. Bemehlen Sie Ihre Hände und die Unterlage so viel wie nötig, damit der Teig nicht daran kleben bleibt. Arbeiten Sie mindestens 10 Minuten lang, bis der Teig elastisch und seidenweich ist.
- Legen Sie den Teig nun in eine saubere, geölte Schüssel, drehen Sie ihn um, damit er von Öl überzogen ist, decken Sie ihn mit einem Geschirrtuch ab und lassen Sie ihn bei Zimmertemperatur über Nacht oder bis er doppelt so groß ist gehen (es dauert länger, wenn der Raum kühl ist).
- Füllen Sie den Ansatz auf, indem sie ihn »füttern« (siehe S. 117).
- Drücken Sie den Teig am nächsten Morgen, bzw. wenn er doppelt so groß ist (je länger es dauert, umso ausgeprägter der würzige Geschmack), flach, indem Sie ihn schlagen, damit er zusammenfällt. Geben Sie ihn dann wieder in die geölte Schüssel und decken Sie ihn wieder mit einem Geschirrtuch ab.
- Warten Sie, bis er erneut auf das doppelte Volumen aufgegangen ist.
- Heizen Sie den Ofen mit dem Backblech darin auf 200 °C vor.
- Holen Sie das Backblech heraus, bestäuben Sie es mit Mehl und kippen Sie den Teig auf das Blech. Ritzen Sie ihn mit einem scharfen Messer ein.
- Besprühen Sie den Ofen innen mit Wasser (mit einer Sprühflasche) und schieben Sie den Laib dann schnell hinein.
- Backen Sie ihn 15 Minuten und reduzieren Sie die Hitze dann für weitere 20–25 Minuten auf 180 °C, bis der Laib goldbraun ist und beim Klopfen auf den Boden hohl klingt.
- Lassen Sie ihn auf einem Gitter abkühlen.

Salat mit geräucherter Makrele

Ab Frühjahrsende beginnt die Makrelensaison. Diese fetten Fische gehören zu den besten Lieferanten von Omega-3-Fettsäuren, welche die Bausteine für das sich entwickelnde Gehirn und Nervensystem Ihres Babys bilden. Hier ein Rezept für einen einfachen Salat mit Makrele.

Vorbereitungszeit: 10 Minuten
Kochzeit: 13 Minuten
Portionen: 2–3

Enthält Omega-3-Fettsäuren, Eiweiß, Folsäure, Vitamin C und K und Selen.

675 g ungeschälte neue oder Salatkartoffeln, ganz oder der Länge nach halbiert
1 ganze geräucherte Makrele oder 2 Filets
125 g Kirschtomaten, halbiert
½ gelbe Paprika, gewürfelt
½ rote Paprika, gewürfelt
½ Bund Frühlingszwiebeln, gehackt (auch das Grün)
1 Bund grüner Spargel oder 100 g violetter Brokkoli
2 Teelöffel Balsamico-Essig
3 Esslöffel kaltgepresstes Olivenöl
½ Zitrone
1 Teelöffel Dijonsenf
1 Teelöffel flüssiger Honig
Meersalz und frisch gemahlener schwarzer Pfeffer nach Belieben

- Kochen Sie die Kartoffeln und lassen Sie sie köcheln, bis sie knapp gar sind (ca. 10 Minuten). Schneiden Sie währenddessen den Fisch in mundgerechte Stücke und geben Sie ihn mit den Tomaten, den Paprikastücken und den Frühlingszwiebeln in eine große Servierschüssel.
- Gießen Sie die Kartoffeln ab, bewahren Sie das Kochwasser auf und lassen Sie es wieder aufkochen. Geben Sie die Kartoffeln zum Fisch und Gemüse in der Schüssel.
- Schneiden Sie den Spargel in Scheiben (entfernen Sie die Endstücke) und blanchieren Sie die Spargel- oder Brokkolistücke in kochendem Wasser, bis sie weich sind, ca. 2–3 Minuten.
- Gießen Sie sie ab und geben Sie sie zu den anderen Zutaten in die Schüssel.
- Verquirlen Sie Balsamico-Essig, Öl, einen Spritzer Zitronensaft, Senf, Honig und Gewürze.
- Gießen Sie das Dressing über den Salat und vermengen Sie alles, servieren Sie es dann unverzüglich.

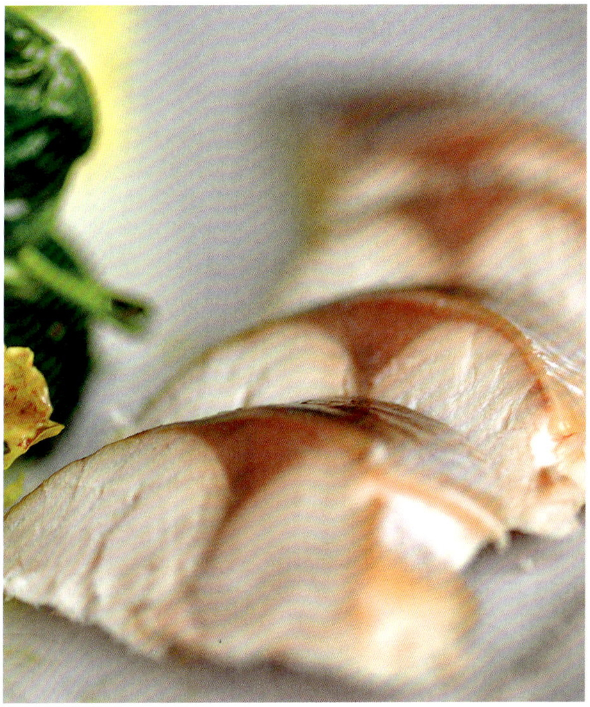

Risotto mit Spargel und Parmesan

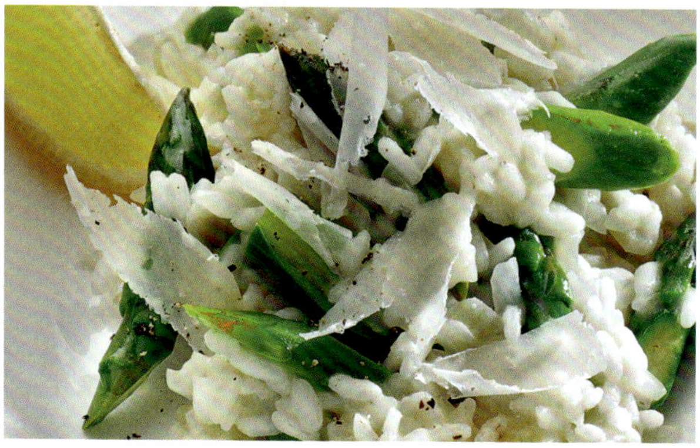

Ein Risotto rühren kann eine ziemlich meditative Beschäftigung sein. Schalten Sie ab und denken Sie beim Rühren an Ihr Baby. Lassen Sie das Gericht mindestens 40 Minuten länger köcheln, nachdem Sie mit dem Aufgießen der Brühe begonnen haben, wenn Sie braunen Risottoreis verwenden. Geben Sie kochendes Wasser dazu, wenn Ihnen die Brühe ausgeht und der Reis noch hart ist.

Vorbereitungszeit: 5 Minuten
Kochzeit: 30–40 Minuten
Portionen: 2

Enthält Ballaststoffe, Eiweiß, Vitamin C, E und K, Beta-Carotin, B-Vitamine, Folsäure, Eisen, Phosphor, Kalium, Kupfer, Mangan und Selen.

1 Bund grüner Spargel
800 ml Hühnerbrühe
3 Esslöffel Olivenöl
1 kleine Zwiebel, fein gehackt
300 g Risottoreis (Carnaroli oder Arborio)
125 ml Weißwein
Meersalz und frisch gemahlener schwarzer Pfeffer nach Belieben
50 g Butter
75 g Parmesan plus zusätzlichen zum Servieren
1 Zitrone

- Schneiden Sie die holzigen Enden des Spargels ab und zerteilen Sie die Stangen dann in 1 cm lange Stücke. Lassen Sie die Spitzen dabei ganz (legen Sie sie beiseite).
- Kochen Sie die Brühe auf und halten Sie sie am Köcheln.
- Erhitzen Sie das Öl in einem großen Topf und schwitzen Sie die Zwiebel darin an, ohne dass sie braun wird.
- Geben Sie den Reis und die kleingeschnittenen Spargelstücke dazu und rühren Sie ununterbrochen um, bis der Reis golden ist. Gießen Sie dann den Wein auf – es wird zischen (keine Sorge, der Alkohol verbrennt).
- Rühren Sie um, bis der Wein verdampft ist, gießen Sie dann einen Schöpflöffel Brühe hinein und schalten Sie die Hitze herunter.
- Wenn der erste Schöpflöffel Brühe verdampft ist, gießen Sie einen neuen dazu – Sie sollten den Topf »seufzen« hören, wenn Sie Brühe zugeben. Wiederholen Sie das Ganze 20–30 Minuten lang. Warten Sie mit dem Nachgießen, bis Sie auf dem Topfboden einen von einem Löffel gezogenen Halbmond sehen können. Sie brauchen vielleicht nicht die ganze Brühe.
- Rühren Sie die Spargelspitzen hinein, sobald Sie die Hälfte der Brühe aufgegossen haben.
- Schalten Sie die Hitze aus und schmecken Sie den Reis ab, sobald er weich und cremig ist, aber noch Biss hat. Geben Sie die Butter und den Parmesan hinein, legen Sie einen Deckel auf und lassen Sie das Risotto stehen, während die Aromen einziehen.
- Servieren Sie es mit einem ordentlichen Spritzer Zitronensaft.

Kaninchen im Topf

Kaninchen hat weitaus mehr Nährstoffe als ein Supermarkthühnchen und gehört zu den gesündesten Fleischsorten, die man während der Schwangerschaft essen kann. Probieren Sie es in einem Bio-Fleischhandel, wenn Sie bei Ihrem Metzger keines bekommen. Verlangen Sie ein zerteiltes Tier, wenn Sie empfindlich sind.

Vorbereitungszeit: 15 Minuten
Kochzeit: 1 Stunde 40 Minuten
Portionen: 2–3

Enthält Omega-3-Fettsäuren, Eiweiß, Folsäure, Vitamin C, K und Selen.

Vollkornmehl zum Bestäuben
1 Kaninchen, zerlegt
2–4 Esslöffel Olivenöl
2 große Zwiebeln, grob gehackt
4 Selleriestangen, grob gehackt
2 große Karotten, grob gehackt
4 Lorbeerblätter
500 ml Hühnerbrühe
25 g getrocknete Steinpilze
Meersalz und frisch gemahlener schwarzer Pfeffer nach Belieben
1 Esslöffel Schnittlauch, gehackt

- Heizen Sie den Ofen auf 150 °C vor.
- Würzen Sie die Kaninchenteile mit Salz und Pfeffer. Streuen Sie das Mehl auf eine Unterlage und wälzen Sie das Kaninchen darin, bis es ringsum bemehlt ist.
- Erhitzen Sie das Öl in einer Bratpfanne und braten Sie die Teile auf beiden Seiten an, geben Sie sie dann in einen Schmortopf.
- Geben Sie die Zwiebeln in die Pfanne und schwitzen Sie sie an, ohne dass sie braun werden. Geben Sie sie mit dem anderen kleingehackten Gemüse und den Lorbeerblättern in den Schmortopf.
- Gießen Sie die Hühnerbrühe auf und werfen Sie die Steinpilze hinein. Würzen Sie nach Geschmack und füllen Sie, falls nötig, mit heißem Wasser auf, bis das Fleisch gerade bedeckt ist.
- Lassen Sie alles kurz aufkochen, legen Sie einen Deckel auf und schieben Sie den Topf 1½ Stunden in den Ofen, bis das Fleisch zart ist (ein Wildkaninchen braucht länger als ein gezüchtetes).
- Servieren Sie das Kaninchen mit Schnittlauch bestreut, dazu Kartoffelbrei und gedämpften Spinat.

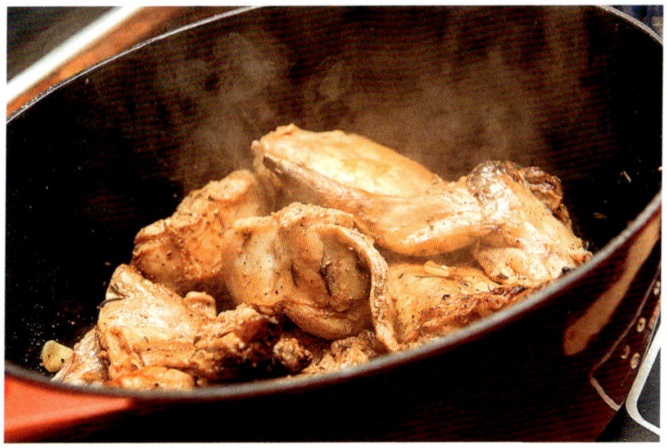

Pfeffersteak

Steaks sind ein Nahrungsmittel, auf das man während der Schwangerschaft häufig Lust hat, und hier finden Sie eine köstliche Zubereitungsart dafür. Das Steak kann mehrere Stunden vor dem Verzehr vorbereitet werden. Nehmen Sie einfach weniger Pfefferkörner, wenn Sie zurzeit besonders empfindlich auf Schärfe reagieren.

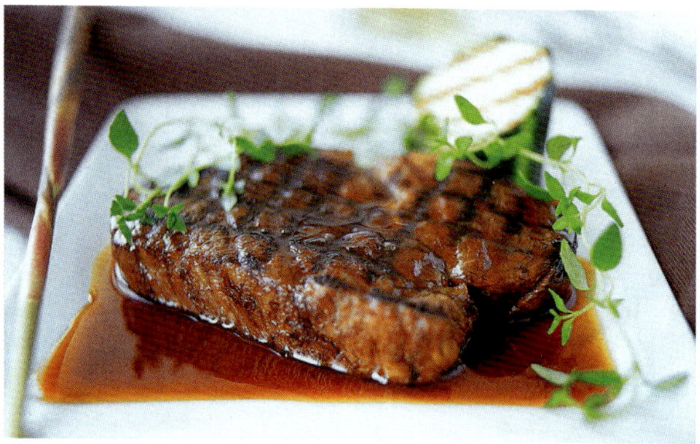

Vorbereitungszeit: 10 Minuten
Kochzeit: 13 Minuten
Portionen: 2–3

Enthält Eiweiß, Vitamin B_{12}, Eisen, Zink und Selen.

1 Esslöffel schwarze Pfefferkörner, zerstoßen
2 Esslöffel Olivenöl
2 große Knoblauchzehen, zerdrückt
2 Rumpsteaks
150 ml Crème fraîche
1 Teelöffel Estragon
½ Teelöffel Senfpulver
2 Esslöffel Weinbrand
Salz zum Würzen

- Geben Sie die Pfefferkörner mit dem Olivenöl und dem Knoblauch in eine flache Schale und verrühren Sie alles miteinander.
- Bestreichen Sie die Steaks mit einem Fleischklopfer oder einem Nudelholz. Legen Sie sie dann nebeneinander in die Schale und wenden Sie sie, damit jede Seite gut mit dem pfeffrigen Knoblauchöl bedeckt ist. Decken Sie sie zu und stellen Sie sie mindestens 1 Stunde in den Kühlschrank.
- Vermischen Sie die Crème fraîche, das Senfpulver und den Estragon in einer kleinen Schüssel.
- Erwärmen Sie eine Bratpfanne mit schwerem Boden auf eine sehr hohe Temperatur und legen Sie dann die Steaks hinein. Braten Sie sie auf jeder Seite 1 Minute scharf an.
- Reduzieren Sie die Hitze und braten Sie die Steaks dann bis zu 5 Minuten weiter (dann sind sie durch), wenden Sie sie nach der Hälfte der Zeit. Legen Sie sie auf einen Teller zum Ruhen.
- Gießen Sie den Weinbrand in die Pfanne, lassen Sie ihn aufkochen und reduzieren (keine Sorge, dadurch verdampft der Alkohol). Rühren Sie die Crème-fraîche-Mischung hinein und lassen Sie alles etwas eindicken. Geben Sie etwaigen Fleischsaft aus den ruhenden Steaks in die Soße. Probieren Sie und salzen Sie nach, falls nötig.
- Verteilen Sie die Soße über den Steaks und servieren Sie sie mit einem Brunnenkressesalat und dicken Pommes frites oder gekochten neuen Kartoffeln.

Zitronencreme

Dieses Rezept vereint die Vorzüge von Zitronen und Eiern. Es ergibt eine cremige Füllung für eine Zitronentarte oder einen leckeren Toastaufstrich. Sie benötigen dafür sterilisierte Gläser mit Deckel (noch heiß vom Ofen oder vom Geschirrspüler) und runde Wachspapierscheiben.

Vorbereitungszeit: 40 Minuten
Kochzeit: 15 Minuten
Portionen: 2 Gläser

Enthält Eiweiß, B-Vitamine, Folsäure, Kalium, Cholin und Vitamin C.

4 unbehandelte Bio-Zitronen
4 Eier
200 g Zucker
125 g Butter

- Legen Sie die Zitronen 30 Minuten an einen warmen Ort und rollen Sie sie mit der Handfläche auf einem Schneidebrett, um möglichst viel Saft zu gewinnen.
- Reiben Sie die Schale und pressen Sie dann den Zitronensaft aus.
- Verquirlen Sie die Eier mit dem Zucker. Lassen Sie die Butter im Wasserbad schmelzen. Schlagen Sie dann die Eier-Zucker-Mischung und die Zitronenschale sowie den Saft darunter. Schlagen Sie ca. 8–10 Minuten, so lange bis die Mischung eindickt. Ziehen Sie die Masse vom Herd und füllen Sie sie mit einem Löffel bis knapp unter den Rand in die heißen Gläser. Legen Sie eine Wachspapierscheibe auf jedes Glas und versiegeln Sie es.
- Bewahren Sie die Creme nach dem Abkühlen im Kühlschrank auf.

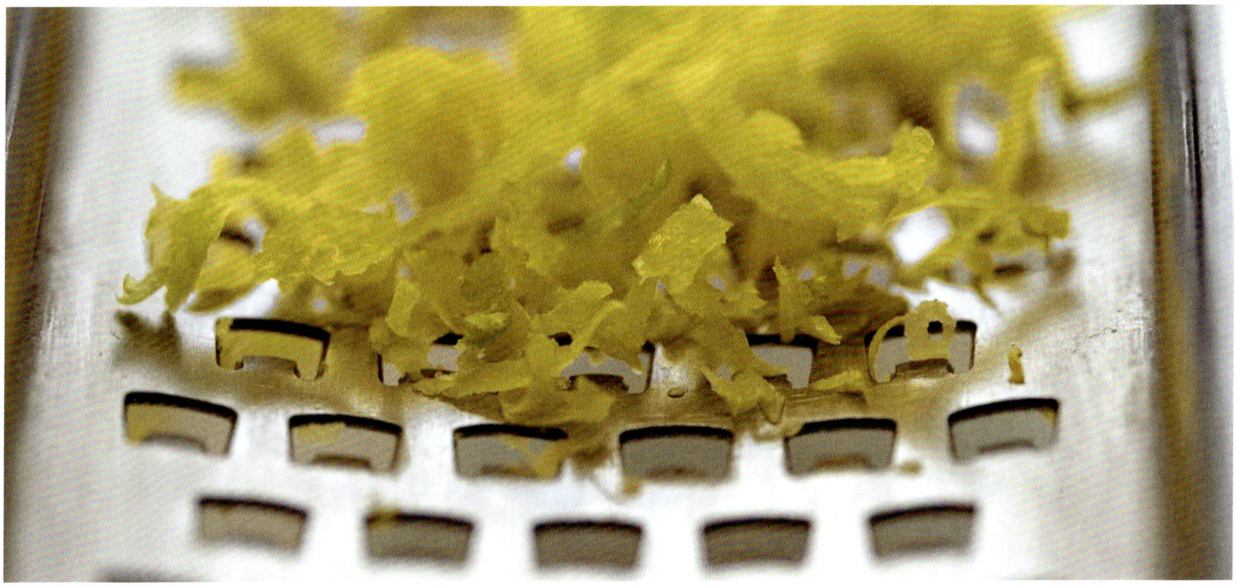

Sommerfreuden

Müsli

Beginnen Sie den Tag mit diesem herzhaften Müsli aus Joghurt und frischen Sommerfrüchten. Die Kombination von Haferflocken, Nüssen und Samen hilft Ihnen, sich ausgeglichen und wach zugleich zu fühlen. Weichen Sie vor dem Schlafengehen eine Handvoll Pflaumen ein, wenn Sie unter Verstopfung leiden. Geben Sie sie mit etwas Einweichwasser in Ihr Morgenmüsli.

Vorbereitungszeit: 15 Minuten
Kochzeit: keine
Portionen: genug für 2 Wochen

Enthält Eiweiß, Ballaststoffe, Mangan, Magnesium, Selen, Vitamin B und E, Folsäure und Omega-3-Fettsäuren.

500 g Großblatt-Haferflocken
100 g Walnussstücke
100 g Mandelblättchen
100 g Kürbiskerne
100 g Sonnenblumenkerne
25 g Pinienkerne
25 g Sesamsamen

- Schütten Sie die Haferflocken in ein großes Glas mit luftdicht verschließendem Deckel und mischen Sie so viele Nüsse und Samen darunter, wie Sie wollen.
- Verschließen Sie das Gefäß und bewahren Sie es an einem kühlen, dunklen Ort auf.
- Geben Sie jeden Morgen 3–4 Esslöffel davon in eine Schüssel und gießen Sie halbfette Bio-Milch sowie 1–2 Esslöffel Bio-Naturjoghurt darüber.
- Lassen Sie alles 5 Minuten einweichen, bevor Sie Milch nachschütten, falls nötig.
- Geben Sie Sommerbeeren und/oder Melonenstückchen bzw. anderes Sommerobst darauf.

Sommerlicher Bohnensalat

Bereiten Sie diesen einfachen Salat eine Weile vor dem Servieren zu – je länger die Aromen einziehen, umso geschmackvoller wird er. Verwenden Sie Bohnen aus der Dose, damit es schneller geht. Die Menge reicht für mehrere Mahlzeiten. Bewahren Sie den Salat im Kühlschrank auf.

Vorbereitungszeit: 10 Minuten
Kochzeit: keine
Portionen: 4

Enthält Ballaststoffe, Eiweiß, Vitamin C, A und K, Kalium, Mangan und Folsäure.

400 g Kidney-Bohnen aus der Dose
400 g Borlotti-Bohnen aus der Dose
400 g Cannellini- oder Limabohnen aus der Dose
1 rote Paprika, gewürfelt
1 gelbe Paprika, gewürfelt
1 kleine rote Zwiebel, gehackt
4 Selleriestangen, gehackt
250 g Kirschtomaten, halbiert
1 Esslöffel gehackte frische Petersilie
Saft einer Zitrone
1–2 Esslöffel kaltgepresstes Olivenöl
Meersalz und frisch gemahlener schwarzer Pfeffer nach Belieben

- Gießen Sie die Bohnen ab, spülen Sie sie und schütten Sie sie in eine große Salatschüssel.
- Mischen Sie die gewürfelten Paprikaschoten, die Zwiebel, den Sellerie und die Tomaten darunter.
- Heben Sie vorsichtig die Kräuter unter.
- Mischen Sie so viel Zitronensaft und Olivenöl unter, dass alles leicht damit überzogen ist. Würzen Sie.

Hummus

Selbst gemachter Hummus ist viel leckerer und billiger als gekaufter. Durch die Verwendung von getrockneten Kichererbsen verbessert sich der Geschmack erheblich. Servieren Sie dazu Pitabrot und Rohkost.

Vorbereitungszeit:	Einweichen über Nacht plus 2 Stunden Köcheln
Kochzeit:	10 Minuten
Portionen:	8 (große)

Enthält Ballaststoffe, Eiweiß, Eisen, Vitamin C, Kupfer, Folsäure und Mangan.

500 g getrocknete Kichererbsen
150 g Tahin (Sesampaste)
6 Knoblauchzehen oder nach Geschmack, gehackt
2 Teelöffel gemahlener Kreuzkümmel
2 Teelöffel gemahlener Koriander
1 Teelöffel mildes Paprikapulver
Schale und Saft von 2 großen unbehandelten Bio-Zitronen
4 Esslöffel kaltgepresstes Olivenöl
Meersalz und frisch gemahlener schwarzer Pfeffer nach Belieben

- Weichen Sie die Kichererbsen über Nacht in reichlich Wasser ein.
- Wechseln Sie nach dem Einweichen das Wasser, lassen Sie die Kichererbsen aufkochen und danach ohne Deckel 2 Stunden leicht köcheln. Salzen Sie das Wasser nicht und schöpfen Sie den Schaum ab, der an die Oberfläche steigt. Gießen Sie die Kichererbsen ab, wenn sie weich sind, aber noch ein wenig Biss haben. Das Kochwasser aufheben.
- Pürieren Sie die Kichererbsen mit den restlichen Zutaten und 120 ml Kochwasser in einem Mixer oder einer Küchenmaschine. Gießen Sie Wasser nach, wenn die Masse zu trocken ist.
- Würzen Sie nach Belieben und fügen Sie falls nötig mehr Zitronensaft, Olivenöl oder Paprika hinzu. Mixen Sie dann alles noch einmal, um die Konsistenz ein wenig leichter zu machen.

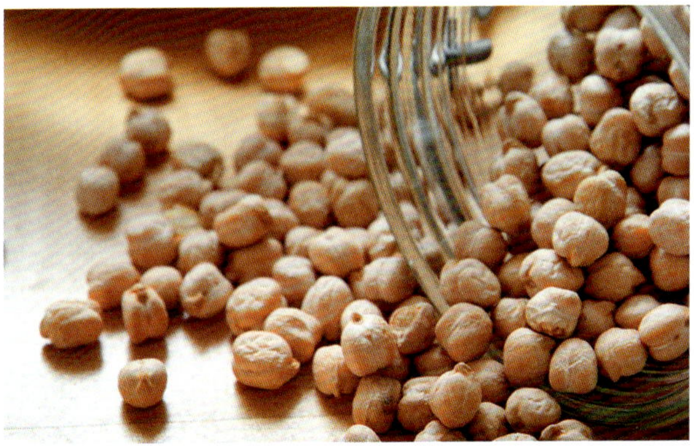

Avocado-Gazpacho

Die Zugabe von Avocados zu dieser erfrischenden, aber dennoch sättigenden Suppe reichert das Sommergericht zusätzlich mit Eiweiß an. Nehmen Sie dafür die reifsten, aromatischsten Zutaten, die Sie finden können. Lassen Sie sich nicht davon abschrecken, dass die Suppe aussieht wie Babybrei!

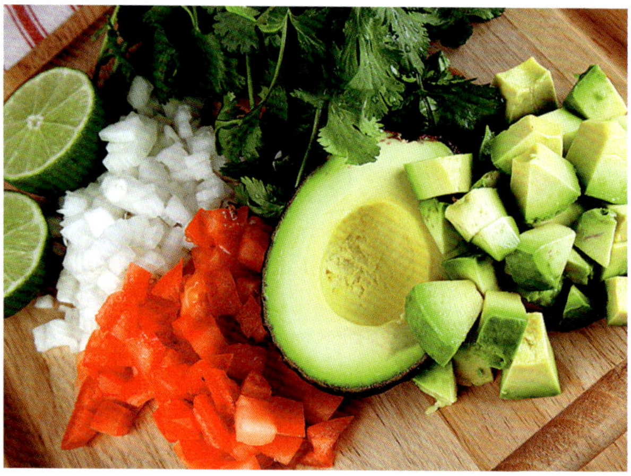

Vorbereitungszeit: 40 Minuten
Kochzeit: keine
Portionen: 2–3

Enthält Vitamin C, Beta-Carotin, Kalium, Mangan und Folsäure.

50 g altes Weißbrot vom Bäcker
2 Knoblauchzehen, gehackt
2 Teelöffel Meersalz
6 große reife Tomaten (Marmande sind gut), gehackt
½ Zwiebel, gehackt
½ Gurke, geschält und gewürfelt
½ grüne Paprika, entkernt und gehackt
2 sehr reife Avocados
2 Esslöffel Olivenöl
1 Esslöffel Weißweinessig
Saft einer halben Zitrone oder Limette

Garnitur:
1 gekochtes Ei, gewürfelt
½ grüne Paprika, entkernt und gewürfelt
2 Lauchzwiebeln, fein gehackt

- Weichen Sie das Brot 30 Minuten in Wasser ein, bis es weich ist. Drücken Sie es dann aus.
- Zerkleinern Sie es zusammen mit Knoblauch, Salz, Tomaten, Zwiebel, Gurke, Pfeffer und dem Avocadofleisch in einem Mixer oder einer Küchenmaschine, bis eine grobe Paste entsteht.
- Gießen Sie allmählich Olivenöl, Essig und Zitronensaft hinzu und mixen Sie wieder alles. Fügen Sie so viel kaltes Wasser hinzu, bis eine suppenähnliche Konsistenz erreicht ist.
- Kühlen Sie die Suppe und servieren Sie sie kalt mit Eiswürfeln. Garnieren Sie sie mit dem Ei, den Paprikawürfeln und den Lauchzwiebeln.

Tortilla

Tortillas schmecken am besten, wenn sie Zimmertemperatur haben. Sie sind als leichtes Mittagessen ebenso ideal wie als Picknick oder Verpflegung für unterwegs, wenn man sie in Stücke schneidet. Servieren Sie ein paar Oliven, grüne Bohnen und einen knackigen Salat dazu.

Vorbereitungszeit: 10 Minuten
Kochzeit: 30–40 Minuten
Portionen: 4

Enthält Vitamin C, Beta-Carotin, Vitamin K, Kalium, Mangan und Folsäure.

4 große festkochende Kartoffeln
200 ml Olivenöl
1 mittelgroße Zwiebel, in Scheiben
6 Eier
1 ordentliche Prise Salz

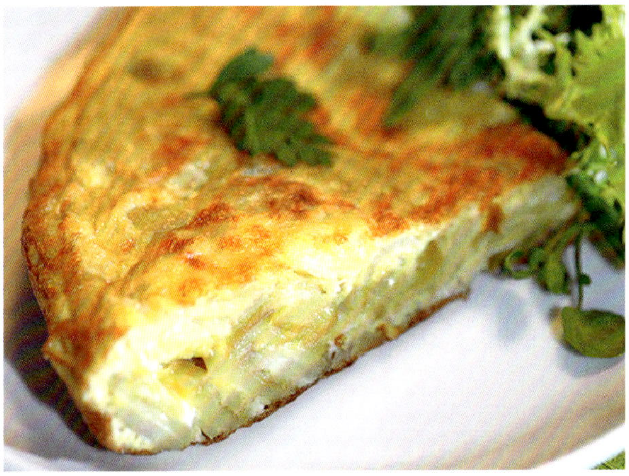

- Schneiden Sie die Kartoffeln in Scheiben, waschen Sie sie in einem Topf Wasser und trocknen Sie sie dann ab.
- Gießen Sie das Öl bei mittelgroßer Hitze in eine große Bratpfanne. Geben Sie die Kartoffelscheiben hinein, wenn das Öl heiß ist. Braten Sie sie mit der Zwiebel 15 Minuten bei niedriger bis mittlerer Hitze, bis die Kartoffeln gar, aber noch fest sind (sie dürfen nicht braun werden). Gießen Sie sie in ein Sieb ab und bewahren Sie das Öl auf.
- Verquirlen Sie die Eier mit dem Salz in einer großen Schüssel, während die Kartoffeln garen, und geben Sie dann die Kartoffel-Zwiebel-Mischung dazu. Lassen Sie die Masse 10 Minuten ruhen.
- Geben Sie 2 Esslöffel des aufbewahrten Öls bei niedriger bis mittlerer Hitze in eine saubere Bratpfanne. Gießen Sie die Eier-Kartoffel-Mischung hinein, wenn es heiß ist, und schwenken Sie sie, sodass sie sich nach allen Seiten frei verteilt. Lassen Sie sie nicht am Boden anhaften. Garen Sie sie, bis sie unten gestockt ist, an der Oberfläche aber noch ein wenig flüssig ist, maximal 5–10 Minuten.
- Stellen Sie die Masse unter einen heißen Grill, damit die Oberfläche goldgelb wird. Grillen Sie die Tortilla nicht »trocken«, die Resthitze wird sie fertig garen.

Soße mit dreierlei Tomaten

Gelingt am besten mit den reifsten frischen Tomaten, aber Tomaten aus der Dose und getrockneten Tomaten können die Soße verfeinern, wenn Ihre selbst gezogenen Erzeugnisse nicht ganz so perfekt sind. Servieren Sie sie zu Pasta und Parmesan oder zu gegrilltem Fisch und Hackbällchen. Frieren Sie Überreste ein, damit Sie auch im Winter den Geschmack des Sommers genießen können.

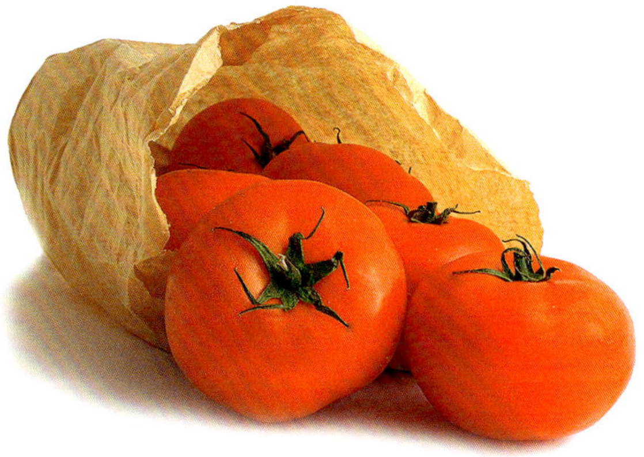

Vorbereitungszeit: 5 Minuten
Kochzeit: 25–30 Minuten
Portionen: 2–3

Enthält Vitamin C und K, Beta-Carotin, Kalium, Mangan und Lycopin.

2 Esslöffel kaltgepresstes Olivenöl
4 Knoblauchzehen, in feinen Scheiben
100 g getrocknete Tomaten (siehe S. 49)
400 g Romatomaten aus der Dose (Pelati oder San Marzano)
1 Teelöffel getrockneter Oregano
250 g frische, reife Tomaten, grob gehackt
Meersalz und frisch gemahlener schwarzer Pfeffer nach Geschmack

- Erhitzen Sie das Öl bei mittlerer Hitze in einer Bratpfanne mit schwerem Boden. Rösten Sie den Knoblauch kurz, bis er duftet, aber nicht braun wird. Rühren Sie dann die getrockneten Tomaten ein, bis sie warm sind.
- Geben Sie den Oregano und die Dosentomaten dazu, zerdrücken Sie dabei jede zwischen den Fingern (lassen Sie den Saft noch in der Dose). Alles ca. 15 Minuten köcheln lassen, bis es eingedickt ist.
- Geben Sie die frischen Tomaten dazu und lassen Sie sie ca. 10 Minuten köcheln, bis sie weich sind. Gießen Sie ein wenig von dem Saft in der Dose nach, falls nötig.
- Würzen Sie nach Geschmack und servieren Sie die Soße zu einer Pasta Ihrer Wahl.

Hühnerbrühe

Diese Hühnerbrühe eignet sich perfekt, wenn Sie zuvor ein Brathähnchen zubereitet haben (die Reste lassen sich so verwerten). Verwenden Sie sie als Basis für Suppen und Risotto. Eine schnelle Suppe erhalten Sie, wenn Sie die Brühe durch ein Sieb gießen und dann gekochten Reis und Maiskörner hineingeben. Alles wieder aufkochen lassen und ein wenig von dem aufbewahrten Hühnerfleisch hinzufügen. Erwärmen Sie die Brühe gründlich ein paar Minuten vor dem Servieren.

Vorbereitungszeit: 10 Minuten
Kochzeit: ca. 2½ Stunden
Portionen: ca. 2 Liter

Enthält Eiweiß und B-Vitamine.

1 Brathähnchenkarkasse
4 Knoblauchzehen
2 Selleriestangen, grob gehackt
1 große Bio-Karotte, grob gehackt
1 Lauchstange, gesäubert und grob gehackt
1 Zwiebel, geschält und halbiert
1 Teelöffel ganze schwarze Pfefferkörner
2 Lorbeerblätter
2 frische Thymianzweige
2 frische Rosmarinzweige

- Schneiden Sie das verbleibende Fleisch von der Hühnerkarkasse und legen Sie es für Suppen, Sandwiches oder Wokgerichte beiseite.
- Geben Sie die Karkasse sowie übrige Haut, Fleischsaft oder Bratensoße in einen Topf und bedecken Sie sie mit kaltem Wasser. Sie brauchen knapp 3 Liter.
- Geben Sie den Knoblauch und den gehackten Sellerie, die Karotte und den Lauch, die Zwiebel, die Pfefferkörner und die Kräuter dazu.
- Lassen Sie alles aufkochen und dann bei geringer Hitze möglichst lange, mindestens 90 Minuten und bis zu 2 Stunden köcheln. Schöpfen Sie dabei immer wieder den sich bildenden Schaum ab. Je länger die Brühe köchelt, desto intensiver schmeckt sie.
- Gießen Sie alles durch ein Sieb und entfernen Sie die Knochen und das Gemüse. Füllen Sie die Brühe in Gläser um und lassen Sie sie abkühlen, bevor Sie sie in den Kühlschrank stellen.
- Teilen Sie sie in Portionen zum Einfrieren auf.

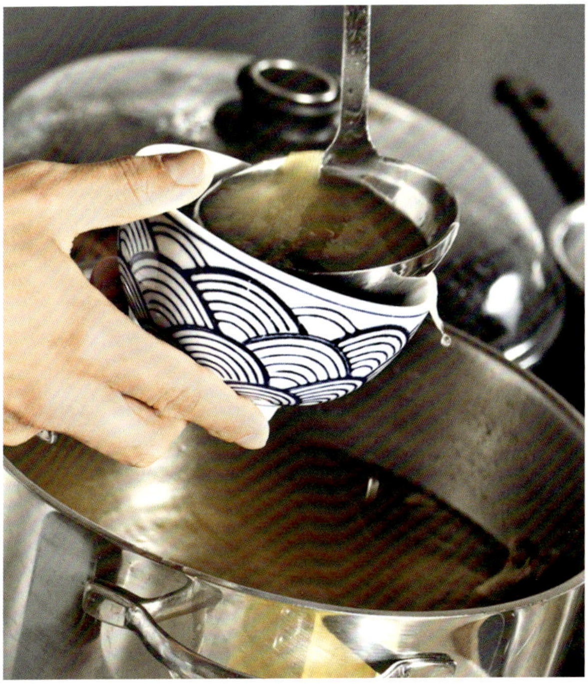

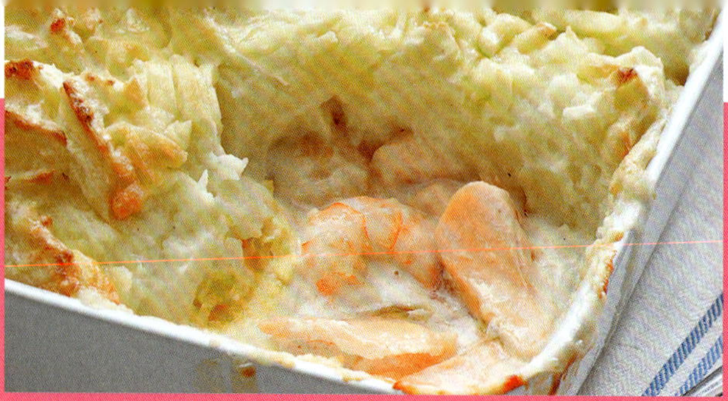

Fischauflauf

Dieser Auflauf enthält Lachs und Sardellen. Er liefert die guten Omega-3-Fettsäuren, die so wichtig für die Entwicklung des Gehirns und Nervensystems Ihres Babys sind. Servieren Sie ihn mit Erbsen, grünen Bohnen oder Spinat.

Vorbereitungszeit: 10 Minuten
Kochzeit: 1 Stunde
Portionen: 4

Enthält Eiweiß, Kalzium, Omega-3-Fettsäuren, Vitamin D und B, Beta-Carotin, Magnesium, Selen, Jod, Phosphor und Cholin.

1 kg mehlige Kartoffeln
Butter zum Einfetten
2 Eier
400 g Lachsfilet
300 g geräuchertes Schellfischfilet
2 Lorbeerblätter
1 mittelgroße Karotte, in sehr feinen Scheiben
1 Selleriestange, gehackt
1 kleine Zwiebel, geschält und mit 6 Nelken gespickt
500 ml Bio-Milch
100 g rohe geschälte Garnelen, aufgetaut
2 oder 3 Sardellen aus dem Glas, in Stücke gezupft
6 Sardellen, grob gehackt
2 Esslöffel Olivenöl
Meersalz und frisch gemahlener schwarzer Pfeffer nach Belieben
100 g reifer Cheddar, gerieben
2 Esslöffel Crème fraîche
2 Teelöffel Dijonsenf
Schale einer unbehandelten Bio-Zitrone

- Vierteln Sie die Kartoffeln (oder achteln Sie große) und geben Sie sie in einen Topf mit kochendem Salzwasser. Kochen Sie sie, bis sie knapp gar sind, ca. 10 Minuten, und gießen Sie sie dann ab.
- Geben Sie sie mit einem großzügigen Stück Butter zurück in den Topf und legen Sie den Deckel auf.
- Kochen Sie währenddessen die Eier hart (7 Minuten) und lassen Sie sie in einem Topf mit kaltem Wasser abkühlen.
- Geben Sie den Fisch mit den Lorbeerblättern, den Karottenscheiben, dem gehackten Sellerie und der nelkengespickten Zwiebel in eine große Bratpfanne. Übergießen Sie alles mit 400 ml Milch. Lassen Sie es aufkochen und weiterköcheln, bis der Fisch gar ist, ca. 2–3 Minuten.
- Heben Sie den Fisch mit einem Schaumlöffel heraus, lassen Sie dabei den Großteil des Gemüses in der Milch, und geben Sie ihn in eine ofenfeste Form. Entfernen Sie dabei alle Gräten und Häute. Stellen Sie die Milch beiseite.
- Schälen Sie die Eier und vierteln Sie sie. Verteilen Sie die Garnelen, die Sardellenstücke und die geviertelten Eier gleichmäßig auf dem Fisch.
- Zerdrücken Sie die Kartoffeln mit dem Olivenöl und etwas von der verbleibenden Milch zu einem lockeren Püree. Würzen Sie es nach Geschmack.
- Heizen Sie den Ofen auf 180 °C vor.
- Rühren Sie den meisten Käse, die Crème fraîche und den Senf mit der Zitronenschale in die restliche Milch und lassen Sie alles leicht köcheln. Schlagen Sie dabei die Masse, bis sie ein wenig reduziert ist, und gießen Sie sie dann über den Fisch (entfernen Sie die Zwiebel).
- Geben Sie zum Schluss das Kartoffelpüree darauf und streuen Sie den restlichen Käse darüber. Backen Sie den Auflauf 25–30 Minuten, bis er Blasen wirft und oben goldbraun wird.

Sommerdessert

Das ist eine unglaublich einfache und super leckere Nachspeise. Nehmen Sie die Früchte, die gerade im Garten oder am Wegrand wachsen, und verändern Sie die Mischung im Lauf des Sommers. Servieren Sie griechischen Joghurt dazu. Mischen Sie das Obst mit einem großen Glas Joghurt und etwas Rohrohrzucker, wenn Sie Lust auf einen schnellen Beerenbecher haben.

Vorbereitungszeit: über Nacht
Kochzeit: 10 Minuten
Portionen: 4–6

Enthält Ballaststoffe, Vitamin C und K, Mangan und Kalium.

Butter zum Einfetten
Kleines, altgebackenes Weißbrot (vom Bäcker, keine Supermarktware), in dicken Scheiben, ohne Rinde
800 g gemischte dunkle Beeren oder Steinfrüchte: Brombeeren, Blaubeeren, Himbeeren, rote oder schwarze Johannisbeeren, entsteinte Pflaumen
60–150 g Zucker (nach Geschmack und Säure der Früchte)

- Buttern Sie eine große Dessertschale und legen Sie sie mit den Brotscheiben aus. Schneiden Sie zuerst eine zurecht, um den Boden zu bedecken. Kleiden Sie dann die Seitenwände so mit keilförmigen Scheiben aus, dass keine Lücken zwischen ihnen übrig bleiben. Heben Sie genug Brot für den Deckel auf.
- Säubern Sie die Früchte und lassen Sie sie dann in einem großen Topf langsam (mit 1–2 Esslöffel Wasser) aufkochen. Danach leise köcheln lassen, bis das Obst zusammenfällt, weniger als 5 Minuten.
- Schmecken Sie alles nach Belieben mit Zucker ab (das Dessert sollte etwas säuerlich sein).
- Gießen Sie die heißen Früchte mit dem ganzen Saft in die Schüssel. Sie sollte fast randvoll werden.
- Bedecken Sie alles mit Brotscheiben und legen Sie dann einen Teller darauf. Er muss so klein sein, dass er genau am Innenrand der Schüssel abschließt.
- Stellen Sie die Schüssel auf eine große Platte und beschweren Sie dann den Teller mit Gewichten (ideal sind altmodische Gewichte von Waagen, ansonsten volle Konservendosen). Abkühlen lassen und über Nacht im Kühlschrank aufbewahren.
- Entfernen Sie vor dem Servieren die Gewichte, fahren Sie mit einem Messer um den Innenrand der Schüssel und stürzen Sie sie dann auf eine Servierplatte. Bestreichen Sie eventuelle Restflecken von Weißbrot mit Saft.
- Schneiden Sie die Nachspeise in dicke Tortenstücke und servieren Sie sie mit Sahne, Crème fraîche oder griechischem Joghurt.

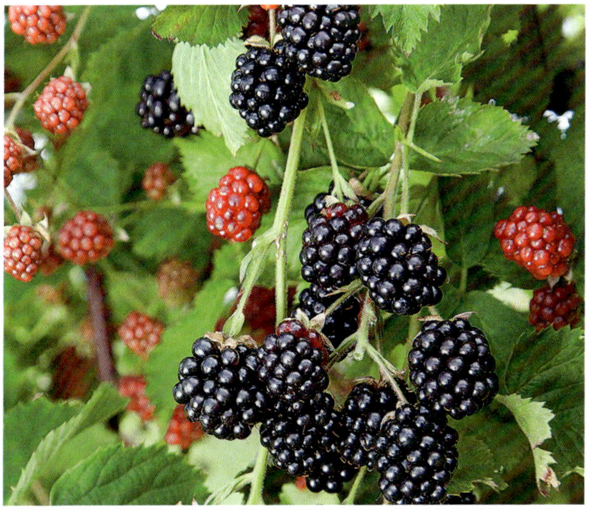

Sicher durch die Schwangerschaft

Die Schwangerschaft ist eine wunderbare Entschuldigung dafür, dass Sie sich ein wenig mehr um sich selbst kümmern, beispielsweise indem Sie kein Frühstück mehr ausfallen lassen oder anstrengende Gartenarbeiten einschränken. Sie haben jetzt jeden Grund der Welt, um sich mit hochgelegten Beinen auszuruhen und dabei dieses Buch zu lesen oder Samenkataloge durchzublättern. Der Einkauf und Anbau der optimalen Nahrungsmittel ist allerdings mit einigen riskanten Tätigkeiten (wie dem unvermeidlichen Tragen oder Graben) verbunden, die entsprechend angepasst werden müssen. Im Folgenden erhalten Sie einige wichtige Informationen, wie Sie sicher durch den Alltag kommen und wie Sie Ihre Gesundheit und die Ihres Babys schützen können.

Getränke und Nahrungsmittel

Egal, ob Sie arbeiten gehen oder einfach Ihre täglichen Pflichten erledigen, es ist wichtig, dass Sie immer genügend mit Flüssigkeit versorgt sind. Eine ausreichende Flüssigkeitsaufnahme ist von zentraler Bedeutung während der Schwangerschaft, damit Ihr Blutvolumen zunimmt und Ihr Baby mit Nährstoffen versorgt wird. Zudem sind Sie nun leichter dehydriert, weil die Körpertemperatur während der Schwangerschaft erhöht ist. Versuchen Sie, mindestens 2 Liter Flüssigkeit täglich zu trinken, das meiste davon sollte Wasser sein. Milch und Obst- oder Gemüsesäfte sind auch gut, aber seien Sie vorsichtig mit Kräutertees, koffeinhaltigen Getränken und Alkohol.

Getränke, die Sie meiden sollten

Koffein in mäßigen bis großen Mengen ist mit einem erhöhten Fehlgeburtsrisiko verbunden. Es kann die Aufnahme von Folsäure und Eisen stören sowie Kopfweh und Schlaflosigkeit hervorrufen. Beschränken Sie sich auf weniger als 200 mg pro Tag (1–2 Tassen Kaffee, 2 Tassen schwarzen Tee oder Kakao, 5 Dosen Cola oder 2 koffeinhaltige Energiedrinks).

Grüner Tee senkt den Folsäuregehalt im Körper und enthält Oxalsäure, diese schränkt die Kalzium- und Eisenresorption ein. Am besten meidet man ihn unmittelbar vor der Schwangerschaft und im ersten Drittel.

Die meisten Fachleute sind sich darin einig, dass man während der Schwangerschaft am besten vollkommen auf Alkohol verzichtet. Die *Bundeszentrale für gesundheitliche Aufklärung (BzgA)* empfiehlt in Schwangerschaft und Stillzeit: Alkohol? Nein, danke!

Über Kräutertees in der Schwangerschaft herrscht große Uneinigkeit. Naturheilkundler schätzen sie wegen ihrer Heilwirkungen, aber viele für Tees gebräuchliche Kräuter stimulieren den Uterus. Wenn Sie sie dennoch trinken wollen, dann sollten Sie sich auf wenige Tassen pro Tag beschränken und die Sorten variieren: Ingwer und Lindenblüten, Hagebutten- und ein gelegentlicher Pfefferminztee gelten bei manchen Ärzten als unbedenklich. Nehmen Sie Bio-Tees von bekannten Firmen und brauen Sie sie nicht mit eigenen Gartenkräutern.

VORSICHT

Verzichten Sie auf die folgenden Kräuter in großen Mengen (in kleineren sind die meisten dagegen unbedenklich): Ginseng, Salbei, Rosmarin, Kamille, Hibiskus, Zitronengras, Petersilie, Baldrian, Fenchel und Lakritze.

Fragen Sie einen Naturheilkundler, der auf Schwangerschaft spezialisiert ist, um Rat, bevor Sie irgendwelche anderen Kräuter nehmen.

Problematische Nahrungsmittel

Aufgrund des Risikos, dass sich in fettem Fisch teratogene (fötusschädigende) Toxine wie Quecksilber und PCB (Polychlorierte Biphenyle) anreichern, wird empfohlen, wenn Sie schwanger werden wollen, während der Schwangerschaft und in der Stillzeit nicht mehr als zwei Portionen Fisch pro Woche zu essen. Essen Sie lieber verschiedene Fischarten als immer die gleichen – Makrelen, Sardinen, Lachs, Forellen, Meerbrassen, Wolfsbarsch, Steinbutt, Heilbutt, Seelachs, braunes Krebsfleisch (aus der Schale) – und meiden Sie große Raubfische wie Hai, Marlin und Schwertfisch, die wahrscheinlicher belastet sind. Essen Sie nicht mehr als zwei Thunfischsteaks oder vier Dosen Thunfisch in der Woche.

Achten Sie außerdem darauf, keinen rohen Fisch und keine rohen Krustentiere zu essen, denn sie können Bakterien, darunter Salmonellen, enthalten. Bakterien werden zerstört, wenn sie auf 63 °C erhitzt werden. Rohe und weich gekochte Eier können ebenfalls mit Salmonellen infiziert sein. Eine Salmonellenvergiftung wird zwar kaum Ihrem Baby schaden, aber Sie können sehr krank davon werden.

Rohes Fleisch wie blutige Steaks, luftgetrocknete Wurst wie Parmaschinken und nicht ganz durchgebratene Hackfleischprodukte können den Erreger der Toxoplasmose enthalten, der das Gehirn und die Augen des Babys schädigen kann. Sorgen Sie dafür, dass jedes Fleisch, das Sie essen, vollkommen durchgegart ist und an keiner Stelle mehr rosa.

Pasteten, die nicht pasteurisiert oder ultrahocherhitzt wurden, können ebenso wie Rohmilchkäse (achten Sie auf das Etikett), Schimmel- und Weichkäse mit einer weichen Rinde (Brie, Camembert und mit Pilzkulturen veredelter Ziegenkäse) Listerien enthalten. Listerien können in seltenen Fällen Fehl- und Totgeburten auslösen.

Ungeeignete Nahrungsmittel

Zu viel Retinol (Vitamin A) kann den Fötus schädigen und erhöht das Risiko von Geburtsschäden. Verzichten Sie daher während der Schwangerschaft auf Leber und Leberpastete, denn sie haben einen zu hohen Retinolgehalt, um unbedenklich zu sein. Meiden Sie aus denselben Gründen auch Lebertrankapseln und Vitaminpillen mit Vitamin A.

In einer Studie aus dem Jahr 2009 war eine hohe Vitamin-E-Aufnahme mit einem erhöhten Risiko für angeborene Herzfehler bei Neugeborenen verbunden. Allerdings gibt es derzeit keine Mengenempfehlungen für Schwangere.

Die westliche Ernährung ist typischerweise durch ein ungünstiges Verhältnis von Omega-6- zu Omega-3-Fettsäuren gekennzeichnet. Versuchen Sie, den Verzehr von Nahrungsmitteln mit einem hohen Anteil an Omega-6-Fettsäuren einzuschränken, um eine optimale Aufnahme von Omega-3-Fettsäuren zu gewährleisten (siehe S. 12). Darunter fallen alle Lebensmittel, die z.B. Sonnenblumen-, Maiskeim-, Distelöl enthalten – das heißt fast alle gekauften Kekse, Kuchen, Pasteten und salzigen Snacks.

Schützen Sie sich selbst

Tragen Sie bei Gartenarbeiten immer Gummihandschuhe, damit Sie nicht mit Chemikalien im Boden und mit Katzenhinterlassenschaften und tierischem Kot in Berührung kommen. Diese können mit Toxoplasmose infiziert sein. Ziehen Sie enge Einmalhandschuhe unter Ihre normalen Gartenhandschuhe an, wenn Ihnen dicke Gummihandschuhe zu schwer oder zu heiß sind. Behandeln Sie Schnitte und Risse so schnell wie möglich, und waschen Sie sich die Hände nach Gartenarbeiten und vor der Essenszubereitung sehr gründlich.

Ihre Haut ist jetzt aufgrund der Schwangerschaftshormone empfindlicher für Sonnenlicht, tragen Sie daher bei Arbeiten im Freien einen Sonnenschutz und einen breitkrempigen Hut.

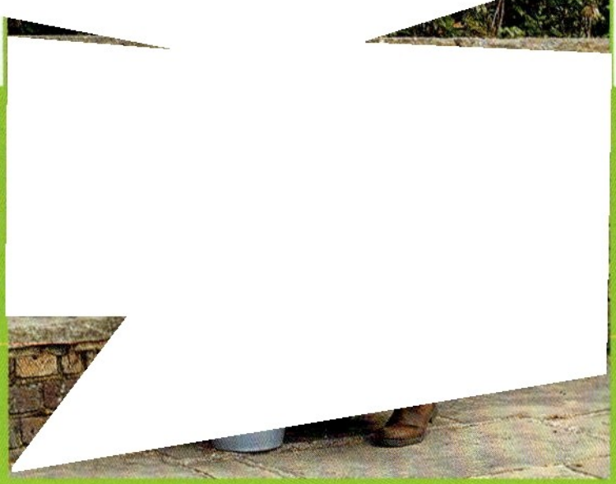

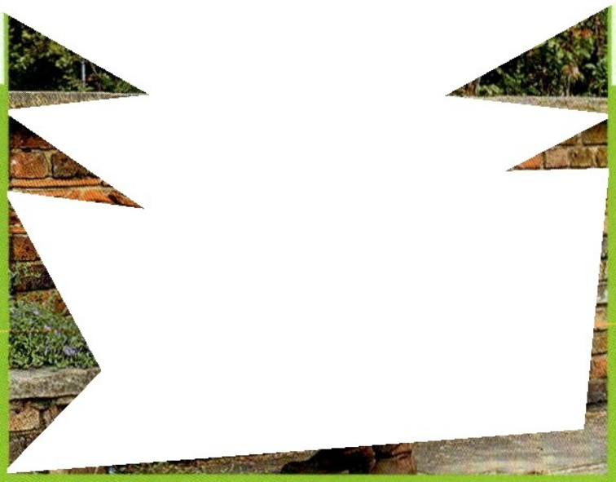

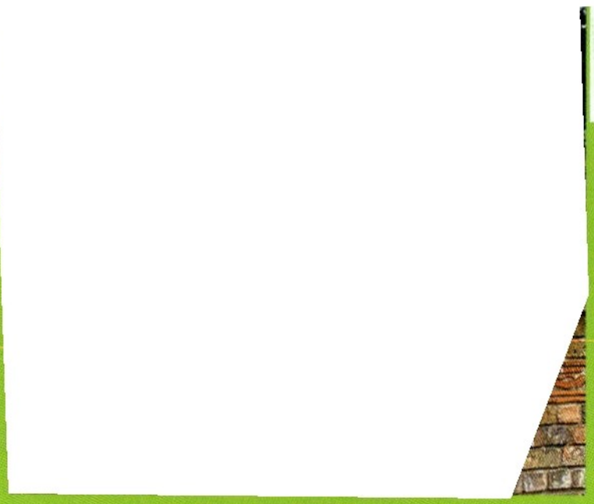

Schalten Sie auf Bio um

Es ist wichtig, dass Sie während der Schwangerschaft, besonders im ersten Drittel, wenn das Nervensystem Ihres Babys geschädigt werden könnte, nicht mit Pestiziden in Berührung kommen. Das bedeutet, dass Sie alle Stoffe vermeiden, mit denen Sie üblicherweise Ameisen, Wespen, Nacktschnecken, Unkraut oder Moos zu Leibe rücken.

Jetzt ist der richtige Moment, um Unkraut Unkraut sein zu lassen und altbewährte Abschreckungsmethoden anzuwenden, wie etwa Jungpflanzen mit Kaffeesatz gegen Schädlingsbefall zu schützen, Bierkrüge im Boden zu vergraben, um Schnecken zu fangen, und ein mildes Spülmittel gegen Blattlausbefall zu sprühen.

Verwenden Sie bei der Anlage von Hochbeeten Hartholzbalken, die keine Behandlung brauchen, oder Ökoholz, das mit dem in Holzschutzmitteln enthaltenen Borax oder Leinöl behandelt wurde. Meiden Sie alte Balken, die mit Teeröl behandelt wurden.

Sicher heben und tragen

Die Bänder und Sehnen, die Ihre Gelenke halten, werden in der Schwangerschaft elastischer – damit das Baby leichter ausgetrieben werden kann. Sie müssen also vorsichtig sein, wenn Sie sich anstrengen. Sie sind einfach nicht mehr so standfest wie zuvor und anfälliger für Weichteilverletzungen. Dann ist da noch die Unannehmlichkeit dieser Kugel, die Ihren Körperschwerpunkt aus dem Gleichgewicht bringt. Das kann beim Heben und Tragen ein echtes Problem werden, ob beim Einkaufen oder im Garten.

Um sicher zu heben ist es von entscheidender Bedeutung, dass Sie die Beinmuskeln benutzen, anstatt Rücken und Bauch zu belasten, und dass Sie sich langsam und kontrolliert bewegen. Lassen Sie sich nicht dazu hinreißen, zu schwungvolle Bewegungen zu machen.

1. Stellen Sie sich mit hüftbreit gespreizten Füßen, Zehenspitzen nach vorne, direkt vor den Gegenstand, den Sie heben wollen.

2. Atmen Sie aus, spannen Sie die Bauchmuskeln an, um Ihre Wirbelsäule zu unterstützen, und gehen Sie mit gebeugten Knien in die Hocke. So kräftigen Sie zugleich Ihre Beine für die Wehen. Ergreifen Sie den Gegenstand, ohne den Rücken oder die Schultern zu krümmen. Vergewissern Sie sich, dass Sie ihn fest im Griff haben, und ziehen Sie ihn in Richtung Brust.

3. Spannen Sie die Beckenbodenmuskulatur an, atmen Sie ein und treten Sie kräftig in die Fersen, um sich aufzurichten. Versuchen Sie Ihren Rücken gerade zu halten und den Gegenstand an Ihren Körper zu drücken.

4. Vergewissern Sie sich, ob der Weg vor Ihnen frei ist, bevor Sie mit der Last losgehen, und drücken Sie sie eng an Ihren Körper. Stellen Sie sich zum Ablegen gerade vor den Zielort, anstatt sich zu drehen und zu wenden, und gehen Sie wie zuvor in die Hocke. Vergewissern Sie sich, dass die Last sicher abgestellt ist, bevor Sie Ihren Griff lockern. Stoßen Sie sich dann mit den Fersen ab, um sich wieder aufzurichten.

Begrenzen Sie während der Schwangerschaft das Gewicht, das Sie tragen – versuchen Sie, nicht mehr als 5 kg zu heben, und reduzieren Sie das auf 2 kg im letzten Drittel. Sie müssen sich also auf kleine Säcke Komposterde beschränken, und das Bewegen von großen Behältern, Mulchsäcken und Schubkarren voller Dünger ist für Sie tabu. Achten Sie ab dem zweiten Drittel darauf, beim Anheben kurz in der Hocke zu bleiben, um Schwindelgefühle zu vermeiden.

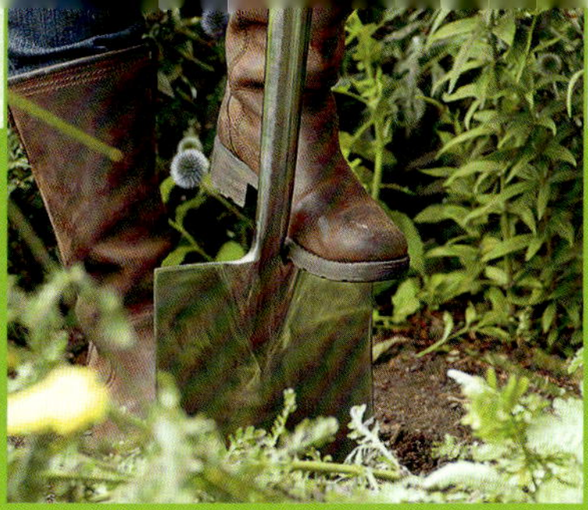
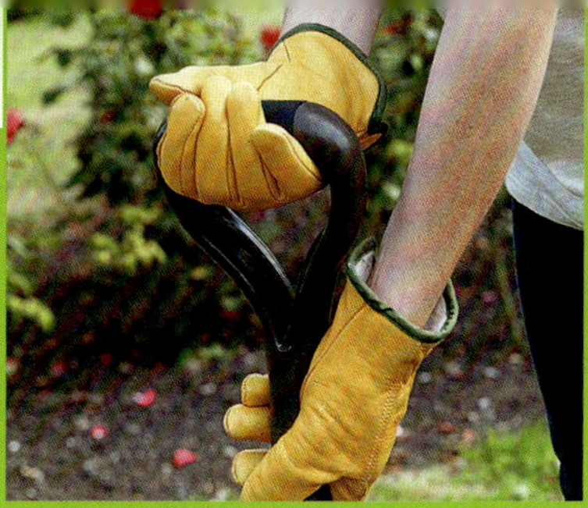
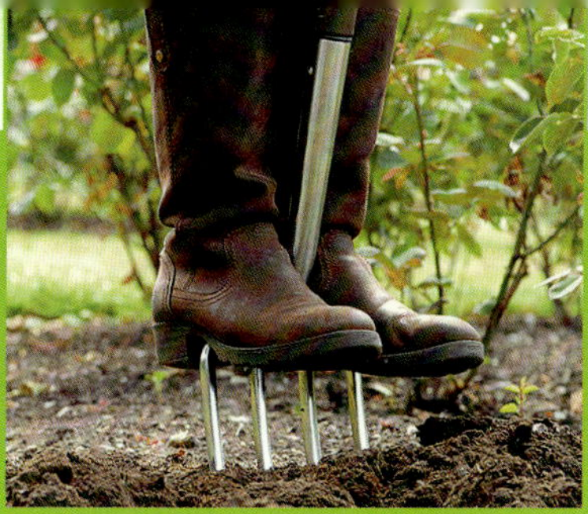

Wärmen Sie Ihre Muskeln auf, bevor Sie etwas tragen oder schieben – in einer Studie ging das Verletzungsrisiko dadurch fast um ein Drittel zurück. Besonders wichtig ist das Aufwärmen, wenn Sie eine Wochenendgärtnerin sind und unter der Woche meistens sitzen.

Die richtige Ausrüstung

Ein leichter Spaten oder eine leichte Grabgabel, die zu Ihrer Figur passen, ersparen Ihnen viel Anstrengung beim Graben.

Spaten und Gabeln

Kürzere Spaten und Gabeln sind zwar einfacher in der Handhabung, während der Schwangerschaft fällt Ihnen die Arbeit mit einem langen Schaft aber vielleicht leichter, damit Sie sich nicht bücken müssen. Der Griff sollte an Ihre Taille reichen, wenn Sie aufrecht stehen. Wenn Sie klein sind, kommt Ihnen vielleicht eine kompaktere »Damen«-Gartengabel oder ein »Damen«-Spaten mehr entgegen, sie sind auch auf engem Raum, zum Beispiel zwischen Gemüsereihen, leichter zu handhaben.

Wenn Sie den Spaten schon ohne Erde nicht heben können, ohne dabei die Luft anzuhalten, dann werden Sie im Garten Ihre liebe Not haben. Besorgen Sie sich also das leichteste hochwertige Gerät.

Edelstahlgeräte sind zwar teurer, benötigen aber weniger Pflege: Die Erde gleitet von der Schaufel herab, Sie müssen sich daher nicht bücken, um sie zu reinigen.

Der Schaft ist das lange Teil aus Holz, Plastik oder Stahl, das das Blatt und den Griff miteinander verbindet. Ein dicker Schaft ist besser zu halten.

Die Hebelwirkung ist besser, wenn Ihr Fuß gut auf das Werkzeug passt, achten Sie also darauf, dass die Oberseite flach und breit genug ist, damit Ihre Gartenstiefel darauf sitzen.

Überprüfen Sie, ob Ihre behandschuhten Hände leicht in den Griff passen, wenn Sie eine »D«-Form bevorzugen.

Ein Blatt, das nach unten spitz zuläuft, eignet sich zum Löchergraben, Umgraben und Pflanzenheben; das bezeichnet man gewöhnlich als Schaufel. Ein breiteres, unten nur leicht gerundetes Blatt mit hochgezogenen Rändern – ein Spaten – ist am besten zum Heben und Bewegen von Erde und anderem losen Material geeignet (die hochgezogenen Seitenränder halten das Material darauf fest).

Ein scharfes Blatt dringt besser durch schweren Boden und Torf, und Sie können es auch benutzen, um Wurzeln zu durchtrennen und Unkraut abzutragen (dann müssen Sie es nicht auf Händen und Knien herausreißen). Es ist am sichersten, wenn Sie Ihre Geräte während der Schwangerschaft vom Fachmann schärfen lassen, anstatt selbst mit Klemmhalterungen, Stahlwolle und Feilen zu hantieren.

Lockern Sie verdichtete oder schwere Böden mit einer Gabel, bevor Sie mit dem Spaten oder einer Schaufel graben. Bio-Gärtnern bietet das außerdem den Vorteil, dass so die Regenwürmer geschützt werden. Eine Gabel ist vermutlich die sicherste Methode, um die Erde zu lockern, zu wenden und Pflanzen auszugraben, weil Sie damit nicht so viel Kraft einsetzen können wie mit einem Spaten.

Eine vierzinkige Gabel erleichtert das Graben; man nennt sie auch »Spatengabel«.

Schubkarren

Je leichter die Schubkarre, desto besser in der Schwangerschaft. Gönnen Sie sich also ein Plastikmodell, wenn Sie aktuell eine verzinkte Bauschubkarre besitzen. Wählen Sie der höheren Stabilität wegen eine Schubkarre mit dicken Reifen (aufblasbare sind leicht in der Handhabung) oder mit einem Ball, wenn Sie leicht das Gleichgewicht verlieren. Legen Sie den Schwerpunkt der Last auf das Rad und nicht in die Nähe der Griffe. Treten Sie zur Seite und lassen Sie die Karre fallen, wenn sie ins Wanken gerät. Das ist sicherer als unbeholfene Versuche, sie aufzufangen.

Rollen Sie schwere Gegenstände auf eine Plane, anstatt sie in eine Schubkarre zu hieven. Stellen Sie sich davor, schlagen Sie die vier Ecken ein und ziehen Sie die Last hinter sich her.

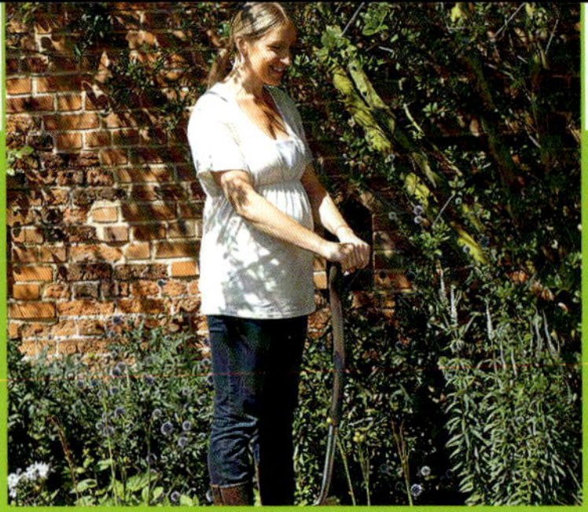
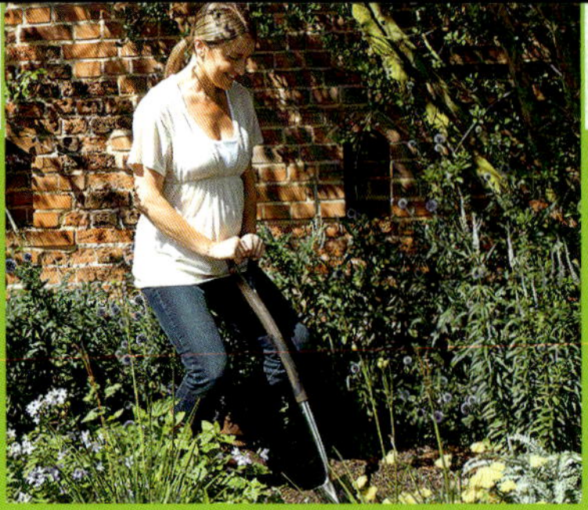
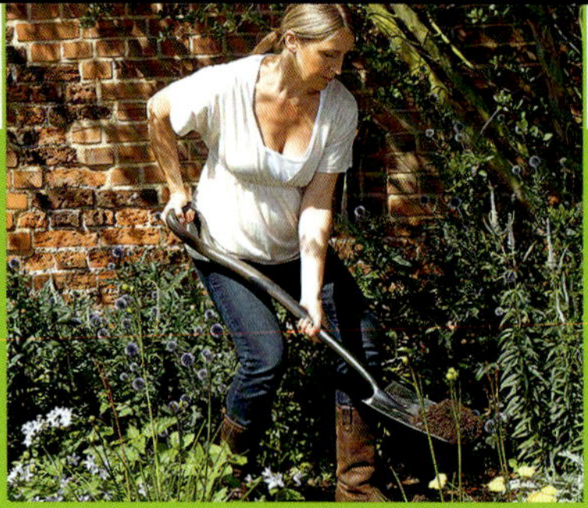

Im Garten arbeiten

Versuchen Sie, nach dem Aufwärmen ein leichtes bis mäßiges Aktivitätsniveau zu halten – Sie sollten sich auch bei der schwersten Gartenarbeit noch unterhalten können. Und atmen Sie weiter – es ist verlockend, den Atem beim Heben anzuhalten, aber Sie müssen für eine ständige Sauerstoffzufuhr Ihres Babys sorgen.

Versuchen Sie nicht, alle schweren Arbeiten auf wenige Stunden zu konzentrieren – wechseln Sie sie lieber mit leichteren Arbeiten wie Unkrautjäten oder Abzupfen verwelkter Blüten ab. Wenn Sie über einen längeren Zeitraum dieselbe Arbeit ausführen, kann das zu Abnutzungsverletzungen führen. Bleiben Sie also bei jeder nur 10 Minuten, dehnen Sie sich anschließend und ruhen Sie sich aus, bevor Sie weitermachen.

Teilen Sie Arbeiten in eine Kette von Minitätigkeiten auf. Wenn Sie beispielsweise eine Reihe von Pflanzkübeln umstellen müssen, dann verschieben Sie am besten einen nach dem anderen, anstatt sie aufeinanderzustapeln, und entfernen Sie zuerst die Erde.

Mehr Wege mit weniger Gewicht sind immer sicherer – stellen Sie sich einfach vor, Sie würden ein Fitnesstraining mit mehr Wiederholungen und leichteren Gewichten machen. Das ist die beste Methode, um das Durchhaltevermögen aufzubauen, das Sie für die Geburt brauchen.

Kaufen Sie junge Setzlinge, wenn Sie nicht alles selbst aus Samen ziehen möchten – Sie können sich einen ganzen Küchengarten auf diese Weise liefern lassen.

Dehnen Sie die Muskeln, die Sie benutzt haben, nach der Gartenarbeit – strecken Sie zum Beispiel die Arme nach dem Schneiden weit aus und beugen Sie die Handgelenke auf und ab.

Dehnen Sie nach dem Graben (siehe unten) die Waden- und Oberschenkelmuskeln.

Ruhen Sie sich regelmäßig im Garten aus, um innerlich ausgeglichen zu bleiben. Schaffen Sie jetzt Platz für einen Schaukelstuhl oder eine Hängematte, es zahlt sich aus, wenn Sie ein Baby oder ein Kleinkind haben.

Umgraben

Altmodische Gärtner schwören auf doppeltes Umgraben: Die Erde wird hierbei zwei Spaten tief abgestochen. Im Gegensatz dazu wird beim einfachen Umgraben die Erde nur einen Spaten tief abgestochen und in einen neuen Graben befördert. Dadurch soll die Erde durchlässiger und besser strukturiert sowie hartnäckiges Unkraut ausgemerzt werden.

In der Schwangerschaft ist es jedoch am besten, sich nicht zu überanstrengen. Dehnen Sie die Zeit, die Sie mit Gartenarbeiten verbringen, bzw. die damit verbundenen Anstrengungen nicht aus. Entscheiden Sie sich für einfaches Umgraben, wenn Sie an Gartenarbeiten gewöhnt sind, oder beschränken Sie sich während dieser wenigen kostbaren Monate auf das noch weniger strapaziöse bloße Graben – heben Sie einfach einen Spaten Erde ab und lassen Sie ihn an der gleichen Stelle wieder fallen.

Konzentrieren Sie sich beim Umgraben auf Ihre Arm- und Beinmuskeln, um Ihren Körper nicht zu strapazieren. Das hilft Ihnen, Ihre Wirbelsäule und Ihren Unterleib zu schonen.

1. Stellen Sie sich direkt mit hüftbreit gespreizten Beinen vor die Stelle, die Sie umgraben wollen. Stellen Sie das Blatt nahe an Ihrem Körper und parallel zu Ihren Füßen auf dem Boden auf. Achten Sie darauf, dass es im 90-Grad-Winkel zum Boden steht.

2. Stellen Sie einen Fuß auf das Blatt, halten Sie dabei den Rücken gerade und beide Hände am Griff. Drücken Sie den Spaten mit dem aufgestellten Fuß nach unten.

3. Beugen Sie die geöffneten Arme und Knie, um die Erde auf den Spaten zu befördern, und halten Sie dabei den Rücken gerade. Versuchen Sie, nicht die Luft anzuhalten.

4. Fassen Sie den Stiel mit einer Hand weiter unten an, um die Erde zu heben. Atmen Sie aus, spannen Sie die Beckenbodenmuskeln an und die Bauchmuskeln zum Rücken hin. Heben Sie dann die Last auf. Halten Sie die Erde nahe an Ihrem Körper und drehen Sie sich auf einem Fuß mit dem Spaten gerade vor sich zur Seite, anstatt sich das Rückgrat zu verdrehen. Beugen Sie die Knie, um Ihre Last abzuladen.

Ein Hochbeet anlegen

Hochbeete sind mit Abstand die einfachste Methode, um während der Schwangerschaft selbst Gemüse anzubauen. Sie müssen weniger Unkraut jäten und, was vielleicht noch wichtiger ist, sich weniger bücken, denn das Bodenniveau wird dadurch angehoben. Die Methode eignet sich auch für Gärten mit sehr schweren oder verdichteten Böden. Außerdem müssen Sie nach dem Anlegen nie wieder umgraben. Fügen Sie einfach jedes Jahr eine neue Schicht Erde oben dazu.

Bitten Sie jemand, die schweren Arbeiten für Sie zu erledigen: z.B. Materialien schleppen, schwere Grabarbeiten und Düngersäcke heben oder ausleeren. Mit Bahnschwellen für die Umrandung kommen Sie am schnellsten zu Ihrem Hochbeet (keine Nägel). Viele sind jedoch mit Holzschutzmitteln behandelt, die während der Schwangerschaft nicht unbedenklich sind und ins Gemüse übergehen könnten. Nehmen Sie stattdessen lieber druckimprägnierte Kanthölzer.

1. Messen Sie die Größe des Beets aus. Probieren Sie ein oder zwei Schwellen/Kanthölzer als Länge und machen Sie es nur so breit, dass Sie noch bequem quer bis zur Mitte greifen können. Markieren Sie das Feld, indem Sie zwischen Pfählen Schnüre spannen, damit die Linien gerade werden. Kennzeichnen Sie die Linien dann mit einem Spray, damit Sie sich nicht hinunterbeugen müssen.

2. Graben Sie den Boden um und achten Sie darauf, sich nicht zu überanstrengen. Halten Sie sich gerade. Bitten Sie z.B. Ihren Partner, Torf zu heben und große Pflanzen oder tiefwurzelndes Unkraut auszustechen.

3. Lassen Sie die Schwellen bzw. Kanthölzer auf die markierten Linien legen. Vergewissern Sie sich, dass Ihnen die Position gefällt, bevor Ihre Arbeitshilfe wieder weg ist.

4. Beginnen Sie auf schweren Böden mit einer Schicht Kies oder Sand. Fahren Sie dann mit einer Schicht Humus oder Küchenabfälle, gut verrottetem Mist, Laub oder Tang fort. Lassen Sie das Heben, Tragen und Einfüllen wie zuvor von Ihrer Gartenhilfe erledigen. Rechen Sie alles glatt und gießen Sie gründlich, damit Sie mit dem Säen beginnen können. Benutzen Sie einen gut gepolsterten Knieschoner, wenn Sie am Beet arbeiten, und schauen Sie dabei gerade nach vorne.

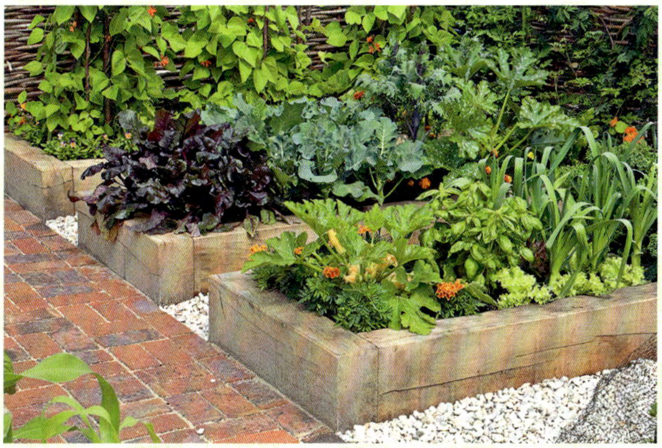

Register

Anhang

Dank

Mein größter Dank geht an meinen Mann Stephen Parker, den klugen Kopf des Gartens und den Meister über Küche und Herd, für all sein Graben und Mulchen mit Tang, für seinen erbitterten Kampf gegen Braunfäule und seine Triumpfe am Hochbeet und am Kochtopf.

Dank an Ruth Cicale, besonders für den Sauerteigansatz und ihre Tipps, wie man den Teig zum Aufgehen bringt.

Dank auch an Georgia Sawers für den besten Hummus und an meinen Schwiegervater für sein geheimes Steakrezept.

Dank wie immer an Amy Carroll für ihre Inspiration und an Chrissie Lloyd für ihre Grafik. Außerdem an Tracy Stewart-Murray und an David Murray.

Carroll & Brown möchten Dank aussprechen an

Tracy Stewart-Murray als zusätzlichen Art Director,
die Hauswirtschaftsökonomin Clare Lewis,
den IT-Manager John Casey

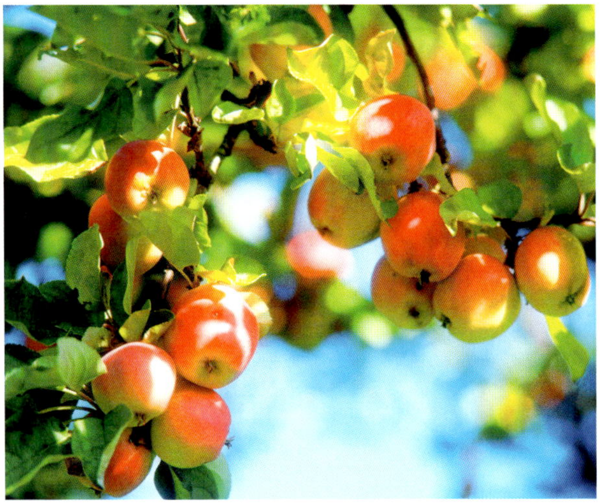

Bildnachweise

Alle Bilder © Carroll & Brown mit Ausnahme der folgenden:

Photolibrary.com: Seite 2, 5 o, 12 Hintergrund, 58 Hintergund, Mitte, 66 Hintergund, 73 Hintergrund, 81, 86 Hintergrund, Mitte, 100 l., 102 o., 155

iStockphoto: Karo-Muster, Seite 4 (Moncherie), 16 (MmeEmil), 17 o (BruceBlock), 20 o. (alejandrophotography), 26 (TeresaKasprzycka), 28 u. (TianYuanOnly), 30 (shalamov), 36 (robynmac), 38 (mbbirdy), 41 (mashuk), 42 r. (HeikeRau), 43 (Moncherie), 45u (fatihhoca), 51 (4kodiak), 52 l. (DreamBigPhotos), 54 (Antagain), 61(omersukrugoksu), 62 o. (kryczka), 62 u. (AlasdairJames), 63 (SensorSpot), 65 (travellinglight), 66 Mitte und 72 l. (chrisgramly), 73 o. (TeQui0), 74 Mitte (shapecharge), 80 (FooDFactory), 82 l. (Synergee), 85 o. (ariwasabi), 92 u. (azza1960), 94 (kaanates), 96 (FotografiaBasica), 98 Hintergrund (Crisma), 98 Mitte (diego_cervo), 101 (MonaMakela), 103 (aaron007), 105 (AndreasKermann), 106 (Crisma), 108 Mitte (HannesEichinger), 115 (Silberkorn), 121 r. (wojciech_gajda), 123 (ac_bnphotos), 124 (kjohansen), 126 (bloodstone), 127 (Ockra), 128 (ganzoben), 129 l. (alejandrophotography), 129 r. (Juanmonino), 133 (-lvinst-), 134 (Kucova), 135 (travellinglight), 144 (DanielBendjy), 145 (jeangill)

Fotolia: Seite 17 u., 44 u. (TrudiDesign), 46 u. (auremar), 56 o. (Boris Ryzhkov), 76 (SREEDHAR YEDLAPATI), 86 (Shawn Hempel), 130 (Valua Vitaly), 137 (Stefani Brügge), 139 (blende40), 141 (Brigitte Bonaposta), 146 (Valérie Edern), 147 (Wolkenstein)

Südwest Verlag, München: Seite 42 l. (Claudia Rehm, Achim Sass), 47 o. (Peter Rees), 56 u. (Karl Newedel), 60 (Siegfried Sperl), 64 o. (Karl Newedel), 113 u.r. (Peter Rees), 136 (Michael Holz), 140 (Antje Plewinski)

BananaStock RF: Seite 44

creativ collection/ccvision RF: Seite 70 o.

Shutterstock: Seite 37 (Heike Rau)

Stockbyte RF: Seite 13, 132